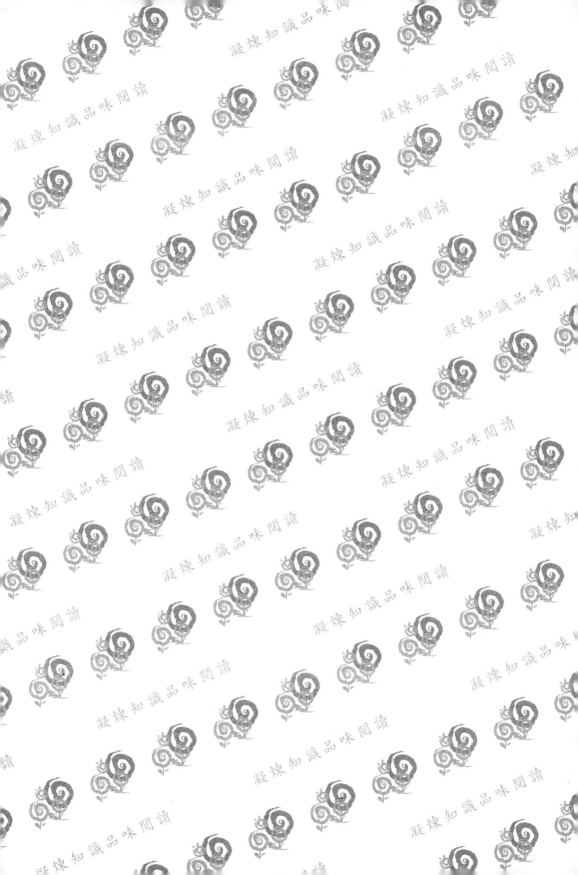

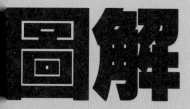

圖解

五南圖書出版公司 印行

病理學

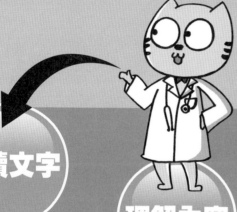

劉明德
黃國石 ／ 著

閱讀文字

理解內容

觀看圖表

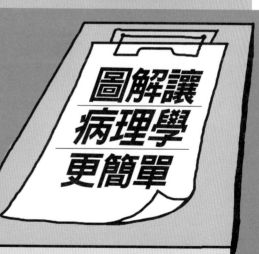

圖解讓
病理學
更簡單

圖解系列

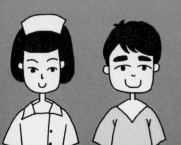
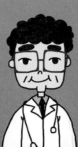
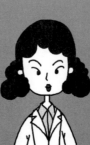
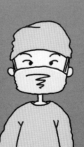
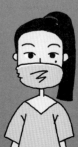

序

序

　　病理學是研究疾病的病因、發病機制、病理變化、轉化和結局的科學，它既是一門醫學的基礎課程，又是整合基礎醫學和臨床醫學的整合課程。在教學中要求強調本學科的基礎理論、基本知識和基本技能，為學習專業課程打下基礎。是醫學院各個學系（包含醫學系）的必修課程之一。

　　病理學由普通病理學（General Pathology）和系統病理學（Systemic Pathology）兩部分所組成。病理學以細胞生物學、解剖學、組織胚胎學、生理學、生物化學、微生物學、寄生蟲學和免疫學等為基礎，同時又是臨床醫學的理論基礎。因此，病理學在基礎醫學和臨床醫學之間發揮了十分重要的轉化功能。

一、課程的教學目的和任務

　　病理學是研究人體疾病發生、發展規律的科學。其任務是依據現代的醫學模式使用各種方法來研究疾病的病因、發病機制、患病身體的功能代謝和形態結構的變化，為疾病診斷、治療和臨床護理提供系統化的理論基礎。病理學主要從形態學角度來闡明疾病發生、發展的規律。

二、教學的基本要求

本課程要求學生能夠：

（一）運用現代醫學的模式來闡述疾病發生與發展的規律。

（二）運用系統化的方法，來解釋疾病過程局部與整體、形態與功能、心理與生理、損傷與抗損傷的互動關係，為臨床工作提供系統化的思考方法。

（三）掌握疾病的基本病理流程。熟悉常見病症的形態、功能、代謝的變化及病理臨床關係；瞭解病因與發病機制。

（四）學會病理標本、切片的觀察方法及動物實驗的基本方法，有較強的基本技能，並能夠有效地整合理論與實際的情況，培養分析問題和解決問題的能力。

病理學包括總論和各論兩部分。總論闡述不同疾病的共同病變基礎，包括細胞和組織損傷、修復、局部血液循環障礙、發炎症以及腫瘤。各論闡述了各個器官系統疾病的特殊規律，包括心血管疾病、呼吸系統疾病、消化系統疾病、泌尿系統疾病、內分泌系統疾病、傳染病和寄生蟲病。

　　本書可以使學生認識及掌握疾病的本質和發展規律，從而為防治疾病提供必備的理論基礎和實務技能。

　　本書針對教學中的重點與內容的疑難之處，充分運用非線性互動式的呈現方式，以圖、文、表並列的立體互動式空間，呈現出多樣化與生動活潑的嶄新教學方式，深刻地營造出更易於被學生所接受的教學方式。由於本書的教學內容相當多、臨床操作流程列富有真實的臨場感，而且圖片精美、呈現方式具有幽默感並相當地輕鬆愉快、引人入勝，從而能夠有效地提升學生的學習興趣、減輕學生的負擔、有效地縮短了學習的時間，強化了教學的效果。

　　本書參考了許多專業書籍，對其中的基本概念、基礎知識、重點、疑難之處做了深入淺出的歸納與推理，從而形成了若干的教學專題。整體性教學流程力求內容的主軸清晰易懂、前後的連動關係密切整合，同時內容的層級相當分明，並特別凸顯出重點與疑難之處。

　　鑑於編著者編寫的時間相當匆促，疏漏在所難免，尚望親愛的讀者群與海內外先進不吝指正。

本書特色

本書藉由生動活潑的圖解方式，使專業的知識概念單元化，在每頁不到一千字的精簡敘述中，附加上圖表的系統歸納，使讀者能夠輕鬆地瞭解這些艱澀難懂的專業知識。

以深入淺出、循序漸進的方式與通俗易懂的語言，整體性且系統化地介紹了病理學的基本理論、方法與技術。

特別凸顯出關鍵性的重點，將理論與實務做有效的整合，內容精簡扼要。

適用於醫護相關科系學生、研習醫護通識課程的學生、醫護相關職場的從業人員、對病理學有興趣的社會大眾以及參加各種醫護認證與相關考試的應考者。

本書巧妙地將每一個單元分為兩頁，一頁文一頁圖，左頁為文，右頁為圖表。左頁的文字內容部分會整理成圖表呈現在右頁，而右頁的圖表部分除了畫龍點睛地圖解左頁文字的論述之外，還增添相關的知識，以補充左頁文字內容的不足。左右兩頁互為參照化、互補化與系統化，將文字、圖表等生動活潑的視覺元素加以互動式地有效整合。

圖表清晰，解說相當明確，完全切合臨床護理的實際需求，能夠給予醫護專業人員相當程度的啟發和協助，既適用於醫護專業教學、實習及醫護人員的訓練，也適用於醫護專業評量和相關醫護人員資格認證考試之用。

本書特別強調「文字敘述」與「圖表」兩部分內容的互補性。另外，將「小博士解說」補充在左頁文字頁，而「知識補充站」則補充在右頁圖表頁，以作為延伸閱讀之用。

序言

第1章 緒論

第2章 細胞和組織的適應、損傷及修復

第3章 局部血液循環障礙

第4章 發炎症概論

第5章 腫瘤

第6章 心血管系統疾病

第7章 呼吸系統疾病

第8章 消化系統疾病

第9章 淋巴和造血系統疾病

第10章 泌尿系統疾病

第11章 生殖系統與乳腺疾病

第12章 內分泌系統疾病

第13章 神經系統病理學

第14章 傳染病和寄生蟲病

第15章 免疫性疾病

NOTE

第 1 章
緒論

1. 了解病理學與病理生理學的任務與內容。

2. 熟悉病理學與病理生理學的學習方法。

3. 了解病理學在醫學中的地位、學習方法及其發展簡史。

4. 了解什麼是病理學。

5. 了解病理學的研究對象。

6. 了解病理學的觀察方法。

1-1 病理學的任務和內容

　　病理學（pathology）是研究人體疾病發生、發展規律的醫學基礎學科。

　　它們的任務是運用科學的方法來探討疾病本質，研究疾病的病因、發病機制、患病身體的形態結構和功能代謝的病理變化與轉化，以及這些變化與臨床的關係，為疾病防治提供系統化的理論基礎。

　　病理學主要從形態學角度來闡明疾病發生、發展的規律。

病理學所介紹的內容包括：

一、細胞和組織的適應、損傷及修復；局部血液循環障礙；發炎症；腫瘤等基本病理
　　流程及其發展的基本規律。

二、常見的發炎症性疾病、常見的腫瘤、常見的心身疾病之發展規律及其病理臨床的
　　關係。

　　所謂的基本病理過程，主要是指多種疾病過程中可能出現且共同、成套的形態結構、功能和代謝的變化。例如，肺炎、肝炎、腎炎、闌尾炎、腦膜炎等各種不同器官的發炎症性疾病，雖然各有其病因和病變特點，但是都屬於發炎症這個基本病理過程，都具有不同程度的變質、滲出、增生等基本病變，同時還具有細胞和組織的損傷、局部血液循環障礙等基本改變；在多種疾病過程中，還會出現水、電解質及酸鹼平衡紊亂、發燒、缺氧、休克等基本病理生理流程。掌握這些基本病理流程，認識疾病的共同規律，才能更為深刻地發現和認識各種疾病的特殊規律和本質。

　　在此需要提及的是，任何疾病都有形態、功能和代謝的改變，三者互動、互相影響。

　　因此，病理學和病理生理學之間存在著有效的關係，不能截然分開。隨著醫學科學的發展，病理學與病理生理學的研究範圍不斷地擴大，層級不斷地加深，不僅從器官、組織、細胞層級來研究疾病，而且深入到次細胞及分子層級，更有利於深入地闡明疾病的本質。

小博士 解說

　　1.普通病理學（General Pathology）涵蓋基本概念、基本的病理變化以及共的同規律。

　　2.系統病理學（Systemic Pathology）涵蓋不同疾病的特殊規律。

　　3.病理學分為理論知識與實驗教學（（臨床病理討論（Clinical Pathological Conference））。

什麼是病理學

概念	病理學是研究疾病的病因、發病機制、病理變化、結局和轉化的科學。
目的	認識及掌握疾病的本質和發生、發展規律，為疾病的診治和預防提供理論的基礎。

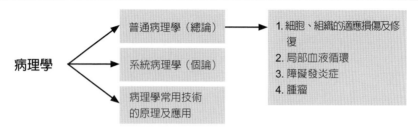

病理學的任務

著重於從形態學角度研究疾病	密切聯結疾病時器官的代謝和功能。
研究疾病的始動因子即病因學（etiology）	研究疾病發生的原因。
研究疾病的發生、發展過程及各種影響因素	即發病學（pathogenesis）。
研究病理變化（pathologic change）與臨床表現的關係	疾病發生發展過程中，身體的功能代謝和形態結構的變化。
轉化	運用現代醫學的科學方法研究疾病的病因、發病機制，以及患病身體的形態、機能和代謝的改變，並探討其內在的關係與結局，從而闡明疾病的本質，為防治疾病提供系統化的理論基礎。

病理學為臨床醫學與基礎學科的仲介學科

臨床醫學：診斷疾病的「最高標準」；具有權威性的最終診斷　←→　病理學：醫學教育為仲介的學科　←→　基礎學科：研發（寶貴的材料和基礎）

病理學診斷：具有權威性的最終診斷

病理學診斷	使用病理學理論和技術，對取自身體內生前或死後的病變組織、細胞做形態學觀察、分析而作出的疾病診斷。
具有權威性的最終診斷	病理學診斷是透過直接觀察病變的整體和局部特徵而作出的診斷，因此往往要比透過分析症狀、徵象、影像檢查和化驗分析而作出的各種臨床診斷，更為準確。

教案的分類

總論	共同的基本規律
個論	各個系統、器官的特殊規律。

1-2 **病理學的研究方法（一）**

一、病理學的研究方法

（一）活體組織檢查：活體組織檢查（bicpsy）簡稱為活檢，是從活體上用手術切取、鉗取、搔刮或穿刺針吸等方法取出病變部位的組織，製成切片做病理組織檢查的方法。活體檢查的意義在於：

1. 能夠及時而準確地對疾病作出診斷。由於組織的取材相當新鮮，基本上能夠保持病變原狀，能及時而準確地作出病理診斷。在手術的過程中，冷凍切片作快速診斷，可以在 20 分鐘內確定病變性質，為臨床選擇手術治療方案提供參考。

2. 在疾病過程中定期做活體檢查可以瞭解病變發展情況和判斷療效。

3. 有利於採用一些新的研究方法，例如免疫組織化學、電子顯微鏡觀察、組織和細胞培養等對疾病做更深入的研究。因此，活體檢查是臨床上診斷和研究疾病常用的方法，特別是對腫瘤的確診具有重要的價值。

（二）屍體解剖：屍體解剖（autopsy），簡稱為屍檢，即對死亡者的遺體做病理解剖檢查，是病理學的基本研究方法之一。屍體解剖的意義在於：

1. 查明死因，確定診斷。主要透過肉眼觀察組織器官的大體形態改變和在顯微鏡下觀察組織細胞的改變，查明死亡的原因，對疾病作出診斷。它不僅可以協助臨床歸納在診斷和治療過程中的經驗，提高診治水準，而且能夠及時發現和確診某些傳染病、流行病、地方病和新發生的疾病，為防疫部門採取防治措施提供參考。

2. 累積資料，開展研發工作。透過屍體解剖，累積人體的病理資料，有利於對這些疾病開展研發的工作，為進一步探討疾病本質，制定防治方案提供參考。

3. 收集標本，用於教學。透過屍體檢查，廣泛地收集、製作成為病理教學標本，有利於學生掌握病理學的知識。因此，屍體解剖在臨床、研發及教學工作中具有重要的價值。

（三）細胞學檢查：細胞學（cytology）檢查是取病變部位表面脫落的細胞、穿刺抽取或混懸於各種液體中（胸水、腹水、尿液、痰等）的細胞製成塗片，並染色之後，在顯微鏡下檢查，作出細胞學診斷，主要用於檢查惡性腫瘤。惡性腫瘤細胞之間黏著力降低，易於脫落而被採集。例如，子宮頸刮取物塗片或胃沖洗液的離心沉澱物塗片等。

病理學的研究方法

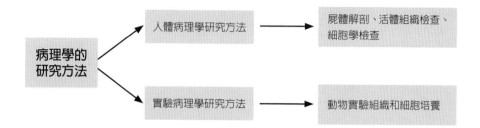

人體病理學的研究方法

屍體解剖	對死者的遺體做病理解剖和後續的顯微鏡觀察，簡稱為屍檢。
活體組織檢查	使用局部切取、鉗取、細針穿刺、搔刮和摘取等手術方法，從活體內獲取病變組織做病理診斷，簡稱為活檢
細胞學檢查	採集病變處的。細胞，塗片染色之後做診斷。

實驗病理學的研究方法

動物實驗 （animal experiment）	運用動物實驗的方法，可以在適宜的動物身上複製出某些人類疾病的動物模型。
組織和細胞培養 （tissue and cell culture）	將某種組織或單細胞用適宜的培養基在體外培養，可以研究在各種因子運作下細胞、組織病變的發生和發展。

✚知識補充站

　對於實性腫瘤的細胞，例如乳腺、甲狀腺、淋巴結、肝、腎等，可以透過針吸細胞檢查。此法簡便易行，廣泛應用於臨床病理診斷及腫瘤普查，但是要確定惡性細胞時必須進一步複查，並作活體檢查來證實。

1-3 病理學的研究方法（二）

病理學除了採人體研究方法之外，還開展了實驗病理學的研究，例如：

1. 動物實驗：即使用人工的方法，在適宜動物體內複製各種疾病模型和病理流程。如在疾病的不同時期做活體檢查，以瞭解疾病不同階段的病理變化及其發生、發展過程；瞭解藥物或其他因素對疾病的療效或影響；還可以做一些不能用於人體的研究，如致癌劑的致癌作用及某些生物因子的致病作用等。2. 組織培養和細胞培養：將某種組織或單細胞用適宜的培養基在體外培養，研究在各種病因運作下組織、細胞病變的發生和發展。近年來透過體外培養建立了不少人體和動物腫瘤細胞系或細胞株，這對研究腫瘤細胞的生物學特徵和做分子層級的研究發揮重要的功能。

二、組織學診斷

（一）常是最重要、最後的診斷。（二）最常用的觀察方法：肉眼及光鏡觀察（HE染色）。

三、活檢標本的代表性

（一）取最可疑的病灶，多發性病灶分別取材。

（二）在病變與正常交界處取材，包括一定體積的正常組織。

（三）避開壞死或明顯繼發感染區。

（四）垂直取材，有一定的深度。

（五）避免擠壓鉗夾。

（六）常規性檢查：固定、脫水、石蠟包埋、切片、蘇木素 - 伊紅（HE）染色。

四、手術中病理診斷

（一）包括冷凍切片（frozen section）、快速石蠟切片和手術中細胞學診斷。

（二）主要適用於決定手術方案：1. 病變的性質：發炎性 - 腫瘤？良性 - 惡性？2. 惡性腫瘤浸潤及擴散。

（三）有相當程度的局限性，其準確率不如常規性檢查：1. 取材有限；2. 組織學影像不如常規石蠟切片好；3. 診斷時間過短；4. 等待常規性病理切片診斷。

（四）人體病理學之細胞學診斷：1. 脫落、刮取及穿刺抽取；2. 損傷較小，操作簡單、快速、安全；3. 適用於大型的社會普查和初步篩選。

五、最基本的形態學觀察方法

（一）大體觀察，肉眼觀察：主要是用肉眼或輔之以放大鏡、尺、秤等工具，對大體標本及其性狀做觀察。

（二）組織學和細胞學觀察，光學顯微鏡觀察：1. 病變組織製成切片、HE 染色、內視鏡觀察；2. 細胞塗片、HE 染色或巴氏染色、內視鏡觀察。

六、其他的觀察方法

組織和細胞化學觀察，以及免疫組化、電子顯微鏡、核酸雜交、聚合酶連鎖反應（Polymerase Chain Reaction, PCR）等。

病理學的觀察方法

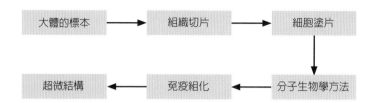

病理生理學主要研究方法

動物實驗	1. 在動物體內複製類似人類疾病的模型，可以對疾病的功能、代謝變化做深入的動態觀察，並在必要時對其做實驗治療，探討療效和機制。由於動物實驗可以人工控制條件和多次重複，並能夠做動態觀察和實驗性治療，能獲得人體無法取得的研究資料。因此，動物實驗已成為病理學，尤其是病理生理學的主要研究方法。 2. 但是動物與人不僅在形態結構、功能、代謝上存在差異，而且人類具有高度發達的神經系統及第二信號系統。人與動物既有共同點，又有本質的區別。 3. 不能將動物實驗結果盲目地應用於人類。只有把動物實驗結果與臨床資料相互比較，做歸納分析，才能夠被臨床醫學借鏡和參考。
臨床觀察	在不損害病人健康的前提下，對病人做周密的臨床觀察及必要的臨床實驗，藉以研究病患身體的功能、代謝的動態變化及探討其變化的機制，為顯示疾病的本質提供了最直覺化的結果。
分子生物學實驗	1. 近年來，病理生理學研究方法正在發生重大變革，人們已經採用分子生物學技術來研究細胞受體、離子通道、細胞訊號傳導變化以及細胞增殖、分化和凋亡調控等在疾病發生發展中的功能。 2. 現代醫學研究證實，很多人類疾病都與基因改變有關，採用分子生物學技術識別與複製疾病相關基因、檢測基因結構及其表達、調控異常等將成為 21 世紀醫學研究的主題。

＋知識補充站

　　病理學與病理生理學的研究方法包括了從整體層級、器官系統層級、組織細胞層級及分子層級加以研究。包括了對形態結構、功能、代謝的研究，儘管病理學與病理生理學研究的著重點有所不同，但是相輔相成，不能截然分開。

1-4 病理學的發展簡史

一、近半個多世紀以來，由於電子顯微鏡與生物組織超薄切片技術的應用，使病理形態學研究能夠深入到次細胞層級來瞭解組織和細胞的超微結構病變，並可以與功能和代謝變化聯結起來，可以用於臨床作病理診斷。

二、特別是近 20 餘年來，由於現代免疫學和分子生物學等跨學門的飛速發展以及免疫組織化學、流式細胞術、影像分析技術和分子生物學等新技術的發展與應用，推動了病理學的發展。

三、目前病理學不僅在細胞、次細胞層級上研究疾病，而且已深入到分子層級上研究疾病。毋庸置疑，21 世紀將是由細胞病理學跨入分子病理學的時代。

四、19 世紀中葉，法國生理學家克勞・伯納德（Claude Bernard, 1813 ～ 1878 年）首先宣導以研究活體的疾病為主要物件的實驗病理學，開始在動物身上複製人類疾病的模型，使用實驗的方法來研究疾病發生的原因和條件，以及疾病過程中功能、代謝的動態變化，這就是病理生理學的前身，即實驗病理學。

五、1879 年，俄國喀山大學最早成立病理生理學研究室，後來在法國、前蘇聯、東歐及西方一些國家都先後設立病理生理學研究室或講授病理生理學課程。

六、21 世紀是生命科學主導的時代，病理生理學將加強與生命科學、分子生物學等新興學科的整合與互動，隨著人類基因組計畫（human genome project, HGP）的完成，從分子和基因層級上闡明疾病的本質將為期不遠。

小博士解說

病理學與病理生理學在醫學中的地位

一、病理學與病理生理學和醫學其他學科具有密切的關係。

二、學習病理學必須以生物學、解剖學、組織胚胎學、生理學、生物化學、微生物學、免疫學和寄生蟲學等為基礎，同時病理學又是學習臨床醫學的基礎，為臨床正確認識疾病提供理論的基礎，它們是基礎醫學和臨床醫學之間的仲介課程，發揮了承前啟後的功能。

三、病理學與臨床實務有密切的關係，因為在臨床醫療工作中，經常要運用病理學的研究方法，例如：活體組織檢查、細胞學檢查、屍體解剖等對疾病作出病理診斷，以提升臨床診治的層級。

病理學的進展

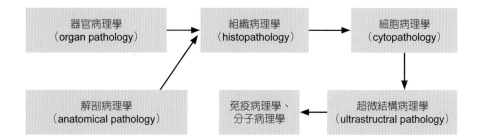

病理學發展史

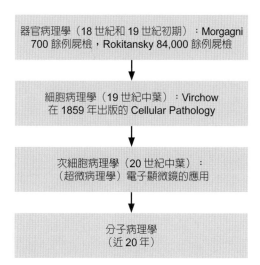

✚知識補充站

古希臘名醫希波克拉底（Hippocrates，西元前大約 460 ～ 370 年）所提出的液體病理學說，歷經了兩千多年。直到 18 世紀中葉，義大利臨床醫學家莫爾加尼（Morgagni，1682 ～ 1771 年）根據屍檢所累積的資料，發現了疾病和器官的關係，創立了器官病理學，奠定了科學的近代病理學基礎。然而，由於其研究方式僅限於肉眼層級，對器官病變性質的認識仍是相當膚淺的。到了 19 世紀中葉，隨著光學顯微鏡問世，德國病理學家魏爾周（Virchow，1821 ～ 1902 年）藉助於光學顯微鏡觀察疾病時細胞及組織學變化，認為細胞的形態及功能改變是一切疾病的基礎，創立了細胞病理學，對病理學乃至整個醫學科學的發展做出了劃時代的貢獻。至今雖然有更精密的光學顯微鏡，甚至是電子顯微鏡，但是觀察疾病時身體細胞及組織的變化仍然是目前研究及診斷疾病的基本方法。

NOTE

第2章
細胞和組織的適應、
損傷及修復

1. 掌握萎縮的概念、病變、分類。

2. 熟悉肥大、增生的概念和分類，瞭解肥大和增生的區別與關係。

3. 掌握化生的概念、常見的化生類型。

4. 掌握變性的概念、分類和各主要類型的形態學改變。

5. 熟悉細胞的死亡和凋亡的概念及形態學特點。

6. 掌握壞死的概念、分類、病變特點及結局。

2-1 概論

　　身體的細胞和組織處於不斷變化著的動態平衡的內外環境之中，並運用自身的調節機制來維持正常功能。細胞、組織能耐受內外環境有害因子的刺激而能夠生存的過程，稱為適應（adaptation）。

　　細胞和組織遭受不能耐受的有害因素刺激時則可能會引起損傷（injury）。較輕的細胞損傷是可逆的，即消除刺激因子之後，受損傷細胞會恢復常態，通常稱之為變性（degeneration）而細胞的損傷是不可逆的，最終會引起細胞死亡。

　　至於刺激因子究竟是引起組織和細胞的適應、變性、還是死亡，也只有待其運作一定的時間，細胞和組織出現明確的結構變化以後，才能從形態上加以區別。其時間的長短不僅取決於有害刺激因子的強度和性質，而且還取決於受波及組織和細胞的種類。

　　損傷造成身體部分細胞和組織喪失之後，身體對所形成缺損進行修補恢復的過程，稱為修復（repair）；修復之後會完全或部分恢復原組織的結構和功能。修復過程起始於損傷，損傷處壞死的細胞、組織碎片被清除之後，由其周圍健康細胞分裂增生來完成修復過程。修復過程可概括為兩種不同的型式：一種稱為再生（regeneration），由損傷周圍的同種細胞來修復，另一種稱為纖維性修復，由纖維結締組織來修復，以後形成瘢痕，故也稱瘢痕修復。在多數的情況下，上述兩種修復過程常常同時存在。

　　例如，腦細胞對於缺氧的耐受能力就遠不如結締組織細胞，也不如肝、肺、腎等器官的實質細胞。在常溫下大腦缺氧之後，尚能復甦的時間極限為 8 ～ 10 分鐘，肝大約為 30 ～ 35 分鐘，肺大約為 60 分鐘，腎大約為 60 ～ 180 分鐘。細胞和組織的損傷是疾病發生的病理基礎。

小博士 解說

適應

　　細胞和由其構成的組織、器官對於內、外部環境中各種有害因子的刺激作用而產生的非損傷性回應反應。

外界持續性刺激（病因）

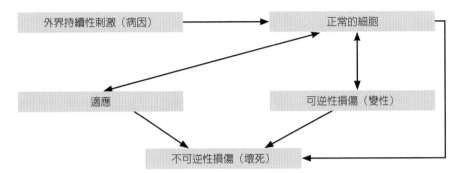

損傷與病變

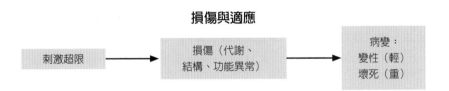

損傷與適應

細胞和組織的適應與損傷

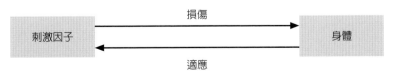

2-2 細胞和組織的適應與損傷（一）

一、細胞和組織的適應

細胞和組織在較輕的有害刺激因子作用下發生適應性反應的形態改變，呈現為肥大（hypertrophy）、增生（hyperplasia）、萎縮（atrophy）、化生（mwtaplasia）等。

（一）肥大和增生：細胞、組織和器官體積的增大稱為肥大。肥大可以分為代償性肥大，如高血壓病所引起的心臟肥大；內分泌性肥大，如妊娠時的子宮肥大。細胞數目增多稱為增生。細胞的增生會伴隨著細胞的肥大，也有代償的意義，增生可以分為代償性增生、內分泌性增生、再生性增生。若過度肥大會進入失代償狀態，例如肥大心肌的失代償引發心臟衰竭；過度增生有可能發展為腫瘤。

（二）萎縮：發育正常的器官、組織和實質細胞體積縮小稱為萎縮。器官或組織的萎縮是由於實質細胞體積縮小和細胞數量的減少所導致。器官、組織實質細胞萎縮時，常繼發其間質增生，有時使得該器官、組織的體積比正常還大，即假性肥大，應注意其區別。萎縮分為生理性萎縮和病理性萎縮。生理性萎縮與年齡有關，例如青春期胸腺萎縮；停經之後卵巢、子宮、乳腺的萎縮。

病理性萎縮依其發生原因分為下列的類型：

1. 營養不良性萎縮，例如饑餓、慢性消耗性疾病，由於蛋白質等營養物質攝取不足或消耗過多，引起全身營養不良性萎縮。冠狀動脈粥狀硬化時，因為慢性心肌缺血而引起心肌萎縮。

2. 壓迫性萎縮即組織、器官長期受壓後所引起的萎縮。例如尿道阻塞（結石、腫瘤等）時，因為腎盂積水壓迫腎實質引起腎萎縮。

3. 廢用性萎縮，因組織、器官長期工作負荷減少所導致的萎縮。若骨折後肢體長期固定，則肢體肌肉會逐漸發生萎縮。

4. 神經性萎縮，因神經元或神經幹損傷所引起的萎縮。例如脊髓灰質炎患者，其脊髓前角運動神經元變性、壞死，其所支配的肌肉麻痺和萎縮。

5. 內分泌性萎縮，例如在 Simmonds 症候群時，由於腦下垂體功能降低會引起甲狀腺、腎上腺、性腺等標靶器官的萎縮。萎縮的器官體積縮小、重量減輕，顏色變深。在內視鏡下觀察，實質細胞體積變小，數目減少，胞質與核均較濃染，間質結締組織增生。萎縮的器官、組織或細胞功能降低，對氧和營養物質的需求減少，以適應其營養水準低落的生存環境。但是腦萎縮導致智力降低，肌肉萎縮則收縮力減弱等，這些對身體都是相當不利的。

細胞和組織的適應	萎縮的分類
非損傷性回應反應	生理性萎縮。
萎縮、肥大、增生和化生	病理性萎縮：營養不良性萎縮（腦萎縮）、廢用性萎縮（骨折後肢體）、去神經性萎縮（麻風肢體）、壓迫性萎縮（腎盂積水）、內分泌性萎縮（腺垂體腫瘤所導致的腎上腺萎縮）。

肥大的分類

生理性	妊娠子宮（激素性肥大）、運動員肌肉（代償性肥大）等。
病理性	高血壓病心臟肥大等，代償會導致失代償。

肥大的原因與類型

原因	功能增強，合成代謝旺盛→實質細胞的肥大→組織和器官的體積增大
類型	內分泌性肥大（激素性肥大）、代償性肥大（功能性肥大）

增生

1. 器官或組織內細胞數目增多，使得該器官或組織體積增大。

2. 病理性與生理性：生理性增生（代償性增生和激素增生）；病理性增生（激素過多和生長因子過多）。

3. 並非所有的組織都能夠增生。

4. 在增生時一般伴隨著肥大。

萎縮的病變與結局

病變	1. 大體：器官均勻縮小，重量減輕，色澤變深；2. 在內視鏡下觀察：實質細胞體積縮小，數量減少。
結局	1. 輕度萎縮→原因去除→恢復正常；2. 持續性萎縮→細胞死亡。

細胞和組織的適應、萎縮、肥大

細胞和組織的適應：適應是指細胞和組織在多種輕度有害因素作用下，調整自身功能代謝和形態結構，以適應內環境變化的過程。適應在形態上呈現為肥大、增生、萎縮、化生等。

萎縮的定義為發育正常的器官或組織，由於其實質細胞體積變小或數目減少而導致體積縮小。

肥大：是指細胞、組織和器官體積的增大。細胞體積增大，使得該器官的體積亦隨之增大。代償性肥大：高血壓病會導致左心室代償性肥大。

2-3 細胞和組織的適應與損傷（二）

（三）化生：一種已分化成熟的組織，因為受到刺激因子的作用，而轉化成另一種相似性質的成熟組織的過程，稱為化生。化生常發生於上皮組織，也會發生於結締組織；上皮組織化生常是柱狀上皮或移行上皮化生為重複層鱗狀上皮，稱為鱗狀上皮化生。若罹患慢性支氣管炎或支氣管擴張症時，支氣管的假重複層纖毛柱狀上皮轉化為重複層鱗狀上皮。若罹患慢性萎縮性胃炎時，部分胃黏膜上皮會轉化為腸型黏膜上皮，稱為腸上皮化生。結締組織可以化生為骨、軟骨、脂肪等組織。化生雖是局部組織對不利環境的一種適應反應，但往往喪失原組織的結構和功能。例如慢性支氣管炎時，支氣管黏膜上皮化生之後，雖然能夠增強局部的適應能力，但是因為纖毛缺失，喪失了黏膜自淨的能力。有的化生會惡性變化，值得注意。

二、細胞和組織的損傷

細胞和組織受到較嚴重有害刺激因子的作用，會表現為變性（degeneration）和細胞死亡。

（一）變性：是指細胞或組織因為受損傷而發生代謝障礙所導致細胞或細胞間質出現一些異常物質，或正常物質數量顯著增多。變性的組織、細胞功能下降，原因消除，其功能會恢復正常，嚴重變性會導致細胞死亡。變性種類較多，常見的幾種變性如下：

1. 細胞水腫（cellular swllitng），又稱為水變性（hydropic degeneration），即細胞內水分增多。常見的原因有感染、中毒、缺氧、高熱等。在以上病因作用下，細胞膜受損，通透性增高；粒線體受損，使得 ATP 的生成減少。細胞膜 Na^+-K^+ 泵功能發生障礙，引起細胞內鈉水增多。

（1）病理變化：由肉眼觀察，組織器官體積增大，色澤混濁，尤似開水燙過。切面隆起，邊緣呈現外翻。在顯微鏡下觀察，細胞腫脹，胞質疏鬆淡染。在重度細胞水腫時，細胞腫脹如同氣球一般，胞質透明，有氣球狀病變稱之。

（2）臨床的意義：在細胞水腫時，原因消除，則會恢復正常；在細胞水腫較重時，細胞功能會下降，若肝細胞水腫較重時，會引起肝功能降低。若病變進一步發展，會出現細胞脂肪變性或發生壞死。

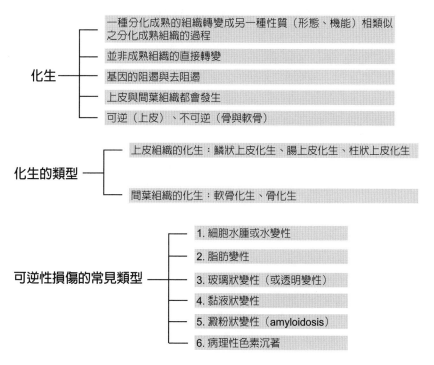

化生
- 一種分化成熟的組織轉變成另一種性質（形態、機能）相類似之分化成熟組織的過程
- 並非成熟組織的直接轉變
- 基因的阻遏與去阻遏
- 上皮與間葉組織都會發生
- 可逆（上皮）、不可逆（骨與軟骨）

化生的類型
- 上皮組織的化生：鱗狀上皮化生、腸上皮化生、柱狀上皮化生
- 間葉組織的化生：軟骨化生、骨化生

可逆性損傷的常見類型
1. 細胞水腫或水變性
2. 脂肪變性
3. 玻璃狀變性（或透明變性）
4. 黏液狀變性
5. 澱粉狀變性（amyloidosis）
6. 病理性色素沉著

細胞水腫

原因	感染、中毒、缺氧、發高燒等。
發病機制	1. 細胞膜受損→通透性增高。2. 粒線體受損→ ATP 生成減少→膜 Na^+；泵功能障礙→細胞內鈉水增多。
病理的變化	大體的觀察：組織器官體積增大，色澤混濁，類似於開水燙過；切面隆起，邊緣呈現外翻。在顯微鏡下觀察：細胞腫脹，胞質疏鬆淡染，胞漿透明，或胞質氣球狀的病變。

細胞水腫

大體	體積增大、包膜緊張、顏色變淡
組織	紅色顆粒──腫脹的內質網和粒線體

水樣變性（Hydropic change）會導致氣球狀變性（Ballooning change）

細胞水腫的轉化

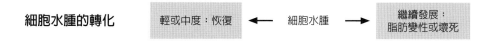

輕或中度：恢復 ← 細胞水腫 → 繼續發展：脂肪變性或壞死

2-4 **細胞和組織的適應與損傷（三）**

2. 脂肪變性（fatty degeneration）：指脂肪細胞外的細胞中出現脂肪滴或脂肪滴明顯增多，稱為脂肪變性，又稱為脂肪沉積。係感染、中毒、缺氧、營養不良等有害因素引起細胞內的脂肪代謝障礙，大多發生於肝、腎、心等器官。

   (1) 病理的變化：（a）肉眼觀察：組織器官體積增大，顏色變黃，觸摸有油膩感。（b）在內視鏡下觀察，細胞體積會變大，胞質內會出現大小不同的空泡（脂肪滴在 H-E 染色切片中被有機溶劑所溶解），細胞核被脂肪滴擠壓而偏位，切片使用蘇丹Ⅲ染色顯示脂肪滴為桔紅色。

   (2) 臨床的意義：輕度脂肪變性，在原因消除之後，細胞會恢復正常。當細胞嚴重脂肪變性，則功能降低，甚至發生壞死。若嚴重的肝細胞脂肪變性會引起黃疸和肝功能障礙，繼續發展會引起肝硬化；嚴重的心肌細胞脂肪變性，會引起心肌收縮力減弱，甚至心臟衰竭。

3. 玻璃狀變性（hyaline degeneration）：指細胞內外出現嗜伊紅染色、均勻半透明無結構的玻璃狀物質，又稱為透明變性。常見的玻璃狀變性有四種：

   (1) 血管壁玻璃狀變性：大多見於高血壓病時，全身細小動脈壁會出現玻璃狀物質沉積，引起血管壁增厚變硬，管腔狹窄。

   發生機制：細動脈持續痙攣會導致內膜通透性增高，再導致血漿蛋白滲出、凝固加上基底狀物質。

   (2) 結締組織玻璃狀變性：大多見於瘢痕組織和動脈粥狀硬化的纖維斑塊。病變處灰白色，半透明，質韌無彈性。在顯微鏡下見到膠原纖維增粗、融合，纖維細胞明顯減少。

   部位：為纖維疤痕、動脈粥狀硬化斑塊、纖維化腎小球病變；質韌無彈性，灰白半透明；細胞數減少，膠原纖維增粗，融合成小片小梁。

   (3) 細胞內玻璃狀變性：有各種原因引起細胞內異常的蛋白質蓄積，形成均質、紅染的圓形物質。這種情況常見於腎小球腎炎或其他疾病伴隨著明顯蛋白尿時。此時，腎近曲小管上皮細胞胞質內會出現許多大小不等的圓形紅染小滴，這是血漿蛋白經腎小球濾出而又被腎小管上皮細胞吞飲，並在胞質內融合成玻璃狀小滴的結果。

   部位：腎小球腎炎的腎小管上皮、酒精性肝病的肝細胞。

4. 黏液狀變性（mucoid degeneration）：意指組織間質內出現類黏液的積聚，稱為黏液狀變性。大多見於間葉性腫瘤、風濕病、動脈粥狀硬化、甲狀腺機能低落等。顯微鏡下觀察，病變處的間質較為疏鬆，充以染成淡藍色的膠狀液體，其中散在一些多角形、星芒狀細胞之中。

脂肪變性

定義	非脂肪細胞內出現脂肪滴或脂肪滴明顯增多
好發部位	肝、心、腎
原因	感染、中毒、缺氧、營養不良等

肝脂肪變性與肝細胞水腫

大體	體積、切面、邊緣、顏色、比重、手感
在內視鏡下	細胞體積、胞漿空泡、核形態、位置、特殊染色

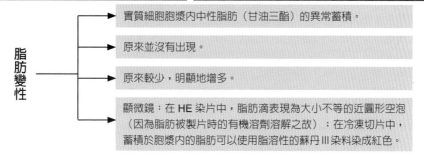

脂肪變性

- 實質細胞胞漿內中性脂肪（甘油三酯）的異常蓄積。
- 原來並沒有出現。
- 原來較少，明顯地增多。
- 顯微鏡：在 HE 染片中，脂肪滴表現為大小不等的近圓形空泡（因為脂肪被製片時的有機溶劑溶解之故）；在冷凍切片中，蓄積於胞漿內的脂肪可以使用脂溶性的蘇丹 III 染料染成紅色。

玻璃狀變性

概念：細胞質、血管壁和結締組織內出現均質、紅染、毛玻璃狀半透明的蛋白質蓄積。
不同的部位，僅物理性狀相同，化學成分及發病機制不同。

玻璃狀變性的類型

細胞內玻璃狀變性	蓄積於細胞內的異常蛋白質形成均質、紅染的近圓形小體，通常位於細胞漿內。
纖維結締組織玻璃狀變性	是膠原纖維老化的表現，見於纖維結締組織的生理性增生。
細動脈壁玻璃狀變性	又稱為細動脈硬化（artiolosclerosis），常見於緩進性高血壓和糖尿病患者，瀰漫地波及腎、腦、脾和視網膜等處的細小動脈壁。

※ 細動脈持續痙攣→內膜通透性增高→血漿蛋白滲出、凝固＋基底膜狀物質

澱粉狀變性

定義	細胞間質，特別是小血管基底膜出現澱粉狀蛋白質：黏多糖合成物蓄積，稱為澱粉狀病變。
在顯微鏡下	淡紅色均質狀物（HE 染色），顯示澱粉狀，呈現顏色反應：剛果紅染色為橘紅色，遇碘則為棕色，再加稀硫酸呈現藍色。

澱粉狀病變性

- 細胞間質內有黏多醣（透明質酸等）和蛋白質的蓄積反應。
- 常見於間葉組織腫瘤、風濕病、動脈粥狀硬化和營養不良時的骨髓和脂肪組織等。

2-5 **細胞和組織的適應與損傷（四）**

（二）細胞死亡

　　各種刺激的因子造成組織、細胞嚴重損傷時，會導致細胞死亡。細胞死亡表現為壞死（necrosis）和凋亡（apoptosis）。

　　1. 壞死：活體內局部組織、細胞的病理性死亡，稱為壞死。細胞壞死後，代謝停止，功能喪失，出現不可逆性病理變化過程，主要是細胞組織的自溶性變化。（1）病理變化：壞死於早期肉眼與顯微鏡下都不易發現，只有出現明顯的形態學改變時，才能加以辨別，臨床上將失去生活能力的組織，稱為失活組織。肉眼觀察，表現為無光澤，無彈性，無血液供應，並無感覺。顯微鏡下觀察，細胞核的改變是壞死的主要指標，呈現為核濃縮、核碎裂、核溶解。最後壞死組織呈一片無結構、紅染的顆粒狀物質。

　　（2）壞死的類型：因為壞死的原因、部位、條件及病變特點的不同，而有不同類型的壞死。（a）凝固性壞死（coagulation necrosis）：分為一般類型（例如腎梗塞）與特殊類型：乾酪狀壞死（caseous necrosis）、壞疽（gangrene）。壞死細胞的蛋白質凝固、為灰白或灰黃色，乾燥、質脆還保持細胞輪廓殘影，與健康組織分界明顯，好發於心、肝、脾、腎等器官。（b）乾酪狀壞死是凝固性壞死的一種特殊類型，表現為壞死很徹底，常見於結核病灶。在顯微鏡下，組織的原有結構消失，只見到一片紅染無結構的顆粒狀物質。肉眼觀察，壞死組織呈現淡黃色，形似乳酪，故稱之。（c）纖維蛋白狀壞死（fibrinoid necrosis）一般發生於結締組織和血管壁。在顯微鏡下，壞死組織呈現細絲、顆粒狀或塊狀無結構的物質，呈現強嗜酸性物質，形狀如同纖維蛋白。（d）液化性壞死（ligue faction necrosis）：分為一般類型（例如化膿）與特殊類型（例如脂肪壞死）。壞死組織因為水解酶的分解而成液態。常發生於蛋白質較少，磷脂和水分多（例如腦）或蛋白酶較多（例如胰腺）的組織，例如腦組織壞死（又稱為腦軟化）、壞死性胰腺炎、化膿性炎症所形成的膿液。（e）壞疽：組織壞死後繼發有腐敗細菌感染，稱為壞疽。壞死組織被腐敗細菌分解之後產生硫化氫，後者會與血紅蛋白分解的鐵結合成硫化鐵，而呈現黑色。壞疽分為乾性、濕性和氣性三種類型：①乾性壞疽（Dry gangrene）：大多發於肢體末端，或水分易於蒸發的體表組織壞死。壞死組織乾燥，腐敗細菌感染大多較輕，邊界相當清楚。缺血性壞死，靜脈回流好。②濕性壞疽（Wet gangrene）：大多見於與外界相通，但水分不易蒸發的內臟器官，例如肺、腸管、膽囊、子宮、肺等，也會繼發於動脈阻塞同時會有靜脈淤血的體表組織。壞死組織的水分較多，腐敗菌感染嚴重。並無分界線，高度腫脹。惡臭、毒血症。③氣性壞疽（Gas gangrene）：見於嚴重的深達肌肉的開放性創傷繼發厭氣菌感染時，細胞壞死分解會產生大量氣體，使得病區腫脹，色棕黑，有奇臭，壞死處會呈現蜂窩狀。會伴發全身嚴重中毒症狀。分界不清，會因為毒血症而死亡。

壞死的類型

1. 凝固性壞死：（1）大體的觀察：組織細胞壞死之後呈現灰白、乾燥的凝固狀；（2）顯微鏡下的觀察：細胞精密結構消失，組織大致輪廓保存；（3）壞死細胞的蛋白凝固，常保留其組織結構的輪廓；（4）部位：心、脾、腎；（5）大體：組織失水→乾→蛋白凝固；灰白或灰黃、乾燥、質實；邊緣出血帶。

2. 乾酪狀壞死：特殊類型的凝固性壞死，肉眼觀察微黃，質鬆軟；細膩，類似乳酪；組織學：壞死組織結構消失，呈現一片無定型顆粒狀紅染物。主要見於結核病。在內視鏡下：壞死徹底，不留輪廓。

3. 液化性壞死：壞死組織因為酶性分解而變為液態；最常發生於含可凝固的蛋白少和脂質多的腦和脊髓，又稱為軟化；溶解性壞死（lyticnecrosis），脂肪壞死（fat necrosis）。

4. 創傷性脂肪壞死：大多見於乳腺，外傷引起脂肪細胞破裂，脂肪釋出引起慢性發炎和異物巨細胞反應。

5. 纖維蛋白狀壞死：結締組織及小血管壁的一種壞死。病變局部結構消失，形成邊界不清的小條或小塊狀染色深紅的無結構物質。

6. 特殊的類型（脂肪壞死）：酶解性脂肪壞死（常見於急性胰腺炎）與外傷性脂肪壞死（常見於乳腺外傷）。

壞死的基本病變

臨床上一般將失去生活能力的組織稱為失活組織，在治療中必須將其清除。

眼睛觀察：失活組織顏色蒼白、混濁，失去原有彈性；切割無血液流出；正常的感覺和運動（例如腸蠕動）功能消失；無血管搏動等。

細胞核的改變：核固縮、核碎裂、核溶解。

細胞漿的改變：嗜酸性增強。

間質的改變：基質解聚、膠原崩解。

壞死基本病變的分類

核固縮（pyknosis）	核染色變深，體積縮小。
核碎裂（karyo-rrhexis）	核膜溶解，染色質碎片散在胞漿中。
核溶解（karyolysis）	DNA 降解，核淡染、消失。

乾酪狀壞死

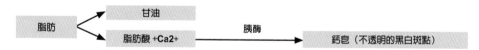

脂肪 → 甘油
脂肪酸 +Ca2+ ——胰酶—→ 鈣皂（不透明的黑白斑點）

脂肪壞死

動脈受阻、靜脈回流正常 好發於四肢末端	動脈阻塞、靜脈回流受阻	壞死伴隨著產氣腐敗菌感染
黑褐色、乾燥皺縮，與正常組織界限清楚	濕潤腫脹，暗綠色、界限不清	濕潤腫脹呈現蜂窩狀，有撚發音
並無明顯的全身症狀，預後較好	發展較快，全身中毒症狀明顯，預後較差	發展迅速、全身症狀明顯，中毒性休克

壞疽

大塊組織壞死伴腐敗菌感染；常發生於肢體或與外界相通的內臟。
分為乾性、濕性和氣性三種。

2-6 細胞和組織的適應與損傷（五）

（3）壞死的結局：組織壞死之後，在體內成為異物，有下列的形式來做清除。
（a）溶解吸收：壞死範圍較少，被溶蛋白酶溶解液化，由淋巴管或血管吸收，碎片由巨噬細胞吞噬消化。（b）分離排出（糜爛、潰瘍、竇道、瘻管、空洞）：壞死灶較大、難以吸收時，其周圍出現發炎症的反應，中性白血球將病灶處的壞死組織分解、吞噬、吸收，並運用多種途徑排除。發生在皮膚黏膜上皮細胞的壞死、脫落，引起表淺的缺損稱為糜爛。若壞死發生在皮膚、黏膜，壞死物排出後形成缺損超過上皮全層稱為潰瘍。腎、肺等實質器官的壞死物液化之後，可以運用自然管道排出，殘留的空腔稱為空洞。潰瘍與空洞可以由組織再生修復。（c）機化（organization）：壞死組織不能被吸收與排除時，則由附近的健康組織新生微血管合成纖維細胞形成的肉芽組織將壞死物質取代，此一過程稱為機化。（4）包裹（encapsulation）、鈣化（calcification）：壞死灶較大，不能完全機化，則由周圍增生的纖維組織將其包饒，稱為包裹。若有鈣鹽沉積於壞死組織，則稱為鈣化。壞死組織會繼發營養不良性鈣化。壞死組織範圍大，難以吸收，或不能完全機化，則由周圍增生的肉芽組織來加以包圍；鈣鹽沉積。

2. 凋亡（melanocyte stimulating hormone, MSH）的定義：是活體內單一細胞或小團細胞的死亡，死亡細胞的質膜不破裂，不會引起死亡細胞的自溶，也不引起急性發炎症反應。

（三）病理性色素沉著（pathologic pigmentation）

分為：含鐵血黃素（hemosiderin）、脂褐素（1ipofuscin）、黑色素（melanin）。
1. 含鐵血黃素：大小不一的金黃色顆粒，有折光性；巨噬細胞吞噬溢出的紅血球之後形成；2. 脂褐素：蓄積於胞漿內的黃褐色微細顆粒；電子顯微鏡觀察：自噬溶酶體內未被消化的細胞器碎片殘體，其中 50% 為脂質；老年人及一些慢性消耗性疾病患者的心肌細胞、肝細胞、腎上腺皮質網狀帶細胞等萎縮時，其胞漿內有多量脂褐素沉著；又稱為消耗性色素。3. 黑色素：由黑色素細胞生成的黑褐色微細顆粒；在腺垂體分泌的促腎上腺皮質激素（adrenocorticotropic hormone, ACTH）和黑色素細胞刺激激素（melanocyte stimulating hormone, MSH）促進下，黑色素細胞胞漿中的酪氨酸在酪氨酸酶的運作下，經由多巴反應生成黑色素。

小博士解說

1. 凋亡：又稱為程序性細胞死亡（programmed cell death）；基因調控、耗能的主動過程；Ca^{2+}/Mg^{2+} 依賴的核酸內切酶活化。
2. 細胞凋亡有重要的生理和病理意義，它具有下列三項功能：（1）確保正常發育、生長；（2）維持內部環境的穩定；（3）發揮正面的防禦功能。

溶解吸收

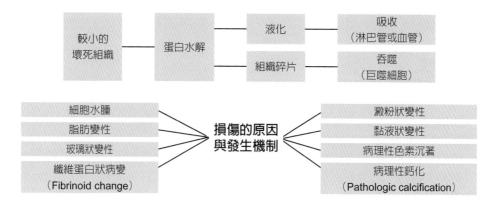

病理性色素沉著

定義	有色物質（色素）在細胞內外的異常蓄積稱為病理性色素沉著。
類型	含鐵血黃素：巨噬細胞吞噬、降解紅血球血紅蛋白之後產生金黃色或褐色折光顆粒（鐵蛋白微粒聚團體）。出血的部位、吞噬細胞漿內或漿外。 脂褐素：細胞自噬溶酶體內未被消化的細胞碎片殘體，黃褐色微細顆粒（脂質和蛋白質的混合體）。慢性消耗性疾病的心肌細胞、肝細胞。 黑色素：黑色素細胞：胞漿中的酪氨酸氧化聚合產生黑褐色細顆粒，腎上腺皮質的功能下降，ACTH 上升；黑痣、黑色素瘤。

病理性鈣化

在骨和牙齒以外的組織內有固體的鈣鹽沉積。

HE 下呈藍色顆粒狀或片狀。

磷酸鈣和碳酸鈣的比值 =9：1。

營養不良性鈣化：鈣鹽沉積於壞死或將壞死的組織或異物中。

轉移性鈣化：全身鈣磷代謝失調，鈣鹽沉積於正常的組織。

壞死

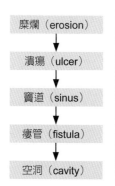

凋亡與壞死

	凋亡	壞死
性質形態特徵	病理性，非特異性	生理性或病理性，特異性
波及的範圍	單一細胞	大片細胞
改變特徵	膜完整，溶酶體完好，凋亡小體	膜破壞，溶酶體破壞，溶解
發炎症反應	沒有	有
生化特徵	特徵性階梯狀圖譜，有蛋白合成	片段大小不一，不存在蛋白合成

2-7 損傷的修復（一）

　　修復（repair）是指身體的細胞和組織受到損傷，由周圍同種細胞的再生或纖維組織修補恢復的過程。

一、再生

　　身體的細胞和組織損傷之後，由鄰近的同種細胞增生填補的過程稱為再生（regeneration）。再生又分為生理性再生與病理性再生。

　　生理性再生是指生理過程中老化、消耗的細胞由同種細胞分裂增生補充，例如表皮角化層經常脫落，由表皮基底細胞增生、分化，給予補充。

　　病理性再生是指在病理狀態下，組織、細胞損傷之後發生的再生。

　　受損組織修復的程度取決於受損組織、細胞的再生能力以及許多細胞因子和其他因素的調控。

　　各種細胞的再生能力，依據再生能力強弱可將細胞分為三類。

（一）不穩定細胞（labile cells）：本類細胞再生能力最強，在生理狀態下不斷做分裂、增生，以替換衰老死亡的細胞，細胞損傷後也有很強的再生能力。例如全身的上皮細胞、淋巴造血細胞等。

（二）穩定細胞（stable cells）：此類細胞在生理狀態下增生並不明顯，但是有強大的潛在再生能力。在組織受到損傷之後，此類細胞表現較強的再生能力。例如肝、胰、內分泌腺等腺上皮、成纖維細胞、血管內皮細胞、骨細胞和原始間葉細胞等。平滑肌細胞雖屬穩定細胞，但是再生能力弱。

（三）永久性細胞（permanent cells）：此類細胞有神經細胞、心肌細胞及骨骼肌細胞。出生後神經細胞不能分裂增生，一旦遭受破壞則成為永久性缺失，只能由神經膠質細胞增生來加以補充。但是這並不包括神經纖維，在神經細胞存活的前提下，受損的神經纖維具有活躍的再生能力。心肌細胞與骨骼肌細胞只有微弱的再生能力，對損傷之後的修復幾乎沒有任何的功能，靠瘢痕來修復。

身體對損傷後造成的缺損做修補恢復（結構和功能）的流程

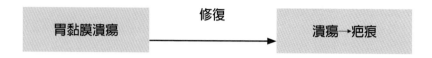

修復的形式

再生	周圍同種細胞修復
纖維性修復（瘢痕修復）	肉芽組織修復

如各種細胞的再生能力

不穩定細胞	再生能力較強，例如表皮細胞、黏膜被覆細胞、淋巴及造血細胞等。
穩定細胞	保留著再生能力，當組織受損時，會表現出較強的再生能力。例如：腺及腺狀器官的實質細胞，間葉組織的細胞等。
永久性細胞	在損傷之後，不能分裂增生而由疤痕組織修復。例如：神經細胞、橫紋肌細胞。

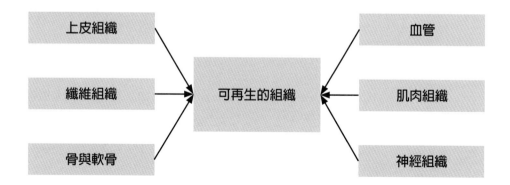

2-8 損傷的修復（二）

二、常見組織的再生過程

（一）上皮組織的再生皮膚、黏膜的被覆上皮損傷後，由創緣或基底部殘存的基底細胞分裂增生，向缺損中心覆蓋，恢復組織結構。腺上皮在損傷之後，由殘留的上皮細胞的分裂來補充。

（二）纖維組織的再生局部損傷之後，由成纖維細胞分裂增生，此類增生能力很強，停止分裂後演變為纖維細胞，並產生膠原纖維。

（三）血管的再生：微血管常常以出芽的方式來完成再生的過程，即微血管損傷處邊緣血管內皮細胞分裂增生，形成實心的細胞條索，在血流衝擊下逐漸形成血管腔，繼而互相吻合形成微血管網。

大血管斷裂後要運用手術吻合，內皮細胞再生覆蓋斷裂處，斷裂處肌層不能再生，運用結締組織再生給予連接，即瘢痕修復。

（四）神經組織的再生：神經細胞破壞之後不能再生，由再生能力強的神經膠質細胞修復形成膠質瘢痕。而神經纖維斷裂之後，如果與其相連的神經細胞仍然存活，可以完全再生。先是斷裂遠端髓鞘與軸突崩解吸收。然後，兩端的神經膜細胞增生，將兩端連接形成髓鞘。近端軸突逐漸向遠端髓鞘內生長直達末梢。若兩斷端相距太遠（超過 2.5 公分）或截肢後失去遠端，則近端長出的軸突不能達到這端，與增生的結締組織混雜，捲曲成團，形成創傷性神經瘤（traumatie neuroma），引起頑固性疼痛。臨床上施行神經吻合術或截肢時應做適當的處理。

三、再生與分化的分子機制

研究發現損傷處細胞再生與分化的分子機制有下列 3 個層面：

（一）生長因子（growth factors）：細胞受到損傷因素的刺激，會釋放一些生長因子，刺激有關細胞的增生，促進修復過程。例如表皮生長因子（epidermal growth factor, EGF），可以促進上皮細胞、成纖維細胞及平滑細胞增殖。

　　1. 成纖維細胞生長因子（flbroblast growth factor, FGF），可以促使微血管內皮細胞分裂及出芽。血小板源性生長因子（platelet derived growth factor, PDGF），會引起成纖維細胞、平滑肌細胞、單核細胞的增生。

　　2. 血管內皮生長因子（vascular endothelial growth factor, VEGF），可以促進創傷癒合及血管新生等。細胞的增生又受到週期素（cyclins）蛋白家族的調控，達到控制細胞增生的目的。

　　3. 在正常的情況下，刺激增生與抑制增生兩者處於動態平衡，若刺激增生增強或抑制增生減弱，就會促進增生。反之，則會抑制增生。

（二）抑素與接觸抑制：抑素（chalon）能抑制本身的增殖，例如已分化的表皮細胞能分泌表皮抑素，抑制基底細胞增殖。

　　1. 創傷缺損部位周圍上皮細胞分裂增生將創面覆蓋而互相接觸，達到原有大小時，細胞會停止生長，避免堆積，此種現象稱為接觸抑制。

　　2. 抑素與接觸抑制是防止細胞過度增生的內部環境機制。

常見組織的再生過程

1. 上皮組織的再生：（1）被覆上皮：運用創緣殘存的上皮基底層細胞分裂增生，向缺損的中心伸展，覆蓋缺損表面。（2）腺上皮再生：能否完全再生，取決於基底膜及腺組織的網狀支架是否保存完好。腺上皮之再生：基底膜完整（由殘存細胞分裂補充）、基底膜破壞（難以再生）。肝：切除→肝細胞分裂增生→改建→新肝小葉。肝之壞死：網架完整──沿著支架生長──結構功能正常；網架並不完整（塌陷──破壞）──膠原纖維分隔──假小葉。

2. 纖維組織的再生：組織在受損之後，局部靜止的纖維細胞和未分化間葉細胞分裂增生形成纖維母細胞，隨後變成纖維細胞。

3. 血管的再生：（1）微血管是以出芽方式再生，由內皮細胞分裂、增生來完成。（2）大血管在斷離之後需要做吻合，內皮細胞可以完全再生，但是離斷處的肌肉組織不能再生，由疤痕組織來修復。內皮細胞肥大、分裂增生→幼芽→實心條索→管腔→新生微血管→吻合構成微血管網。可以改建為小動脈或小靜脈。出芽→微血管網→成熟的微血管網。大血管手術：內皮─連接；肌層─疤痕。

4. 肌肉組織的再生：橫紋肌在受損之後，能否完全再生取決於肌膜是否存在及肌纖維是否完全斷裂；平滑肌再生能力較差，損傷後多由疤痕組織修復；心肌幾乎沒有再生能力，受損之後由疤痕組織來代替。

5. 神經組織的再生：神經細胞破壞後不能再生，由神經膠質細胞及其纖維修補，形成膠質疤痕；神經纖維受損，在神經細胞存活的情況下，若保存遠端髓鞘，距離小於 2.5 公分，可以獲得完全再生。若離斷的神經纖維相隔太遠，則會形成創傷性神經瘤。

6. 骨和軟骨的再生：骨組織再生力強，骨折之後可以完全修復；軟骨再生力弱，軟骨組織缺損較大時，由纖維組織來修復。

未分化間葉細胞

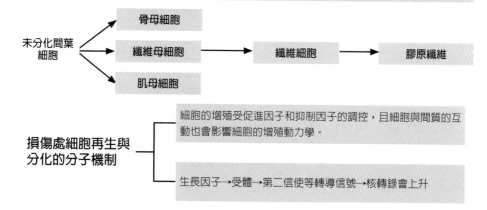

骨母細胞

纖維母細胞 → 纖維細胞 → 膠原纖維

肌母細胞

損傷處細胞再生與分化的分子機制

細胞的增殖受促進因子和抑制因子的調控，且細胞與間質的互動也會影響細胞的增殖動力學。

生長因子→受體→第二信使等轉導信號→核轉錄會上升

2-9 損傷的修復（三）

（三）細胞外基質（extracellular matrix, ECM）：主要成分有膠原蛋白、蛋白多糖及黏結糖蛋白，其主要的功能是將細胞連接在一起，藉以支援和維持組織的生理結構和功能。

四、纖維性修復

　　纖維性修復（Fibrous repair）是指先經過肉芽組織（granulation tissue）填補組織缺損，之後經過纖維化轉化為瘢痕組織的過程。肉芽組織是由大量新生的微血管和成纖維細胞及發炎細胞構成的幼稚結締組織，常伴隨著各種發炎症細胞，例如巨噬細胞、中性粒細胞及淋巴細胞浸潤。由肉眼觀察，肉芽組織呈現鮮紅色、顆粒狀、柔軟濕潤、觸之易出血，類似鮮嫩的肉芽，因而得名。

　　肉芽組織在修復的過程中具有下列的功能：

（一）抗感染及保護創面。

（二）機化或包裹壞死組織、血凝塊、血栓及其他異物。

（三）填補創傷的缺損。

　　肉芽組織從創傷面的邊緣及底部長出逐漸填補組織缺損，成纖維細胞逐漸向纖維細胞轉化，最後產生膠原纖維，微血管的數目會逐漸減少。最後肉芽組織演變為血管稀少、有大量膠原纖維的瘢痕組織。瘢痕組織的形成對身體有利，能修復組織缺損，並使得組織器官保持堅固性。但是也有不利的一面，例如造成瘢痕收縮，瘢痕性黏結、器官硬化、瘢痕組織增生過度，形成瘢痕疙瘩。

　　肉芽組織的功能：保護、機化、包裹、填充。

五、創傷癒合

　　創傷癒合（wound healing）是指組織遭受創傷之後做再生修復的過程。

（一）皮膚和軟組織的創傷癒合

　　1. 一期癒合（healing by first intention）：見於組織的破壞較少、創緣整齊並無感染、經過黏合或縫合之後，創口接合相當緊密且無異物的傷口，表皮在 24 ～ 48 小時之內將傷口覆蓋。肉芽組織於第三天從傷口邊緣長出來，逐漸填滿傷口。此類傷口癒合較快，瘢痕較少，在臨床上稱為一期癒合。

　　2. 二期癒合（healing by second intention）：見於組織創傷範圍大，壞死組織較多、創緣不整齊，無法整齊對合、伴隨著感染的傷口。若傷口發炎症反應相當明顯，則必須控制感染，清除壞死組織才能癒合。若創面過大，上皮組織難以覆蓋，則要植皮。此類傷口癒合較慢，瘢痕較多，臨床上稱為二期癒合。

　　3. 痂下癒合：見於較淺層並有少量出血或血漿滲出的皮膚創傷（例如皮膚表淺的擦傷）。創口表面的血液、滲出物及壞死物質乾燥後形成黑褐色硬痂覆蓋於創面上，創傷在痂下做癒合，表皮在再生完成之後，痂皮會自行脫落，稱為痂下癒合。

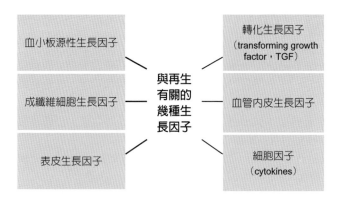

與再生有關的幾種生長因子	
血小板源性生長因子	轉化生長因子（transforming growth factor，TGF）
成纖維細胞生長因子	血管內皮生長因子
表皮生長因子	細胞因子（cytokines）

人工干預下的組織再生
幹細胞
胚胎幹細胞：全能幹細胞
成體幹細胞：水平分化；造血幹細胞 CD34+/-；神經幹細胞；骨髓間充質幹細胞

肉芽組織

結構	新生微血管、纖維母細胞、發炎症細胞：巨噬細胞、中性粒細胞及淋巴細胞等。
功能	（1）抗感染及保護創面；（2）機化血凝塊、壞死組織及其他異物；（3）填補傷口及其他組織缺損。
結局	肉芽組織逐漸成熟老化，最後變成血管少，細胞少，纖維多，灰白、質硬、缺乏彈性的疤痕。疤痕收縮會引起器官變形及腔室狹窄。

※ 增生旺盛的幼稚結締組織，由新生微血管、成纖維細胞及不等量發炎細胞所組成。新鮮肉芽由肉眼觀察呈現鮮紅濕潤、柔軟、細嫩、顆粒狀。

皮膚創傷癒合

基本流程	（1）傷口的早期變化（發炎症反應）；（2）傷口收縮；（3）肉芽組織增生、瘢痕形成；（4）上皮及其他各種組織再生。
類型	（1）一期癒合：見於組織缺損小、創緣整齊、對合緊密、無感染的傷口，癒合的時間較短，留下的疤痕較小。例如外科手術切口。（2）二期癒合：組織缺損大，創緣不整齊，無法對合或有異物或有感染，癒合的時間較長，形成的疤痕較大。

纖維組織的再生

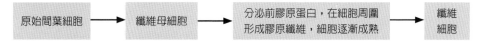

原始間葉細胞 → 纖維母細胞 → 分泌前膠原蛋白，在細胞周圍形成膠原纖維，細胞逐漸成熟 → 纖維細胞

＋知識補充站

1. 運用肉芽組織增生，溶解、吸收損傷局部的壞死和其他異物，並填補組織缺損，以後轉化為疤痕組織。
2. 創傷癒合：指組織損傷後的癒合過程，包括各種組織的再生和肉芽組織增生、瘢痕形成的複雜組合。

2-10 損傷的修復（四）

（二）骨折的癒合：骨折（bone fracture）一般分為外傷性骨折和病理性骨折。經過良好復位的單純外傷性骨折，在幾個月內即會恢復正常的結構和功能。其癒合的過程可以分為下列 4 個階段：

1. 血腫形成：骨折時常有局部大量出血，形成血腫，在數小時之後，血腫會發生凝固，可以發揮暫時黏合骨折斷端的功能。

2. 纖維性骨痂形成：骨折後 2 ～ 3 天，血腫由肉芽組織來取代機化，繼而形成纖維性骨痂，使斷端連接起來，但不牢固。此時期大約需要 2 ～ 3 週。

3. 骨性骨痂形成：在上述纖維性骨痂基礎上，形成骨狀組織，經鈣鹽沉著形成骨性骨痂。此期，新生骨小梁排列紊亂，達不到正常功能的要求。此時期大約需要 4 ～ 8 週。

4. 骨痂改建：骨性骨痂經過進一步改建成板層骨。改建是在破骨細胞的骨質吸收及骨母細胞新骨質形成的協調作用下完成的。最後使骨折兩端恢復原來結構與功能，形成骨髓腔。此時期需要幾個月或者更長的時間。

（三）影響創傷癒合的因素：創傷的癒合除與損傷程度及組織再生能力有關之外，還與身體的全身因素及局部因素有關。

1. 全身的因素

（a）年齡：青少年組織再生能力強，癒合快。老年人與之相反，與血液供應減少及生理功能日益衰退有關。

（b）營養：與蛋白質關係極大，蛋白質缺乏，肉芽組織及膠原纖維形成不足，傷口癒合延緩。還與維生素 C、微量元素鋅、鈣與磷等營養關係相當密切。

（c）其他：腎上腺皮質激素能抑制發炎症的滲出，而不利於清除傷口感染，且會抑制肉芽組織增生及膠原纖維的合成，不利於傷口的癒合。在傷口癒合期間，要盡量不使用腎上腺皮質激素。某些全身性疾病（例如糖尿病、免疫缺陷病）也會影響到傷口的癒合。

2. 局部的因素

（a）局部血液循環：良好的血液循環可以促使壞死物質吸收及感染的控制，還可以保證組織再生的營養物質。在臨床上使用熱敷、理療均對血液循環有改善的功能。

（b）感染與異物：感染會引起組織壞死，傷口延緩癒合，異物存留也會引起傷口感染，影響傷口癒合。所以，要消除感染與異物，創傷才能癒合。

（c）神經支配：局部神經受損，其所支配區域組織再生能力降低，例如麻瘋病所引起的潰瘍不易於癒合，就是神經受損的緣故。

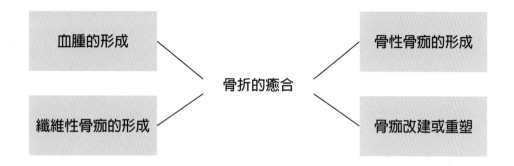

血腫的形成 — 骨折的癒合 — 骨性骨痂的形成

纖維性骨痂的形成 — 骨折的癒合 — 骨痂改建或重塑

影響再生修復的因素

促進因素	青少年、局部血液供應良好、全身營養良好、神經支配良好等。
延遲因素	感染、異物、維生素 C 缺乏、某些藥物。

瘢痕組織對身體的影響

有利的影響	維持組織器官的完整性，保持組織器官的堅固性。
不利的影響	瘢痕收縮、瘢痕性黏結、瘢痕組織增生過度。

※ 瘢痕組織增生過度突出於皮膚表面並向周圍不規則地延伸，稱為瘢痕疙瘩（keloid）。

常見的組織再生

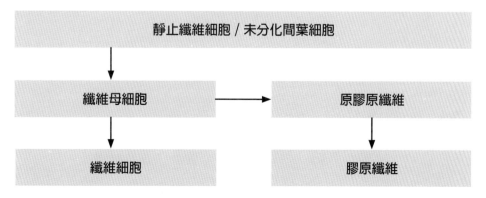

靜止纖維細胞 / 未分化間葉細胞

纖維母細胞 → 原膠原纖維

纖維細胞　　膠原纖維

NOTE

第 3 章
局部血液循環障礙

1. 掌握淤血的概念及後果。

2. 掌握血栓形成的概念、條件、形態、結局。

3. 掌握栓塞的概念及類型、對身體的影響。

4. 掌握梗塞的概念及病變特點。

5. 了解出血的概念。

3-1 **充血與出血（一）**

新陳代謝是生命的基本特徵之一，新陳代謝的順利進行有賴於正常的血液循環。當局部循環血量異常時，則會引起充血和缺血，血液性質異常則會出現血栓形成、栓塞及梗塞，心血管壁完整性損傷則會出現出血、水腫、血栓形成。本章討論的內容包括充血與出血、血栓形成、栓塞及梗塞。

一、充血

充血（hyperemia）是指某組織或器官的血管內血液量增多的狀態，可以分為動脈性充血和靜脈性充血。

（一）動脈性充血

動脈性充血（arterial hyperemia）是指細動脈擴張導致組織或器官內動脈輸入血量增多（主動性充血）。

1. 原因與類型：
   （1）生理性充血為適應組織、器官生理活動增強的需要而引起的充血，例如進食後的消化道充血，運動時的骨骼肌組織充血。
   （2）病理性充血
      （a）發炎性充血：在發炎症初期，致炎因子所引起的軸突反射和發炎症介質的釋放，使發炎區組織內細動脈擴張所導致的充血。
      （b）減壓後充血：長期受壓的動脈，一旦壓力驟然減輕或解除之後，會引起反射性擴張引發的充血，例如一次大量抽放腹水，導致腹腔內臟器官細動脈因為減壓而擴張、充血，在嚴重時會引起暈厥。
2. 病變及對身體的影響：動脈性充血的組織或器官體積輕度增大，顏色鮮紅，溫度升高。在內視鏡下可以見到擴張的細動脈和微血管內充滿血液。動脈性充血原因除去之後即會恢復，一般對身體的影響不大；發炎性充血與血液成分滲出，為發炎症中的防禦反應；顱內充血會引起頭痛、頭暈；若腦血管已有病變，充血會誘發腦血管破裂性出血。

（二）靜脈性充血

靜脈性充血（venous-hyperemia）是指靜脈內血液回流受阻，血液淤積在小靜脈和微血管內，靜脈性充血又稱為淤血（congestion）（被動性充血）。

局部循環血量異常

充血	器官或局部組織血管內血液量增多
缺血	器官或局部組織血供減少或停止

皮膚創傷癒合

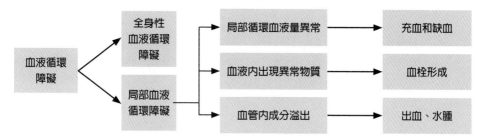

局部血液循環障礙的表現

局部血量異常	充血或缺血
血液性狀及內容物異常	血栓形成、栓塞、梗塞
血管通透性和完整性異常	出血、水腫

動脈性充血

原因	會引起細動脈擴張的任何原因；生理性充血（最為常見）、發炎症性充血（反應的早期）及在減壓後充血。
表現	血管擴張，局部組織或器官體積增大，顏色鮮紅，溫度升高，代謝功能增強。
後果	大多為暫時性，去除病因即會恢復正常，因而影響較小。

動脈性充血與靜脈性充血

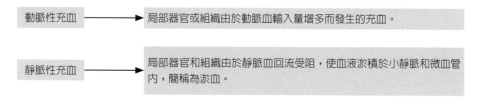

3-2 充血與出血（二）

1. 原因
   （1）靜脈受壓：靜脈因為受到外力壓迫，使得管腔狹窄甚至閉塞，血液回流受阻，而引起相應部位的組織或器官淤血；在肝硬化病變時，肝內血管系統會被壓迫和重新改建，門靜脈的血回流受阻，導致胃腸道和脾淤血。
   （2）靜脈腔阻塞：靜脈血栓形成或靜脈炎所導致的管腔完全或不完全性阻塞，若伴側支循環沒有充分建立時，就會引起淤血。
   （3）心臟衰竭：心臟泵功能會將靜脈回流的血液等量搏出，當泵功能衰竭時，心輸出量會減少，心腔內血液滯留，壓力升高，妨礙靜脈回流，逐漸引起靜脈系統淤血。當左心衰竭時，會引起肺循環淤血；當右心衰竭時，會引起體循環淤血。

2. 基本的病變
   由於血液淤滯在小靜脈和微血管內，故淤血組織和器官體積增大，包膜緊張，切面濕潤多血；當淤血時，因為血流緩慢，引起缺氧，當去氧血紅蛋白多於 50g/L，使得組織顏色暗紅，體表皮膚和黏膜呈現紫藍色，稱為紫紺（cyanosis）；淤血區組織代謝降低，產熱減少，又因為微血管擴張散熱增加，使得體表溫度降低。在內視鏡下觀察，淤血區小靜脈和微血管會擴張，而充滿血液。

3. 後果
   淤血時間過長，會引起下列的後果：
   （1）淤血性水腫或出血。因為微血管內流體靜壓升高及缺氧引起的微血管壁通透性增高，血漿液體成分漏出到組織間隙或漿膜腔，引起組織間隙體液量增多或漿膜腔積水，當微血管嚴重損傷時，紅血球也會漏出。
   （2）淤血性硬化。慢性淤血，組織缺氧及細胞崩解產物的刺激，引起纖維組織增生和網狀纖維膠原化，使組織或器官逐漸變硬。
   （3）實質細胞萎縮、變性和壞死。這是由於淤血引起實質細胞缺氧和營養物質供給不足而導致。

小博士解說
淤血（靜脈性充血）
　器官或局部組織靜脈血液回流受阻，血液淤積於小靜脈和微血管內。

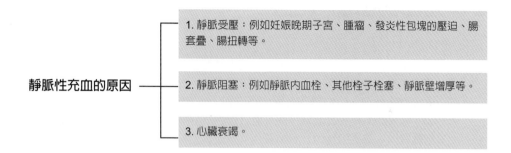

靜脈性充血的原因

1. 靜脈受壓：例如妊娠晚期子宮、腫瘤、發炎性包塊的壓迫、腸套疊、腸扭轉等。

2. 靜脈阻塞：例如靜脈內血栓、其他栓子栓塞、靜脈壁增厚等。

3. 心臟衰竭。

靜脈性充血的病理變化

肉眼觀察	病理變化：器官或局部組織腫脹、暗紅，在體表會有紫紺，局部溫度下降，代謝功能低落。
內視鏡下觀察	小靜脈及微血管擴張充滿血液，會有組織水腫或出血。

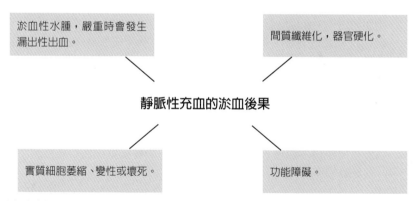

淤血性水腫，嚴重時會發生漏出性出血。

間質纖維化，器官硬化。

靜脈性充血的淤血後果

實質細胞萎縮、變性或壞死。

功能障礙。

※ 取決於淤血的範圍、器官、速度、程度及有無側枝循環的建立。

3-3 充血與出血（三）

4. 重要器官的淤血

（1）慢性肺淤血：大多因為左心衰竭，使得肺靜脈血液回流受阻所導致。在內視鏡下觀察，肺泡壁微血管會高度地擴張充血，嚴重時，在肺泡腔內會有水腫液、巨噬細胞、紅血球及心臟衰竭細胞（heartfailure cells）。當巨噬細胞吞噬了紅血球之後，紅血球崩解，血紅蛋白被分解成含鐵血黃素存留在巨噬細胞胞質內，這種胞質內含有棕黃色含鐵血黃素顆粒的巨噬細胞常在左心衰竭時出現，故稱為心臟衰竭細胞。長期淤血，肺間質纖維組織增生及網狀纖維膠原化，使得整個肺組織質地變硬，加上大量含鐵血黃素沉積，肺呈現棕褐色，故稱為肺褐色硬變。臨床上患者出現呼吸困難、紫紺，咳出多量的粉紅色泡沫痰。

（a）在內視鏡下觀察：肺泡壁 cap、小靜脈擴張淤血、肺水腫和出血、心衰細胞。

（b）臨床表現：氣促、缺氧、發紺、紅色泡沫狀痰。

（2）慢性肝淤血：常見於右心衰竭，病變的主要特徵為肝小葉中央靜脈及其附近的肝竇擴張充血，中央靜脈附近的肝細胞漸進性萎縮或消失，小葉周邊肝細胞脂肪變性。此種肝脂病變和淤血交互存在的內視鏡下的特徵，使肝切面呈現紅黃相間的花紋，狀如檳榔的切片，故有「檳榔肝（nutmeg liver）」之稱。持久性的肝淤血，肝內纖維組織增生，隨著肝細胞損傷的加重，網狀纖維支架塌陷繼之膠原化，而逐漸形成淤血性肝硬化病變。

（a）肝淤血的原因與病變：原因為右心衰，例如肺心病；病變為大體之體積增加，重量增加、包膜緊張，切面紅（淤血）黃（脂肪變性）相間導致檳榔肝。

（b）在內視鏡下觀察：中央靜脈及周圍的肝竇擴張淤血；肝細胞脂病變、萎縮、壞死；纖維組織增生導致淤血性肝硬化。

小博士解說

內視鏡下的肝淤血

小葉中央靜脈及其附近的肝竇擴張充血，中央靜脈附近的肝細胞萎縮、消失，小葉周圍的肝細胞脂病變。

肺淤血

原因	左心衰竭，尤其見於風心。
病變	大體：體積增大，重量增加，暗紅色，質地變實，切面粉紅色泡沫狀液體流出。

慢性肺淤血

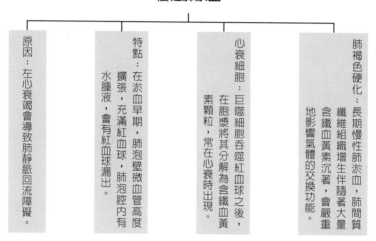

原因：左心衰竭會導致肺靜脈回流障礙。

特點：在淤血早期，肺泡壁微血管高度擴張，充滿紅血球，肺泡腔內有水腫液，會有紅血球漏出。

心衰細胞：巨噬細胞吞噬紅血球之後，在胞漿將其分解為含鐵血黃素顆粒，常在心衰時出現。

肺褐色硬化：長期慢性肺淤血，肺間質纖維組織增生伴隨著大量含鐵血黃素沉著，會嚴重地影響氣體的交換功能。

慢性肝淤血

原因	右心衰肝靜脈回流障礙。
特點	1. 小葉中央靜脈及肝竇擴張淤血。 2. 肝細胞萎縮、脂肪變性。 3. 從肉眼觀察：表面及切面呈現紅（淤血）黃（脂肪變性）相間檳榔花紋狀的外觀（檳榔肝）。

✚知識補充站

　　若長期慢性淤血，小葉中央部有結締組織增生，並向外延伸，使肝質地變硬，會形成淤血性肝硬化病變。

3-4 充血與出血（四）

二、出血

血液從心臟、血管內流出，稱為出血（hemorrhage）。血液若流入組織間隙或體腔內，稱為內出血；流出到體外，稱為外出血。

（一）類型及原因

    1. 破裂性出血：是由心臟或血管破裂所致。大多起因於機械性創傷；也會因心、血管自身發生病損，例如心肌梗塞、動脈瘤或動脈粥狀硬化的破裂；或組織病變侵蝕血管而破裂，如結核病乾酪狀壞死、胃十二指腸潰瘍、惡性腫瘤組織壞死等。

    2. 漏出性出血：是微血管和微靜脈通透性增高，以紅血球為主的血液成分從血管內流出。常見的原因有：（1）缺氧、毒素、發炎症、維生素 C 缺乏等，使血管壁內皮細胞間隙增大或基底膜受損；（2）血小板數量和性質的改變，血小板能隨時沉著於血管壁以填補內皮細胞留下的空隙，因而具有維護血管壁的完整性或促使內皮細胞修復的功能；當血小板太少或功能缺陷時，這些功能就難於完成而引起漏出性出血；（3）凝血因子缺乏，例如Ⅷ缺乏所導致的血友病；肝病時，多種凝血因子合成障礙均會引起漏出性出血。

（二）病理變化

內視鏡下觀察，組織中有紅血球或含鐵血黃素。從肉眼觀察，皮下出血會見到出血點或淤斑。漿膜腔出血會見到積血或血液凝塊。外出血因為發生部位的不同而異，例如咯血、便血、尿血等。

（三）出血的後果

出血對身體的影響視出血的數量、速度和部位而異。若迅速喪失總血量的 20～25%，足以引起休克；廣泛性漏出性出血，亦會導致休克。心臟破裂出血、腦出血、肺大出血，常會危及生命。某些漏出性出血因喪失血量少且緩慢，對身體影響較小。但是小量出血不止，亦會威脅生命。

    1. 少量出血：會自行止血。

    2. 局部出血：會吸收或機化。

    3. 重要器官所引起嚴重結果：（1）腦出血：腦疝；（2）心包腔積血：心包填塞。

    4. 大量出血：失血性休克甚至死亡。

（四）破裂性出血

    1. 血管機械性損傷；2. 血管壁或心臟病變；3. 血管壁被周圍病變侵蝕；4. 靜脈破裂；5. 微血管破裂。

（五）漏出性出血

    1. 血管壁的損傷，由於缺氧、感染和中毒等因子的損害所引起；2. 血小板減少或功能障礙，血小板減少的疾病，血小板消耗過多的疾病，血小板破壞過多的疾病；3. 凝血因子的缺乏。

出血

概念	血液自心、血管內流出稱為出血。
分類	破裂性出血、漏出性出血。

出血的病理變化

內出血	（1）積血：血液積聚於體腔稱為體腔積血。 （2）血腫：在組織內局限性的大量出血。
外出血	可以分為：咯血、嘔血、血便、血尿、淤點、紫癜、淤斑；黃疸為大量的紅血球崩解。

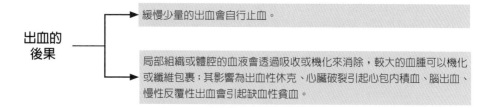

出血的
後果

緩慢少量的出血會自行止血。

局部組織或體腔的血液會透過吸收或機化來消除，較大的血腫可以機化或纖維包裹；其影響為出血性休克、心臟破裂引起心包內積血、腦出血、慢性反覆性出血會引起缺血性貧血。

各種器官的出血

腦出血	左側內囊處會見到明顯的出血，破壞腦組織，形成大片出血灶，並破入側腦室。
心外膜出血	會見到心外膜下廣泛出血，呈現紅褐色。出血部位主要分布於左心室區域。
蛛網膜下出血	蛛網膜下腔內會見到瀰漫性出血、血液淤積、腦表面溝迴結構不清。
肺膜出血	在肺臟的表面會見到紅色出血灶，病變呈現點、片狀，分布不規則。
腎出血	在腎臟切面中，皮質和髓質會見到灶狀和片狀出血，呈現棕褐色。

根據血流流向的分類

內出血（流向體腔或組織間隙的出血）	體腔積血，血腫，淤點：直徑 1-2mm； 紫癜：直徑 3-5mm；淤斑：直徑 1-2 公分。
外出血（流出體外的出血）	咯血、嘔血、血尿、血便。

3-5 血栓形成（一）

在活體心臟和血管內，血液成分形成固體質塊的過程，稱為血栓形成（thormbosis）。所形成的固體質塊稱為血栓（thrombus）。在生理的狀態下，血液總是呈現液態在心血管內周而復始的循環，又在一旦血管破裂時能迅速地在局部凝固，防止出血，血液的這種狀態和功能有賴於凝血系統和抗凝血系統的動態平衡。如果某些病因觸發了凝血的過程，使其平衡失調，就會導致血栓的形成。

一、血栓形成的條件與機制

（一）心血管內皮細胞損傷

正常心血管內皮細胞具有一系列的防止血液在心血管內凝固的機能：

1. 完整的內皮細胞將血液中的凝血因子、血小板與內皮下膠原隔開。
2. 合成前列腺環素（PGI2），抗血小板聚集。
3. 細胞表面含有肝素樣物質，具有強烈抗凝血功能。
4. 合成 ADP 酶，能使具有促進血小板聚集的 ADP 轉變成抗血小板聚集的腺嘌呤核苷酸。當心血管內膜炎、動脈粥狀硬化、心肌梗塞時，均會導致內膜損傷，暴露出內膜下的膠原纖維，透過血小板與膠原纖維接觸、聚集、啟動。啟動的血小板釋放 ADP 與合成血栓素 A2（TXA2），促使更多的血小板聚集，從而引發血栓形成的起始階段；另一方面，內皮下裸露的膠原纖維啟動 XII 因子，啟動內因性凝血系統；還會釋放組織因子，啟動外因性凝血系統。

（二）血流狀態的改變

正常時，血液在血管內流動是分層的。紅血球、白血球在血流的中軸部，血小板位於其周邊，構成軸流。血管周邊則為黏度較低的血漿，構成邊流。這種流態的意義在於血小板難以與血管壁接觸和啟動，也會使血液的黏度不至增高。當血流緩慢或渦流形成時，軸流變大或消失，血小板得以和血管壁接觸，同時血液的黏滯性增加，容易導致血栓形成。血流緩慢時，局部產生凝血因子不易沖走和活化而啟動凝血過程。血液渦流產生的離心力和血流緩慢都會損傷內皮細胞，使得內皮細胞產生的 PGI2 和組織型血漿素原活化因子（tissue-type plasmino gen activator, tPA）等物質減少，從而抗血小板黏集和降解纖維蛋白能力降低，也易於導致血栓的形成。在臨床上，下肢靜脈血比上肢緩慢，血栓形成遠比上肢多見，例如久病臥床和心臟衰竭患者下肢深靜脈或盆腔靜脈血栓形成。心臟和動脈在某些病理情況下（例如動脈瘤和二尖瓣狹窄時，高度擴張的左心房之內），也會出現血流緩慢和渦流的而形成血栓。

小博士 解說

血流狀態的改變

（1）血液層流狀態改變使血小板易與內皮接觸。

（2）局部凝血因子濃度增加，有利於啟動內、外因性凝血系統。

（3）血流緩慢或渦流形成。

血栓形成的條件

血栓形成的條件
心血管內皮細胞（內膜）受損
血流狀態的改變
血液凝固性增加

正常內皮細胞的功能

抗凝的功能	（1）屏障作用將血液與內皮下細胞外基質隔離。 （2）合成前列腺環素和 NO，抑制血小板黏集。 （3）抗凝血或凝血因子。 （4）促進纖維蛋白溶解。
促凝的功能	（1）啟動外因性凝血過程 （2）輔助血小板黏附 （3）抑制纖維蛋白溶解

血小板的活化

黏附反應	在 VWF 的參與下，血小板黏附在內皮下膠原。也可以透過血小板表面的膠原受體和膠原結合。
釋放反應	黏附以後血小板被活化出現釋放反應。
黏集反應	大量血小板彼此黏集成堆，稱為血小板黏集堆。為可逆或不可逆。成為血栓形成的起始點。

血小板

- 巨核細胞的胞質碎塊，無核，有完整的細胞膜，直徑 2-4 μm，呈現雙凹扁盤狀

- 生理功能：參與凝血與止血

血流狀態的改變

正常的血流狀態	保持軸流和邊流。
血流變慢和渦流形成	血小板邊流，增加與內膜接觸的機會、凝血因子局部濃度增高、缺氧會導致內皮細胞受損。
靜脈血栓比動脈血栓多 4 倍； 下肢靜脈血栓比上肢靜脈血栓多 3 倍	靜脈瓣、壁薄易於受壓、靜脈腔血有時停滯。
心衰、久病和術後臥床者、靜脈曲張	二尖瓣狹窄左心房內、動脈瘤內。

＋知識補充站

1. 血栓形成的概念：在活體心、血管內，血液成分形成固體質塊的過程為血栓形成。其所形成的固體質塊稱為血栓。
2. 凝血與抗凝血要保持動態的平衡。
3. 內膜損傷的常見原因：風濕性和感染性心內膜炎、心肌梗塞區的心內膜、嚴重的動脈粥狀硬化斑塊潰瘍、創傷或發炎症性的動、靜脈損傷部位、缺氧、休克、敗血症和細菌內毒素。

3-6 血栓形成（二）

（三）血液凝固性增高

意指血液比正常易於發生凝固的狀態。一方面與血小板的量增多、功能異常及凝血因子增多有關，另一方面與血液黏度增高有關。若瀰漫性血管內凝血（disseminated intravascular coagulation, DIC）時，大量的促凝物質釋放使得凝血因子啟動，循環血液中出現纖維蛋白單體合成物，並且存在血小板大量活化與聚集；高脂血症易發生血栓形成，這可能與患者纖溶活性受到抑制，因而血中纖維蛋白原增多有關；慢性缺氧使紅血球增多，血液黏度增高，同時血小板聚集性增強，也易於發生血栓。總之，血栓形成是一個複雜的過程，往往是上述因素共同運作的結果，不同的病因可能以某一種因素發揮關鍵性的功能。

二、血栓形成的過程與血栓的形態

任何部位血栓的形成都始於內膜表面的血小板黏附與聚集，這是血栓形成的第一步，以後如何發展與基本形態則取決於血栓發生的部位和血液流速。通常根據血栓形成的過程將血栓分為四種類型。

（一）白色血栓（pale thrombus）

從肉眼觀察呈現灰白色，質實粗硬，波紋與心血管壁附著較牢固。在內視鏡下觀察，由血小板構成珊瑚狀小梁，小梁周圍有中性粒細胞附著，小梁間夾雜少量纖維蛋白網、網眼中網羅了少許紅血球。白色血栓可以單獨形成，主要發生於心瓣膜和動脈內膜，也會發生於延續性血栓的起始部。構成白色血栓的主要成分是血小板。

（二）混合血栓（mixed thrombus）

從肉眼觀察：粗糙、乾燥，構成灰白與褐色相間的條紋狀結構（層狀血栓），緊連管壁。在內視鏡下觀察，會見到許多珊瑚狀血小板小梁，小梁之間有纖維蛋白網及其網羅的大量紅血球。混合血栓是在血小板聚集堆（構成靜脈血栓頭部）形成的基礎上，血流經過該頭部時，其下游發生渦流，使血小板反覆析出和聚集，結果逐漸形成分支狀的血小板小梁。血小板小梁之間血流緩慢，甚或停滯，局部凝血因子濃度增高並啟動，血液發生凝固，形成混合血栓。混合血栓常發生在靜脈，構成靜脈血栓的體部。單一的混合血栓見於二尖瓣狹窄時擴大的左心房內和動脈瘤之內。

小博士 解說

心血管內膜損傷最重要和最常見的原因為內皮損傷會導致膠原暴露，再導致血小板的黏附。

血液凝固性增加

| 血小板數目增加，黏性增加 |
| 凝血因子增多或被啓動 |
| 血液黏稠度增高 |

血栓形態 / 類型

類 型	形成的條件	主要的成分	形態特徵
白色血栓	血流較快時，主要見於心瓣膜。	血小板、白血球	灰白、波浪狀、質實、與瓣膜壁血管相連
混合血栓	血流緩慢的靜脈，往往以瓣膜囊或內膜損傷處為起點。	血小板、紅血球	粗糙、乾燥、圓柱狀、黏著、灰白與褐色相間
紅色血栓（red）	流緩慢甚至停滯的靜脈，靜脈延續性血栓尾部。	紅血球、纖維蛋白	紅、濕潤、有彈性、但是易於乾枯、脫落
透明血栓（hyaline）	瀰漫性血管內凝血、微循環之內。	纖維蛋白、血小板	在內視鏡下可以辨認

血栓的形態

	白色血栓	混合血栓	紅色血栓
性質	血小板黏集		血液凝固
部位	心室、動脈	靜脈、動脈瘤 / 室壁瘤、心房	靜脈
形成過程	血小板黏集	血小板黏集 + 血液凝固	繼發凝血
大體	灰白粗硬、波紋、緊連管壁	灰白，紅褐相間、粗糙乾燥、緊連管壁	暗紅軟 / 乾燥、易脫落

心血管內膜受損

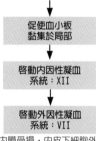

促使血小板黏集於局部

↓

啓動內因性凝血系統：XII

↓

啓動外因性凝血系統：VII

內膜受損，內皮下細胞外基質暴露

血流狀態的改變

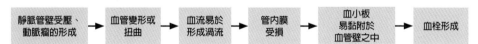

靜脈管壁受壓、動脈瘤的形成 ➤ 血管變形或扭曲 ➤ 血流易於形成渦流 ➤ 管內膜受損 ➤ 血小板易黏附於血管壁之中 ➤ 血栓形成

白色血栓

部位	發生於血流較快的動脈、心腔內、心瓣膜和靜脈延續性血栓的頭部。
組成	主要由析出的血小板黏集所構成。
特點	肉眼觀察呈現灰白色、質實，粗糙，黏附牢固，不易脫落。
在內視鏡下	珊瑚狀的血小板小梁 + 白血球邊層 + 血小板小樑之間網狀的纖維素 + 少量的紅血球。

混合血栓（層狀血栓）

部位	大多見於延續性血栓的體部或心房的球形血栓。
組成	由血小板小樑及樑與樑之間凝固的血液所構成。
特點	呈現紅白相間的條紋狀或板層狀，易於脫落為血栓栓子，引起栓塞。

3-7 血栓形成（三）

（三）紅色血栓（red thrombus）

　　主要發生於靜脈（不獨立存在），構成靜脈血栓的尾部。當混合血栓不斷延伸、增大，直至阻塞血管，局部血流停止，血液發生凝固而成。靜脈血栓在形成的過程中不斷沿血管延伸而增長，又稱為延續性血栓。新鮮的紅色血栓肉眼觀察呈現紅色，濕潤，有相當程度的彈性。隨後，因為水分被吸收而失去彈性，乾燥易碎，易於脫落。

（四）透明血栓（hyalin thrombus）

　　見於瀰漫性血管內凝血，通常發生在微循環內，需要顯微鏡才能見到，故又稱為微血栓，其成分主要為纖維蛋白。

三、血栓的結局

（一）溶解吸收與軟化脫落：在血栓形成的同時，纖維蛋白溶酶系統也被啟動，另外血栓內中性粒細胞崩解，釋放溶蛋白酶，可將小的血栓完全溶解、吸收。較大的血栓在溶解、軟化的過程中，部分或全部脫落形成血栓栓子，引起栓塞。

（二）機化、再通：由血管壁長出肉芽組織逐漸取代血栓的過程稱血栓機化。較大血栓若完全機化需要 2 週左右。在機化的基礎上，血栓內部產生裂隙，新生的內皮細胞被覆在裂隙表面，形成新的相互溝通的通道，使血流得以部分通過，這種現象稱為血栓再通（recanalization）。

（三）鈣化：沒有被完全機化的血栓內有鈣鹽沉積，稱為血栓鈣化。靜脈血栓的鈣化稱靜脈石（phlebolith）。

四、血栓對身體的影響

　　某些病變能侵蝕血管，可能發生破裂性出血；若血管內發生血栓形成，可避免破裂性出血，這是對身體有利的。但是在大多數情況下血栓對身體是不利的。

（一）阻塞血管腔：動脈血栓會引起血管腔不完全性阻塞，使局部組織缺血而萎縮，功能降低。也會引起血管腔完全阻塞，當側支循環未有效建立時，則引起組織缺血性壞死，例如冠狀動脈血栓形成引起的心肌梗塞；腦動脈血栓形成引起的腦梗塞等。靜脈血栓形成引起阻塞之後，會導致淤血、水腫。

（二）栓塞：血栓全部或部分脫落後，形成栓子，隨著血流運行，而引起栓塞。

（三）心瓣膜病：反覆發生的心瓣膜上的血栓機化，會使瓣膜增厚、變硬、黏結及捲曲，最終導致心瓣膜病。

（四）出血與休克：廣泛性微血栓形成之後，會機械性阻斷血流，同時消耗了大量的凝血因子，引起全身性出血，甚至休克。

血液凝固性增加
- 1. 血小板增多或黏性增加，例如手術大量失血之後。
- 2. 凝血因子品質和數量的改變，例如：瀰漫性血管內凝血。
- 3. 遺傳性高凝聚狀態。

血栓的形成過程

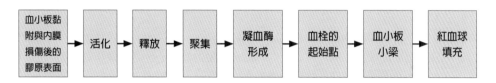

血小板黏附與內膜損傷後的膠原表面 → 活化 → 釋放 → 聚集 → 凝血酶形成 → 血栓的起始點 → 血小板小梁 → 紅血球填充

紅色血栓（凝固性血栓）

部位	大多見於延續性血栓的尾部
組成	凝固的血液所構成
特點	（1）肉眼觀察：暗紅色，在乾燥之後並無彈性，易碎，易於脫落而造成栓塞。 （2）內視鏡下：纖維素網眼中充滿紅血球。

透明血栓（微血栓）

部位	發生於微循環小血管內，見於瀰漫性血管內凝血。
組成	主要由纖維素所構成。
特點	內視鏡下呈現均質紅染、半透明。

血栓的結局

溶解、吸收：常見於較小的血栓。
軟化脫落成栓子會導致栓塞。
機化、再通：可以部分重建血液循環。
血栓鈣化：所謂靜脈石。

血栓的結局

有利的層面	發揮止血的功能。
不利的層面	（1）阻塞血管，阻斷血流：阻塞動脈會導致局部組織缺血、萎縮或壞死；阻塞靜脈會導致局部淤血、水腫、出血。 （2）血栓脫落引起栓塞。

✚知識補充站

1. 各條件常同時存在。
2. 都從血小板黏附於內膜下暴露的膠原開始。
3. 關鍵是內膜損傷和血小板黏集。
4. 形成過程、血栓形態、組成、大小取決於部位和該處的血流速度。

3-8 栓塞（一）

　　不溶於血液的異常物質，隨著血流運行，阻塞某處血管管腔的現象稱為栓塞（embolism）。阻塞血管腔的物質稱為栓子（embolus）。栓子可以是固態，也可以是液態或氣態。

一、栓子的運行途徑

　　栓子的運行途徑一般與血流方向一致。

（一）來自於體循環靜脈和右心的栓子，最終栓塞肺動脈。

（二）來自體循環動脈和左心的栓子，最終栓塞的部位是口徑與其相當的體循環動脈系統的分支。

（三）來自門靜脈系統的栓子，栓塞肝內門靜脈分支。但是也有少數栓塞例外，房間隔或室間隔缺損的病人，心腔內的栓子由壓力高的心腔通過缺損進入壓力低的心腔，再隨著動脈血流栓塞相應分支，形成交叉性栓塞。因為病人胸內壓、腹內壓驟增時，下腔靜脈的栓子逆血流而行，栓塞下腔靜脈所屬分支，形成逆行性栓塞。

二、栓塞的類型及其對身體的影響

（一）血栓栓塞

　　由血栓脫落所引起的栓塞稱為血栓栓塞（thromboembolism），是最常見的栓塞。

　　1. 肺動脈栓塞

　　栓子大多數來自下肢深靜脈血栓脫落。因肺組織有雙重循環，若肺動脈小分支栓塞，有支氣管動脈可供血液，所以一般不會引起嚴重後果。若栓塞之前已有肺淤血，一旦發生肺動脈分支栓塞，側支循環不能充分代償，則導致肺出血性梗塞。當其肺動脈分支廣泛性栓塞或肺動脈主幹及大分支栓塞時，則引起肺動脈血流阻塞，血栓刺激動脈內膜引起的神經反射和血栓釋出 TXA2 和 5- 羥色胺（5-HT），使肺動脈、支氣管動脈、冠狀動脈和支氣管痙攣，同時肺缺血和左心輸出量降低，病人出現呼吸困難、紫紺和休克，大多因為呼吸循環衰竭而猝死。

　　2. 體循環動脈栓塞

　　栓子大多源於左心的血栓脫落，少數來自動脈系統的附壁血栓脫落。體循環動脈栓塞的後果視栓塞部位的動脈供血狀況而定。體循環動脈栓塞會發生在全身各處，以腦、腎、脾和下肢常見。腦、腎、脾及下肢動脈栓塞因為側支循環缺乏，終會造成梗塞。梗塞之後的組織、器官若有腐敗菌感染時，形成壞疽。側支循環豐富的組織、器官動脈栓塞，很少出現梗塞，例如上肢、甲狀腺等。

栓子

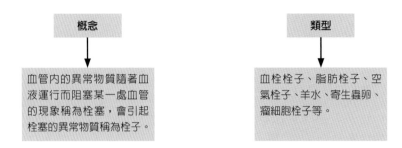

概念	類型
血管內的異常物質隨著血液運行而阻塞某一處血管的現象稱為栓塞，會引起栓塞的異常物質稱為栓子。	血栓栓子、脂肪栓子、空氣栓子、羊水、寄生蟲卵、瘤細胞栓子等。

栓子運行途徑

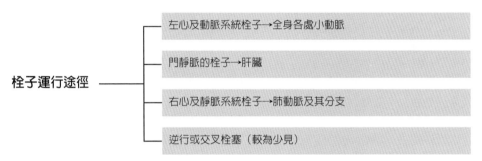

左心及動脈系統栓子→全身各處小動脈

門靜脈的栓子→肝臟

右心及靜脈系統栓子→肺動脈及其分支

逆行或交叉栓塞（較為少見）

※ 一般與血液運行的途徑一致

血栓栓塞的類型及影響

類型	影響
肺動脈栓塞	超過 90% 來自下肢深部靜脈，後果： （1）栓子較小，數量較少，並不嚴重。 （2）較大的栓子，若肺先有嚴重肺淤血（出血性梗塞）。
體循環的動脈栓塞	（1）栓子大多來源於左心，少數來自動脈系統的血栓。 （2）大多栓塞於腦、腎、脾、下肢等，若缺乏側枝循環，則會引起相關部位的梗塞。 （3）若栓塞部位動脈供血狀況小則無嚴重的後果，若栓塞部位動脈供血狀況大則會梗塞

3-9 栓塞（二）

（二）脂肪栓塞

脂肪栓塞（fat embolism）是指血液中出現不溶解的脂肪滴所引起的栓塞。常見的原因是長骨骨折或脂肪組織嚴重挫傷，因為脂肪細胞破裂，釋出脂肪滴進入破裂的靜脈口。若大量的脂肪滴進入肺循環廣泛性栓塞時，則引起急性呼吸循環衰竭，甚至猝死。較小的脂肪滴會經過肺微血管到達體循環動脈而引起栓塞，其中腦栓塞後果最嚴重，會造成腦梗塞、腦水腫及腦組織點狀出血等病變。

（三）氣體栓塞

大量空氣快速進入血循環，或溶解在血液中的氣體迅速游離成氣泡所導致的栓塞稱為氣體栓塞（gas embolism）。氣體栓塞可以分為兩種類型。

1. 空氣栓塞（air embolism）：大多發生於創傷或手術所致的大靜脈破裂時（頭頸部靜脈），因為這些靜脈內呈負壓，空氣從破裂口進入血循環。也可以見於分娩時，由於子宮強烈收縮，將空氣擠進破損的靜脈竇內。空氣隨著血流抵達右心，因右心室的搏動將空氣和血液攪伴成許多泡沫狀血液，充斥在右心腔和肺動脈口，嚴重影響靜脈血液回流和向肺動脈血液輸出，導致猝死。成年健康家兔一次快速靜脈輸入空氣 4-5ml，即刻出現呼吸困難、大小便失禁、抽搐而猝死。

2. 減壓病（decompression sickness）：見於從深水作業迅速上升到水面，由於氣壓驟減，原來溶解在血液中的氮、氧、二氧化碳會快速游離，形成氣泡。氧、二氧化碳會重新溶解，而氮氣很難再溶解，引起心、腦、肺、腸等器官栓塞，局部組織缺血而壞死。組織間隙中的氮氣泡會引起關節和肌肉疼痛。

（四）羊水栓塞

羊水栓塞（amniotic fluid embolism）是指分娩過程中羊水進入母體血液循環引起肺循環栓塞，休克和瀰漫性血管內凝血的一種症候群。可能是因為子宮收縮過強，胎兒遲遲不能產出、羊膜破裂等因素，羊水進入子宮內開放的靜脈竇內，引起肺循環栓塞。羊水中胎毛、胎脂、角化上皮及胎糞可直接引起肺動脈栓塞外，羊水內還含有豐富的凝血活酶，引起瀰漫性血管內凝血。三分之二的患者在 1 小時內因為急性呼吸循環衰竭而死亡。

（五）其他的栓塞

惡性瘤細胞栓塞，可以形成轉移瘤。細菌團、寄生蟲卵等也可引起栓塞。

小博士解說

1. 栓塞對身體的影響：主要取決於栓塞的器官、範圍、程度及側枝循環建立的情況等。
2. 羊水栓塞：在分娩時，胎頭堵塞，子宮強烈收縮，羊水壓入破裂的子宮壁靜脈竇導致肺循環栓塞，再導致羊水栓塞。肺循環阻塞、過敏性休克、瀰漫性血管內凝血會導致呼吸困難、發紺、休克、死亡。

脂肪栓塞

概念	循環血流中出現脂肪滴並阻塞血管。
栓子的來源	見於長骨骨折、脂肪組織挫傷、脂肪肝挫傷為細胞破裂與釋出脂肪滴；血脂過高與應激狀態為血脂游離與融合脂肪滴。
脂肪栓子的特點	大小可以變化。
後果	（1）栓子數量較少，並無症狀。 （2）栓子數量較多，肺內廣泛性栓塞：急性右心衰會導致猝死。 （3）栓子小（直徑小於 20μm）通過肺微血管進入肺靜脈及左心，引起全身器官的栓塞；會引起腦或腎損害，引起昏迷，甚至死亡。
影響	若直徑大於 20μm 則會導致肺栓塞；若直徑小於 20μm 則會導致腦等多重器官栓塞。

氣體栓塞

概念	多量的空氣迅速進入血循環或溶解於血液內的氣體迅速游離出來，而形成氣泡阻塞血管或心臟，稱為氣體栓塞。
空氣栓塞	大多見於：（1）分娩時；（2）頸部或胸部外傷或手術時；（3）某些醫療檢查或操作中的意外事故；一般迅速地進入血液循環的空氣量在 100ml 左右時，即會導致心臟衰竭，而引起猝死。
氮氣栓塞（減壓病）	高壓、常壓或低壓。

羊水栓塞

原因	難產、胎盤早期剝離或前置。
病變	內視鏡下看見母體肺臟微血管內有角化上皮、胎毛、胎糞、脂肪等羊水成分。
後果	發病急驟，病情凶險，85%-90% 的患者分娩中或產後會突然死亡。

其他的栓塞

瘤細胞栓子	會造成腫瘤轉移。
細菌栓子	會造成擴散性膿腫等。
蟲卵栓子	引起局部缺血或疾病蔓延擴散其他異物栓子。

3-10 梗塞（一）

梗塞（infarction）是指因為動脈阻塞而側支循環不能及時建立引起的局部組織缺血性壞死。局部組織缺血性壞死發生的時間，視該組織對缺血、缺氧耐受性而定，一般認為腦組織在血流中斷 5-6 分鐘發生不可逆轉的變化，心肌缺血 30 分鐘之後的改變大多為不可逆性，其他組織對缺血的耐受時間均比腦和心肌長。

一、梗塞的原因

（一）血栓形成

是梗塞最常見的原因，冠狀動脈和腦動脈粥狀硬化合併血栓形成，分別引起心肌梗塞和腦梗塞。

（二）動脈栓塞

大多為血栓栓塞。脾、腎和肺的梗塞中，由血栓栓塞引起者多於血栓形成。

（三）血管受壓閉塞

大多見於腸扭轉、腸套疊、嵌頓性腸疝及腸黏結等所引起的腸梗塞，由於梗塞，腸腔內壓力不斷增高，首先出現靜脈回流受阻，繼而動脈血運受阻而導致壞死。

（四）動脈痙攣

常在已有動脈狹窄病變的前提下，繼發動脈強烈痙攣，組織缺血壞死。例如冠狀動脈粥狀硬化並強烈痙攣，引發心肌梗塞。

二、梗塞的病理變化與類型

梗塞是因為缺血引起的一種壞死，所以梗塞的病理變化除有壞死的基本病變特點之外，還有與其發生的部位、該器官的血管分布、梗塞區域含血量的多少有關。

（一）梗塞的基本病變

梗塞屬於壞死的一種類型，不同器官的梗塞會有不同的形態特點。由於多數器官的血管呈現錐形分布，例如脾、腎和肺，故其梗塞灶也會呈現錐形，切面呈現扇形或楔形，其尖端朝向該器官門部的血管阻塞處。心冠狀動脈分支不規則，心肌梗塞呈現不規則的地圖狀外觀。腸梗塞呈現節段性。腦梗塞呈現液體狀，屬於液化性壞死。其他的梗塞大多為凝固性壞死。

梗塞

概念	由於血液阻斷,局部組織因缺血所引起的壞死,稱為梗塞。
梗塞的原因	(1) 血栓形成。 (2) 動脈栓塞。 (3) 血管扭曲或受壓(例如腸扭轉)。 (4) 動脈痙攣,上述的原因所引起梗塞的條件是不能及時建立有效的側枝循環代償。
梗塞的條件	(1) 能否及時建立有效側枝循環代償:肺、肝。 (2) 局部組織對缺血的敏感程度:神經細胞(3-4 分鐘)。

梗塞的類型

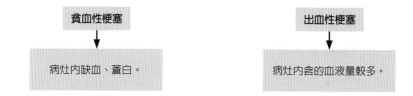

貧血性梗塞 → 病灶內缺血、蒼白。

出血性梗塞 → 病灶內含的血液量較多。

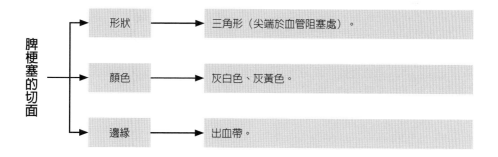

脾梗塞的切面
- 形狀 → 三角形(尖端於血管阻塞處)。
- 顏色 → 灰白色、灰黃色。
- 邊緣 → 出血帶。

3-11 梗塞（二）

1. 貧血性梗塞：貧血性梗塞（anemic infarct）常發生於心、脾、腎等。這些器官組織結構比較緻密，側支循環不豐富，梗塞區域含血量減少，呈現灰白色，故稱為貧血性梗塞或白色梗塞（white infarct）。梗塞灶周圍組織有一個明顯的充血出血帶。內視鏡下觀察，與凝固性壞死相同，早期會見到該組織輪廓，晚期呈現紅染均質狀。

2. 出血性梗塞：出血性梗塞（hemorrhagic infarct）大多發生於腸和肺，因為腸、肺組織結構疏鬆，具有雙重循環或血管側支循環豐富，特別是在動脈阻塞之前已有較嚴重的組織瘀血。梗塞區域有明顯的出血現象，呈現暗紅色。

3. 肺出血性梗塞：（1）肉眼觀察：暗紅色，錐形，尖端指向肺門；（2）從內視鏡下觀察：梗塞區為凝固性壞死伴隨瀰漫性出血。

4. 腸出血性梗塞（大多見於小腸）：（1）原因：大多由於腸扭轉、腸套疊、嵌頓性疝等引起；（2）肉眼觀察：梗塞呈現節段形，暗紅或黑色，質脆易穿孔，界限不清；（3）內視鏡檢查：壞死腸壁各層瀰漫性出血。

5. 敗血性梗塞：指梗塞區伴隨著細菌感染。由帶細菌的栓子所引起，大多見於感染性心內膜炎。

三、梗塞的結局和對身體的影響

在梗塞發生之後的 1～2 天，病灶周圍肉芽組織生長並逐漸向梗塞灶內長入，較小的病灶可以完全被肉芽組織所取代，最後變成疤痕（機化）。較大的病灶不能完全機化，則由肉芽組織加以包圍，然後肉芽組織變成纖維膜，未被機化的壞死組織可以鈣化。腦梗塞灶常會液化成囊腔，周圍由增生的神經膠質纖維所包繞，最後形成膠質疤痕。梗塞對身體的影響則取決於梗塞的器官、梗塞區的大小和部位。例如腎梗塞僅出現腎區疼痛和血尿，對腎功能並無明顯的影響；脾梗塞出現左季肋區疼痛；肺梗塞出現胸痛與咯血，較大範圍的梗塞會引起呼吸困難；腦梗塞會引起相應部位的功能障礙或死亡；心肌梗塞會導致心臟功能障礙或猝死；腸梗塞會引起劇烈腹痛，嘔吐及瀰漫性腹膜炎；下肢梗塞若發生壞疽，則會出現毒血症、敗血症等。

小博士解說

最常見的水腫為：1. 肺水腫；2. 腦水腫；3 皮下水腫。

貧血性梗塞（主要是動脈阻塞的結果）

好發部位	心、脾、腎等側枝循環不豐富、結構較為精密的器官。
病變特點	梗塞區域與受阻塞血管分佈形態相互一致。
肉眼觀察	腎、脾病灶：呈現錐體形或楔形，切面呈現三角形。在蒼白、乾燥、無光澤，新鮮時會隆起，陳舊時會下陷變硬，周圍有一個暗紅充血出血帶。心肌梗塞為不規則的形狀。
內視鏡下	梗塞區為凝固性壞死，細胞精密結構消失，但是組織輪廓猶存，晚期會有肉芽組織及疤痕形成。其邊緣充血、出血，嗜中性粒細胞浸潤。

出血性梗塞

好發部位	梗塞區有嚴重出血：常發生於肺、腸。
產生的條件	除了動脈血流阻斷之外，還有下列的因素：（1）高度淤血：例如腸套疊，肺梗塞；（2）組織結構疏鬆。

梗塞的影響和結局

影響	取決於梗塞發生的器官、部位或有無合併感染，例如：心肌梗塞，常為冠心病死亡原因，大範圍腦梗塞會引起偏癱或死亡，腸梗塞易於合併濕性壞疽（中毒性休克死亡），肢端的梗塞會引起壞疽，有時要截肢。
結局	與壞死結局相類似：即溶解吸收、機化、包裹鈣化。

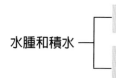

水腫（edema）：組織間隙或體腔內過量的體液積聚。

積水（hydrops）：體腔內體液的增多：例如心包積水（hydropericardium）、胸腔積水（hydrothorax）、腹腔積水（hydroperitoneum）、腦積水（hydrocephalus）。

水腫的發病機制

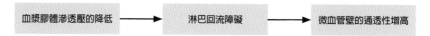

血漿膠體滲透壓的降低 → 淋巴回流障礙 → 微血管壁的通透性增高

水腫的病理改變

從肉眼觀察	體積腫脹，顏色蒼白而質軟，有時會軟若凍膠狀。
在內視鏡下	會見到水腫液積聚於細胞和纖維結締組織之間或腔隙之內。

水腫對身體的影響

有利之處	發炎症性水腫液具有稀釋毒素，運送抗體。
不利之處	取決於水腫的部位、程度、發生速度及持續時間。

NOTE

第 4 章
發炎症概論

1. 掌握發炎症的概念、基本病變和類型。

2. 熟悉發炎症的原因、局部表現和全身反應。

3. 了解影響發炎症流程的因素。

4-1 概論

　　發炎症（inflammation）是具有血管系統的活體組織對致炎因子所產生以防禦為主的反應。

　　雖然單細胞生物和其他無血管的多細胞生物對損傷因子也會發生吞噬、清除等反應，但是這些反應均不能稱為發炎症。

　　只有當生物進化到具有血管時，才具有以血管反應為主要特徵、同時又具有吞噬和清除等反應的複雜發炎症現象。

　　因此，從進化角度而言，血管反應是發炎症過程的關鍵。發炎症性疾病是臨床上的常見病症，例如癤、癰、肺炎、胃炎、肝炎、腎炎、傷寒、結核病等。不同的發炎症性疾病有其不同的特點，但基本的病理變化均有變質、滲出和增生。臨床局部表現有紅、腫、熱、痛和功能障礙；全身常有不同程度的反應，例如發燒、末梢血液白血球增多等。但是某些病毒性疾病和傷寒等發炎症會出現末梢血白血球減少。發炎症過程是損傷和抗損傷的矛盾過程。各種致炎因子均會引起身體組織和細胞發生變性、壞死、凋亡。某些發炎症反應也會給身體帶來危害，滲出物過多會壓迫鄰近器官，影響其功能活動，例如心包積液會壓迫心臟；纖維蛋白滲出過多，不容易完全吸收，會發生機化，引起組織黏連；腦實質或腦膜的發炎症會引起顱內高壓而危及病人的生命，這些對身體都是不利的。

　　但是身體透過發炎性充血和滲出反應，局限和消滅損傷因子、稀釋與中和毒素、清除異常物質、並透過實質和間質細胞的增生修復損傷，在整體上表現了身體以防禦為主的反應，此種身體損傷與抗損傷的複雜反應構成了發炎症病理過程，對身體是有利的。為了減輕發炎症對身體的不利影響，在一定的情況下，應採取有效的措施來控制發炎症反應。

一、發炎症的原因

　　凡能引起組織和細胞損傷的因子均會引起發炎症，導致發炎因子的種類很多。

（一）發炎症局部的基本病理變化包括局部組織的變質、滲出和增生三種改變。但是，不同的發炎症或發炎症的不同階段，三者的變化程度和組成方式不同。

（二）有的發炎症以變質性改變為主，有的以滲出性改變為主，有的則以增生性改變為主，並在一定的條件下互相轉化。

（三）一般而言，早期以變質和滲出為主，後期以增生為主。

二、變質

（一）發炎症局部組織發生的變性和壞死稱為變質（alteration），是導致發炎因子引起的損傷為主的過程。

（二）變質既可以發生於實質細胞、也可以見於間質。

（三）實質細胞常出現的變質包括細胞水腫、脂肪變性以及凝固性或液化性壞死等。

（四）間質結締組織的變質可以表現為黏液狀變性、纖維蛋白狀壞死等。

發炎症的概念
- 發炎症是指身體活組織對各種致炎因子損傷的一種防禦性反應。
- 局部基本病理變化：變質、滲出、增生。
- 常會伴隨著全身性反應。

發炎症原因的分類

1. 生物性因子：生物性因子包括細菌、病毒、立克次體、支原體、螺旋體、真菌和寄生蟲等，是發炎症最常見的原因。它們在人體內可以繁殖、產生和釋放毒素，直接導致細胞和組織損傷，而且還會誘發免疫回應導致發炎症。生物性因子的致病作用，與病原體的數量、毒性及身體反應有關。

2. 物理性因子：物理性因子如高溫、低溫、放射線、紫外線、電擊、切割、機械性創傷等造成組織損傷，均會引起發炎症反應。

3. 化學性因子：外因性化學物質如強酸、強鹼等；內源性化學物質，如壞死組織的分解產物和體內代謝所產生的尿酸、尿素等，會直接引起發炎症反應或造成組織損傷之後發生發炎症反應。

4. 免疫回應：各型過敏反應及某些自身免疫性疾病均會造成組織和細胞損傷而導致發炎症：Ⅰ型過敏反應，如過敏性鼻炎；Ⅱ型過敏反應，如抗基底膜性腎小球腎炎；Ⅲ型過敏反應，如免疫合成物性腎小球腎炎；Ⅳ型過敏反應，如結核等。自身免疫性疾病，例如類風濕性關節炎、潰瘍型結腸炎等。

4-2 發炎症局部的基本病理變化（一）

三、滲出

發炎症局部組織血管內的液體和細胞成分通過血管壁進入組織間隙、體腔、黏膜表面和體表的過程稱為滲出（exudation）。以血管反應為中心的滲出性病變是發炎症的重要指標，在局部具有重要的防禦功能。滲出過程包括血流動力學改變、液體滲出和細胞滲出。

（一）血流動力學改變：血流動力學改變即血流和血管口經的改變。當組織受到致炎因子刺激時，透過神經反射，迅速出現短暫性細動脈收縮，持續數秒至數分鐘。接著細動脈和微血管便轉為擴張，血流加快，血流量增多，形成動脈性充血，即發炎性充血，會持續數分鐘至數小時不等。隨著發炎症的繼續發展，血流由快變慢，導致靜脈性充血（淤血），甚至發生血流停滯。上述血流動力學的改變，創造了血液成分的滲出。在發炎症病灶的不同部位，血流動力學改變是不同的，例如，燒傷病灶的中心已發生了血流停滯，而周邊血管仍然處於擴張的狀態。

（二）液體滲出：由於血管擴張，血管壁通透性增高、微循環內流體靜壓升高和組織液膠體滲透壓升高，血管內的液體成分通過血管壁滲出到血管外的過程，稱為液體滲出。發炎症時滲出的液體稱為滲出液（exudate）。發炎性滲出的液體引起組織間液增多，稱為炎性水腫（inflammatory edema）；滲出的液體瀦留在漿膜腔（胸腔、腹腔、心包腔）則稱為積液（hydrops）。滲出液的成分會因為致炎因子、發炎症部位和血管壁受損傷程度的不同而有所差異。血管壁受損輕微時，滲出液中主要為水、鹽類和分子品質較小的白蛋白；血管壁受損嚴重時，分子品質較大的球蛋白甚至纖維蛋白原也會滲出。發炎症時所形成的滲出液與非發炎症時所形成的滲出液不同。滲出液具有重要的防禦功能，它可以稀釋發炎症灶內的毒素和有害物質，減輕毒素對組織的損傷，為發炎症灶帶來氧及營養物質和帶走代謝產物。滲出液中含有抗體、補體等物質，有利於殺滅病原體。滲出的纖維蛋白原可轉變為纖維蛋白，交織成網，會阻止病菌的擴散和白血球發揮吞噬作用，使發炎症局限化。在發炎症後期，纖維蛋白網還會成為組織修復的支架。但是滲出過多，會壓迫周圍組織，影響器官的功能；纖維蛋白滲出過多，不能完全吸收時，會發生機化、黏連，對身體帶來不利的影響。

（三）白血球滲出及其在發炎症灶中的功能：發炎症時，白血球從血管內滲出到組織間隙中的現象，稱為發炎細胞浸潤（inflammatory cell infiltration）；滲出的白血球稱為發炎細胞。發炎細胞浸潤是發炎症反映最重要的指標，也是發炎症防禦功能的主要關鍵。但是白血球滲出過多，釋放大量蛋白溶酶、發炎症介質和毒性氧自由基等，會加重局部組織損傷，延長發炎症過程，對身體造成不利的影響。嚴重發炎症時，紅血球也可以通過血管壁而漏出血管之外，稱為滲出性出血；若滲出液中出現大量紅血球，是發炎症反應劇烈或血管壁受損嚴重的指標。白血球從血管內到血管外，最後到達發炎症灶的過程是複雜的持續過程，包括白血球邊集、黏附、游出、趨化等過程，最後在發炎症病灶發揮防禦的功能。

發炎症的基本病變

變質	發炎症局部組織或細胞發生變性和壞死。
滲出	發炎症灶血管內的液體和細胞成分通過血管壁進入組織間隙、體腔、體表和黏膜表面的過程。
增生（proliferation）	（1）發炎症局部組織內的細胞增生或再生，使得細胞數目增多。 （2）增生為巨噬細胞、成纖維細胞、淋巴細胞、血管內皮細胞、上皮細胞。

滲出液與漏出液的區別

	滲出液	漏出液
原因	發炎症	非發炎症
外觀	混濁	澄清
蛋白的含量	25g/L 以上	25g/L 以下
相對密度	>1.018	<1.018
細胞的數目	>0.50×109/L	<0.10×109/L
Rivalta 實驗	陽性反應	陰性反應
凝固	能夠自凝	不能夠自凝

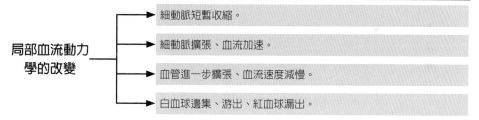

局部血流動力 學的改變
- 細動脈短暫收縮。
- 細動脈擴張、血流加速。
- 血管進一步擴張、血流速度減慢。
- 白血球邊集、游出、紅血球漏出。

液體滲出的種類

液體滲出	血管內液體成分通過血管壁滲出到血管外的過程。
滲出液	發炎症時血管內所滲出的液體。
發炎性水腫	滲出液進入組織間隙。
炎性積液	滲出液在漿膜腔和關節腔內集聚。

＋知識補充站

　　損傷因子作用於身體是否會引起發炎症，以及發炎症反應的強弱不僅與損傷因子的性質和損傷的強度有關，並且還與身體對損傷因子的敏感性有關，例如幼兒和老年人免疫功能低落，易患肺炎，病情也較嚴重；接種過疫（菌）苗的兒童，對該病原體常表現為不感受性等。因此，發炎症反應的發生和發展取決於損傷因子和身體反應性兩方面的綜合性運作。

4-3 發炎症局部的基本病理變化（二）

1. 白血球邊集：隨著發炎症局部血管擴張、血管壁通透性升高和血流緩慢，白血球離開軸流到達血流的邊緣，並沿著內皮細胞表面滾動稱為白血球邊集（leukocytic margination）。

2. 白血球黏附：發炎症會使血管內皮細胞和白血球具有新的黏附分子、增加黏附分子的數目及增強彼此之間的黏著力。內皮細胞和白血球表面黏附分子相互識別、互動，使滾動的白血球黏附於血管內皮細胞的表面，即白血球黏附（leukocytic adhesion）。目前已知的黏附分子有選擇蛋白類、免疫球蛋白類、整合蛋白類和黏液狀糖蛋白類。

3. 白血球游出：白血球黏附之後，在內皮細胞連接處，白血球胞質突起形成偽足，以阿米巴狀運動的方式經血管內皮細胞間隙穿出血管，此一過程稱為白血球游出（leukocytic transmigration）。白血球游出大約需要 2～12 分鐘。各類白血球都能游出，但遊走能力差別較大。中性粒細胞和單核細胞游走能力最強，淋巴細胞游走能力最弱。由於中性粒細胞的游走能力較強，在血液中數量較多，所以在急性發炎症時，中性粒細胞最早出現在發炎症區域，這是急性發炎症反應的重要形態學指標。

4. 白血球趨化作用：游出血管壁的白血球能主動向某些化學刺激物所在部位作定向移動，此種現象稱為白血球趨化作用（leukocytic chemotaxis），這些化學刺激物稱為趨化因子。例如發炎症灶記憶體在的細菌產物、組織崩解產物、發炎症介質等能夠吸引白血球向發炎症病灶集中，發揮吞噬的功能。白血球如何識別趨化因子？趨化因子又如何引起白血球作定向的移動？相關的研究發現，白血球表面有各種趨化因子的特異性受體，趨化因子與其特異性受體結合之後，會引起一系列的訊號傳導活動和生物化學反應。其結果使細胞外 Ca^{+2} 向細胞內轉移，白血球內 Ca^{+2} 增加，導致細胞內肌動蛋白和肌球蛋白互動，引起收縮。此時，會見到白血球伸出偽足，帶動整個細胞定向移動。由於細胞表面受體結構不同，對趨化因子的反應亦不相同，中性粒細胞和單核細胞對趨化因子的反應較明顯，故游走能力最強，淋巴細胞對趨化因子反應較弱，游走能力也較弱。

急性發炎症
（多數以變質、滲出為主）

- 發病較急，療程較短，症狀明顯。
- 局部常有紅、腫、熱、痛、功能障礙。
- 多數以變質、滲出為主。
- 發炎症局部血液動力學改變發揮主導的功能。

血管的變化
血流動力學的改變： 血管口徑的變化（充血） 細動脈短暫收縮 血管擴張 和血流加速 血流減慢
血管通透性的變化 （液體滲出）

血流和血管口徑的變化

動脈充血	（1）首先血管會短暫的痙攣。 （2）繼而發生擴張充血、血流加快、通透性增加。 （3）局部代謝增強、發紅、發燒。
靜脈淤血	（1）血管壁的通透性增加、血流緩慢。 （2）局部代謝下降、溫度下降、暗紅色。
神經反射	在早期，神經反射會使血流和血管口徑發生變化。
體液的反應	相當長久（發炎性介質的功能）。

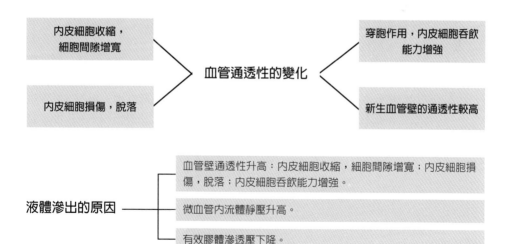

液體滲出的原因

- 血管壁通透性升高：內皮細胞收縮，細胞間隙增寬；內皮細胞損傷，脫落；內皮細胞吞飲能力增強。
- 微血管內流體靜壓升高。
- 有效膠體滲透壓下降。

4-4 發炎症局部的基本病理變化（三）

5. 白血球在發炎症灶中的功能：白血球在發炎症灶局部可以發揮吞噬作用和免疫作用，是發炎症防禦中極重要的一環，但對局部組織也有損傷的作用。

 （1）吞噬作用（phagocytosis）：是指白血球游走到發炎區之後，吞噬和消化病原體及組織崩解碎片的過程，是發炎症防禦功能的重要部分。吞噬細胞主要有中性粒細胞和巨噬細胞。吞噬過程是由三個連續步驟所組成：（a）識別及附著：吞噬細胞通過其表面的 Fc 受體和 C3b 受體識別被抗體或補體包被的細菌，抗體或補體與相應受體結合，細菌就會黏著吞噬細胞表面。調理素（抗體 Fc 段、補體 C3b 等）在吞噬細胞與細菌之間發揮了「搭橋」的功能，有利於吞噬細胞識別和吞噬細菌。（b）包圍吞入：吞噬細胞附著於調理素化的細菌之後，便伸出偽足，隨著偽足的延伸與相互融合而將細菌包圍，形成吞噬體（phagosome）。吞噬體與初級溶酶體融合形成吞噬溶酶體（phagolysosome），細菌在溶酶體內容物作用下被殺傷和降解。（c）殺傷和降解：進入吞噬溶酶體的細菌主要被具有活性的氧代謝產物殺傷和降解，其中次氯酸（HoCl）是強氧化劑和殺菌因子，氧自由基是另一種殺菌因子。此外，殺傷細菌還存在不依賴氧殺傷機制，例如溶菌酶溶解細菌細胞壁等。細菌被殺死之後，會被溶酶體酶降解。

 運用吞噬作用，大多數病原微生物被消滅，一些組織和細胞碎片被清除。但是有些細菌（例如結核桿菌）被吞噬之後仍具有生命力和繁殖力，並會隨著吞噬細胞的游走而在體內播散，一旦身體抵抗力下降，這些病原體又能繁殖，引起更為廣泛的感染。

 （2）免疫的功能：游出的白血球在發炎症病灶局部還會發揮免疫的功能，也是發炎症防禦反應中重要的一環。發揮免疫功能的細胞主要有巨噬細胞、淋巴細胞和漿細胞。當抗原進入身體，首先巨噬細胞將其吞噬處理，再把抗原資訊傳遞給 T 細胞或 B 細胞，免疫活化的淋巴細胞分別產生淋巴因子或抗體，發揮免疫的功能。

液體滲出的意義

有利之處	（1）稀釋毒素，帶走有害物質。 （2）帶來大量抗體、補體。 （3）有利於吞噬和修復。
不利之處	壓迫和黏連。

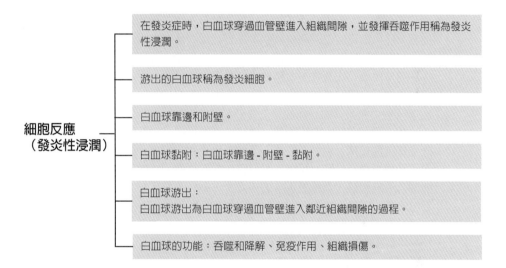

細胞反應
（發炎性浸潤）

在發炎症時，白血球穿過血管壁進入組織間隙，並發揮吞噬作用稱為發炎性浸潤。

游出的白血球稱為發炎細胞。

白血球靠邊和附壁。

白血球黏附：白血球靠邊 - 附壁 - 黏附。

白血球游出：
白血球游出為白血球穿過血管壁進入鄰近組織間隙的過程。

白血球的功能：吞噬和降解、免疫作用、組織損傷。

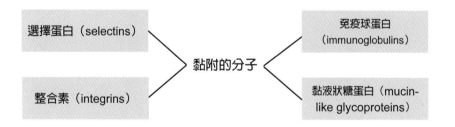

選擇蛋白（selectins）

整合素（integrins）

黏附的分子

免疫球蛋白（immunoglobulins）

黏液狀糖蛋白（mucin-like glycoproteins）

4-5 發炎症局部的基本病理變化（四）

（3）組織損傷作用：白血球在化學趨化、吞噬過程中或細胞壞死崩解之後，會向細胞外釋放其產物，例如溶酶體酶、活性氧自由基、前列腺素、白血球三烯等。這些產物會引起內皮細胞和組織損傷，並加重原有致炎因子的損傷作用，造成一定範圍的組織溶解和破壞。因而在相當程度上控制白血球滲出對身體是有利的。

6. 發炎細胞的種類及功能：常見的發炎細胞有下列幾種。

（1）中性粒細胞：又稱為小吞噬細胞，是急性發炎症（例如化膿性發炎症）及其他發炎症早期最常見的發炎細胞，具有活躍的游走和吞噬能力，能夠吞噬細菌、組織崩解碎片及抗原抗體合成物等。它的壽命較短，僅有 3～4 天，完成吞噬作用後很快死亡，並釋放出各種蛋白水解酶，會使發炎區內的壞死組織和纖維蛋白溶解液化，有利於吸收或排出體外。

（2）巨噬細胞：發炎區的巨噬細胞主要來源於血液的單核細胞。它具有較強的吞噬功能，能吞噬較大的病原體、異物、壞死組織碎片甚至整個細胞。常見於急性發炎症後期、慢性發炎症、某些非化膿性發炎症（結核病、傷寒等）、病毒及寄生蟲感染時。巨噬細胞對較大的異物進行吞噬時，可通過多個細胞的融合或細胞核分裂胞質不分裂等方式，形成多核巨細胞，對異物加以包圍吞噬。多核巨細胞有郎罕巨細胞和異物巨細胞等。

（3）嗜酸性粒細胞：常見於某些超敏反應和寄生蟲感染性發炎症。嗜酸性粒細胞具有相當程度的吞噬能力，會吞噬抗原抗體合成物。

（4）淋巴細胞：常見於慢性發炎症、病毒感染等。淋巴細胞與免疫功能密切相關。

（5）漿細胞：常見於慢性發炎症。淋巴細胞受到抗原刺激之後轉化增殖成漿細胞，產生抗體，參與體液免疫的過程。

小博士解說

吞噬作用為症灶內白血球吞噬病原微生物、異物和組織碎片的過程。

趨化作用

趨化作用：白血球朝著化學刺激物作定位移動的現象。

趨化因子：能誘導白血球作定向游走的化學物質。

趨化因子和細胞受體結合引起生化反應，細胞內微絲、微管收縮，細胞移動。

外因性與內因性

外因性	細菌及其代謝產物
內因性	補體、激肽、淋巴因子、組織崩解產物、發炎症介質

常見的發炎細胞

中性粒細胞	急性發炎症早期和化膿性發炎症，有很強的運動、吞噬能力；釋放各種酶，殺滅病源微生物；釋放發炎症介質，使血管壁透性增加，對單核細胞有趨化作用；釋放細胞因子而引起發燒；大多見於急性發炎症、化膿性發炎症和發炎症早期。
巨噬細胞與單核細胞	急性發炎症後期、某些特殊微生物感染；（1）巨噬細胞 90% 來自單核細胞，少數局部組織細胞增生；（2）吞噬能力強；（3）釋放多種酶和細胞因子促進發炎症的發生；（4）傳遞抗原物質；（5）常見於急性發炎症後期、慢性發炎症尤其是肉芽腫性發炎症。
淋巴細胞和漿細胞	病毒感染、梅毒；T 淋巴細胞只識別巨噬細胞傳遞的抗原，釋放淋巴因子，產生細胞免疫。B 淋巴細胞轉化成漿細胞產生多種抗體，參與體液免疫。
嗜酸性粒細胞	變態反應、寄生蟲感染。
嗜鹼性粒細胞和肥大細胞	大多見於變態反應性發炎症。

吞噬細胞

中性粒細胞（小吞噬細胞）	吞噬大多數病原微生物和組織降解產物。
巨噬細胞（大吞噬細胞）	吞噬功能強大；形態變化：類上皮細胞（吞噬結核桿菌），郎罕氏巨細胞（類上皮細胞融合或核分裂），異物巨細胞（吞噬異物），泡沫細胞（吞噬脂質）。

吞噬和降解的過程

識別和黏附（recognition and attachment）：調理的功能（opsonization）。

吞入（engulfment）：吞噬體 - 吞噬溶體（phagolysosome）- 降解（degranulation）。

殺傷和降解（killing or degradation）。

賴氧機制（oxygen-dependent menchanism）。

非賴氧機制（oxygen-independent menchanism）。

4-6 發炎症局部的基本病理變化（五）

（四）發炎症介質在發炎症中的功能

　　除了某些致炎因子會直接損傷血管壁內皮細胞，引起血管壁通透性升高之外，許多導致發炎因子並不直接作用於局部組織，該局部組織出現的血管擴張、通透性升高和白血球滲出等發炎症反應主要是運用一系列化學因子的介導而實現的，介導發炎症反應的化學因子稱為發炎症介質（inflammatory mediator）。

　　發炎症介質種類很多，可以來自於細胞，也可以來自於血漿。

　　1. 細胞產生的發炎症介質：來自細胞的發炎症介質或以細胞內顆粒的形成儲存於細胞內，或在某些導致發炎因子的刺激下新合成，細胞產生的發炎症介質主要有：

　　（1）血管活性胺，包括組胺和 5- 羥色胺（5-HT）。

　　（2）花生四烯酸代謝產物，包括前列腺素（PG）和白血球三烯（LT）。

　　（3）白血球產物，包括氧自由基和溶酶體酶。

　　（4）細胞因子，例如淋巴因子、白血球介素 -1（IL-1）、腫瘤壞死因子（TNF）等。

　　（5）血小板啟動因子（Platelet activating factor, PAF）。

　　（6）其他發炎症介質，例如一氧化氮、神經肽等。

　　2. 體液產生的發炎症介質：血漿中存在三種重要的發炎症介質，即：

　　（1）激肽系統，其啟動最終產生緩激肽。

　　（2）補體系統，由 20 種蛋白質所組成，補體在發炎症時會被啟動，成為重要的發炎症介質。

　　（3）凝血和纖維蛋白溶解系統。這三種介質系統相互之間存在密切的關係。上述發炎症介質多數與標靶細胞表面的受體結合發揮生物活性的功能，或進一步引起標靶細胞產生次級發炎症介質，後者會使初級發炎症介質的作用加強或抵消。某些發炎症介質具有酶活性或介導出氧代謝產物而造成組織的損傷。

小博士解說

發炎症介質

　　發炎症的血管反應和白血球反應都是透過一系列化學因子的作用實現的。參與和介導炎症反應的化學因子稱為化學介質或發炎症介質（inflammatory mediator）。急性炎症反應中的血管擴張、通透性升高和白血球滲出的發生機制，是炎症發生機制的重要課題。有些致炎因子會直接損傷內皮，引起血管通透性升高，但是許多致炎因子並不直接作用於局部組織，而主要是透過內源性化學因子的作用而導致發炎症，故又稱之為化學介質或炎症介質。

主要發炎症介質及其功能

介質	來源	血管擴張	血管壁通透性升高	趨化作用	發燒	致痛	組織損傷
組織胺和 5- 羥色胺	肥大細胞、血小板嗜鹼性粒細胞	+	+				
前列腺素	細胞質膜磷脂成分	+	+	+	+	+	
白血球三烯	白血球、肥大細胞		+	+			
溶酶體酶	中性粒細胞		+	+			+
淋巴因子	T 淋巴細胞		+	+			
緩激肽	血漿蛋白質	+	+	+		+	
補體（C3a、C5a）	血漿蛋白質	+	+	+			
纖維蛋白多肽	凝血系統		+	+			
纖維蛋白降解產物	纖溶系統		+	+			

發炎症介質 ─┬─ 對發炎症發展發揮重要介導功能的化學性物質稱為發炎症介質。

└─ 發炎症介質：外因性（細菌及其產物）、內因性（細胞源性、體液源性）。

4-7 發炎症局部的基本病理變化（六）

四、增生

在致炎因子和組織崩解產物的刺激下，釋放相應的生長因子，發炎症局部細胞增殖、細胞數目增多，稱為增生（proliferation）。增生的細胞包括實質細胞和間質細胞，實質細胞的增生，例如鼻黏膜上皮細胞和腺體的增生、慢性肝炎中肝細胞增生。間質細胞的增生主要有巨噬細胞、血管內皮細胞和成纖維細胞，成纖維細胞增生會產生大量膠元纖維。發炎症早期，增生改變常較輕微，而在發炎症後期或慢性發炎症時，增生改變則較明顯。增生多是慢性發炎症的主要表現，但少數發炎症在早期就有明顯的增生改變，例如傷寒時大量巨噬細胞增生。增生一般具有防禦的意義，使得損傷組織得以修復。但是過度增生也會造成原有組織的破壞，影響器官的功能。

在發炎症的過程中，既有致炎因子對身體的損傷作用，同時又有身體抗損傷反應。損傷與抗損傷反應的運作橫跨於發炎症過程的始終，而且往往以抗損傷反應為主，故發炎症本質上是一種以防禦為主的病理過程。一般而言，發炎症過程中的變質屬於損傷性改變，而滲出和增生屬於抗損傷反應。但是此種區分並不是絕對的，在一定的條件下，損傷會促使抗損傷過程的出現，損傷和抗損傷過程可以互相轉化。例如，變質雖屬於損傷性改變，但是變質過程中的壞死崩解產物又會促使滲出和增生等抗損傷性反應的出現；滲出雖屬抗損傷反應，但滲出反應如果過分劇烈，滲出的液體或纖維蛋白過多，則會引起器官組織的功能障礙；增生性改變，特別是成纖維細胞和血管內皮細胞的增生，會形成肉芽組織參與發炎症的修復過程，但若增生過度，則形成大量瘢痕而影響器官的正常結構和功能。因此，要正確認識發炎症過程中損傷與抗損傷反應及其轉化規律，採用適當的醫療措施，增強身體的防禦功能，消除致炎因子，減少組織損傷。

小博士解說

細胞有絲分裂活躍而致組織或器官內細胞數目增多的現象，稱為增生。有**生理性增生**和**病理性增生**兩種。因為適應生理的需求而發生，且其程度未超過正常限度者，稱為生理性增生。人體一部分組織損害之後，其餘部分的代償性增生也屬於生理性增生。

由病理原因引起的，超過正常範圍的增生稱為病理性增生。

發炎症介質的分類

細胞源性發炎症介質	發炎症介質的分類： （1）血管活性胺（Vasoactiveamines）： 　　　5-HT,histoamine （2）花生四烯酸產物：PG,LT （3）白血球產物 （4）細胞因子（Cytokine and chemokine） （5）血小板啓動因子
體液源性發炎症介質	（1）補體系統（Complement system） （2）激態系統（Kininsystem） （3）凝血和抗凝系統 （Coagulation and fibrinolytic system）

血管活性胺

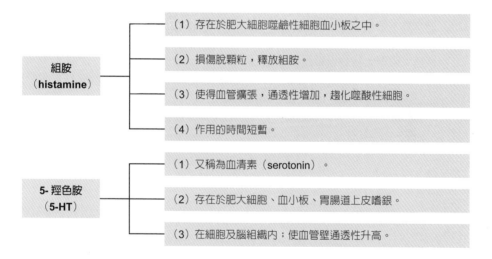

組胺（histamine）
（1）存在於肥大細胞噬鹼性細胞血小板之中。
（2）損傷脫顆粒，釋放組胺。
（3）使得血管擴張，通透性增加，趨化噬酸性細胞。
（4）作用的時間短暫。

5- 羥色胺（5-HT）
（1）又稱為血清素（serotonin）。
（2）存在於肥大細胞、血小板、胃腸道上皮嗜銀。
（3）在細胞及腦組織內；使血管壁通透性升高。

＋知識補充站

增生（hyperplasia）

　生理性增生又分為代償性增生和內分泌性增生。生理性增生的機制目前尚不完全清楚。病理性增生大多與激素刺激有關；腫瘤細胞增多所導致的腫瘤性增生也屬於病理性增生範圍。但是習慣上狹義的增生多指良性非腫瘤性病變。增生與肥大雖是兩個不同的概念，實際上增生的同時常有肥大。由於適應生理的需求而發生的增生或損傷後的代償性增生，能夠增強或補償局部代謝、功能上的改變，對身體是有益的。但是病理性增生往往有害於身體。在病理學中，增生指炎症區實質和間質細胞的增生，具有限制炎症擴散和促進組織修復的功能。

4-8 發炎症的局部表現和全身反應

發炎症局部的臨床表現，以體表的急性發炎症最為明顯，局部會出現紅、腫、熱、痛和功能障礙。

1. 紅：發炎症局部組織發紅，是由於局部充血所導致。最初由於動脈性充血，局部氧合血紅蛋白增多，故呈現鮮紅色。

   以後隨著發炎症的發展，血流變慢、甚至停滯，氧合血紅蛋白減少，去氧血紅蛋白增多，局部組織變為暗紅色，這是靜脈性充血的結果。

2. 腫：急性發炎症時局部腫脹明顯，主要是由於局部充血、炎性水腫所導致。

   慢性發炎症時局部腫脹，主要是由於局部組織增生所導致。

3. 熱：體表發生發炎症時，發炎區的溫度比周圍組織的溫度高。

   這是由於局部動脈性充血、血流量增多、血流加快、代謝增強、產熱增多所導致。

4. 痛：發炎症時局部疼痛與多種因素有關。發炎症局部分解代謝增強，鉀離子、氫離子積聚，刺激神經末梢而引起疼痛；發炎症滲出會引起組織腫脹，張力升高，壓迫或牽拉神經末梢引起疼痛；發炎症介質，例如前列腺素、緩激肽等刺激神經末梢會引起疼痛。

5. 功能障礙：發炎症時實質細胞變性、壞死、代謝障礙，發炎症滲出物的壓迫或機械性阻塞，均會引起組織器官的功能障礙。

   （1）例如病毒性肝炎時，肝細胞變性、壞死，會引起肝功能障礙；急性心包腔積液時，會因為壓迫而影響心臟的功能。

   （2）此外，疼痛也會影響功能，例如急性膝關節發炎症會因為疼痛而使得膝關節活動受到限制。

小博士 解說

發炎症（inflammation）

具有血管系統的活體組織對損傷因子所發生的防禦反應為炎症。血管反應是發炎症流程的關鍵。發炎症，就是平時人們所說的「發炎」，是身體對於刺激的一種防禦反應，表現為紅、腫、熱、痛和功能障礙。發炎症，可以是感染引起的感染性炎症，也可以不是由於感染引起的非感染性發炎症。在通常的情況下，發炎症是有益的，是人體的自動的防禦反應，但是有的時候，發炎症也是有害的，例如對人體自身組織的攻擊、發生在透明組織的發炎症等等。在發炎症的過程中，一方面損傷因數直接或間接造成組織和細胞的破壞，另一方面透過炎症充血和滲出反應，以稀釋、殺傷和包圍損傷因子。同時透過實質和間質細胞的再生，使受損的組織得以修復和癒合。因此可以說發炎症是損傷和抗損傷的流程。

常見的全身反應

發燒	大多見於病原微生物引起的發炎症。一定程度的發燒，能夠使身體的代謝增強，促進抗體的形成，增強吞噬細胞的吞噬功能和肝臟的解毒功能，從而提高了身體的防禦能力。但是過度高燒和長期發燒，會影響身體的代謝過程，引起各系統特別是中樞神經系統的損害和功能紊亂，為身體帶來危害。如果發炎症病變嚴重，體溫反而不升高，證實身體反應性較差，抵抗力低落，是預後不良的徵象。
血流中白血球的變化	在急性發炎症，尤其是一些細菌性發炎症，患者外圍血液常會出現白血球總數增多，這也是身體的一種防禦反應。血流中增多的白血球種類和程度與病因、發炎症的嚴重程度和身體的反應性有關。例如急性化膿性發炎症以中性粒細胞為主，嚴重者幼稚中性粒細胞的比例增多（核左移現象），並會出現中毒顆粒；過敏性發炎症及寄生蟲性發炎症以嗜酸性粒細胞為主；某些病毒性感染常以淋巴細胞為主。病人抵抗力較差而感染嚴重時，血中白血球並無明顯增多或不增多。另外，有些病原體如流感病毒、傷寒桿菌等所導致的發炎症，外圍血液中白血球數目正常或減少，其機制不明。
單核吞噬細胞系統增生	發炎區內病原體及其毒素、抗原抗體物質和組織崩解產物會經由淋巴管進入淋巴結，或經血液到達肝、脾、扁桃體、骨髓等單核巨噬細胞系統，引起這些器官的巨噬細胞增生以吞噬、消化病原體、清除壞死細胞碎片。臨床表現為引流區淋巴結和肝、脾腫大。
實質器官的改變	發炎症嚴重者，因為病原微生物及其毒素進入血液以及發燒、循環障礙等因素的影響，患者心、肝、腎等實質器官會出現不同程度的變性、壞死，臨床上表現為這些器官的功能障礙。

＋知識補充站

發炎症病變主要在局部，但是局部病變並不是孤立的，它既受到整體的影響，同時又影響整體，兩者是互動的。在比較嚴重的發炎症性疾病，特別是當病原微生物在體內蔓延、擴散時，常會出現明顯的全身反應。

4-9 發炎症的類型（一）

　　發炎症的類型不僅與導致發炎因子的特性有關，而且還與身體的反應性及發炎症部位有關，既使在同一個病人身上，由於免疫功能狀態的變化，發炎症的類型也會發生變化。因此，發炎症的類型各式各樣。不同的發炎症類型相互之間既密切相關，又可以相互轉化，在學習時應注意做實際的分析。下面按照發炎症療程和基本病變分述各類發炎症的特點。

一、按照療程來分類

　　根據發炎症發生的急緩及療程長短將發炎症分為四種類型：

（一）超急性發炎症（peracute inflammation）：發炎症反應非常急劇呈現暴發性經過，整個療程數小時到數天，短期內引起組織、器官嚴重損害，甚至導致身體死亡。局部病變以變質和滲出為主，大多見於超敏反應性損害，例如器官移植的超急性排斥反應。

（二）急性發炎症（acute inflammation）：發病較急，療程較短，症狀相當明顯，一般在一個月之內。一般以滲出、變質為主，發炎細胞浸潤主要為中性粒細胞，例如急性闌尾炎等。

（三）慢性發炎症（chronic inflammation）：會由急性發炎症轉變而來，或一開始即呈現慢性經過，療程較長，數月甚至數年，症狀不甚明顯，局部病變以增生為主，發炎細胞浸潤主要為淋巴細胞，漿細胞和巨噬細胞。當身體免疫力降低，病原體大量繁殖時慢性發炎症會急性發作，例如慢性膽囊炎的急性發作。

（四）次急性發炎症（subacute inflammtion）：療程介於急性與慢性發炎症之間，一般在 1 個月至數個月，例如次急性細菌性心內膜炎、次急性重型肝炎等。

二、依據局部基本病變來分類

（一）滲出性發炎症（exudative inflammation）

　　病變以滲出性改變為主，根據滲出物的主要成分及病變特點，又可以將滲出性發炎症分為下列幾種：

　　1. 漿液性發炎症（serous inflammation）：是以漿液滲出為主的發炎症。滲出的成分主要為血漿，漿液內含有 3～5% 的蛋白質，主要是白蛋白，其中混有少量的白血球和纖維蛋白。漿液性發炎常發生於漿膜、黏膜和疏鬆結締組織等處。表皮內和表皮下漿液性發炎會形成水皰，體腔內漿液性發炎會造成發炎性積液。黏膜的漿液性炎又稱為漿液性卡他（catarrh），例如感冒初期的鼻炎。卡他一名詞來自於希臘語，是向下滴流的意思，一般用於黏膜的滲出性發炎症，形容滲出液較多，沿黏膜表面向外排出。漿液性炎一般較輕，易於吸收消退。

　　2. 纖維蛋白性發炎症（fibrinous inflammation）：是以纖維蛋白原滲出為主，並在發炎區內形成纖維蛋白的發炎症。纖維蛋白原大量滲出證實血管壁損傷嚴重，通透性明顯增加。在 H-E 染色的切片中，纖維蛋白呈現交織紅染的網狀結構，在網眼中可以見到滲出的中性粒細胞及壞死細胞的細胞碎屑顆粒。

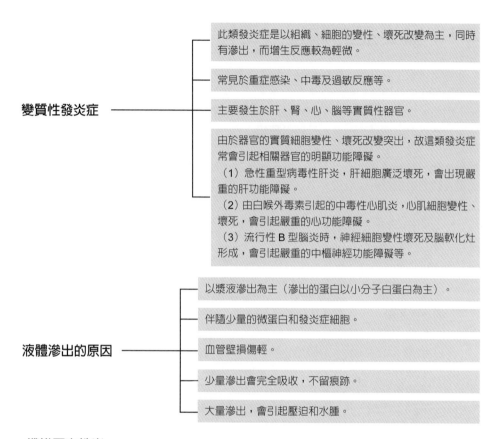

變質性發炎症

此類發炎症是以組織、細胞的變性、壞死改變為主，同時有滲出，而增生反應較為輕微。

常見於重症感染、中毒及過敏反應等。

主要發生於肝、腎、心、腦等實質性器官。

由於器官的實質細胞變性、壞死改變突出，故這類發炎症常會引起相關器官的明顯功能障礙。
（1）急性重型病毒性肝炎，肝細胞廣泛壞死，會出現嚴重的肝功能障礙。
（2）由白喉外毒素引起的中毒性心肌炎，心肌細胞變性、壞死，會引起嚴重的心功能障礙。
（3）流行性 B 型腦炎時，神經細胞變性壞死及腦軟化灶形成，會引起嚴重的中樞神經功能障礙等。

液體滲出的原因

以漿液滲出為主（滲出的蛋白以小分子白蛋白為主）。

伴隨少量的微蛋白和發炎症細胞。

血管壁損傷輕。

少量滲出會完全吸收，不留痕跡。

大量滲出，會引起壓迫和水腫。

纖維蛋白性炎

假膜性發炎症	發生在黏膜面的纖維蛋白性發炎症；假膜：纖維蛋白、中性粒細胞、壞死黏膜上皮、病原微生物。
絨毛心	發生於心外膜的纖維蛋白性發炎症。

※ 以纖維蛋白滲出為主；血管壁損傷較重

按照基本病變來分類

以滲出為主	漿液性發炎症（燒傷）、纖維蛋白性發炎症（菌痢）、化膿性發炎症：膿腫（細菌性肝膿腫）、蜂窩組織炎（闌尾炎）。
以變質為主	B 型腦炎、急性病毒性肝炎。
以增生為主	例如發炎性息肉、發炎性假瘤、肉芽腫性發炎、傷寒。

4-10 **發炎症的類型（二）**

　　病變常會發生在黏膜、漿膜和肺。發生在黏膜的纖維蛋白性發炎症，纖維蛋白、壞死的黏膜上皮及中性粒細胞常會混合在一起，形成灰白色、破絮狀的膜狀物，稱為假膜。因此，黏膜的纖維蛋白性發炎症又稱為假膜性發炎症，例如白喉、細菌性痢疾。漿膜的纖維蛋白性發炎症常見於胸膜腔和心包腔。在心包的纖維蛋白性發炎症時，由於心臟的搏動，使得心外膜上的纖維蛋白形成無數絨毛狀物，稱為絨毛心。纖維蛋白性發炎症，若纖維蛋白滲出不多，則一般會被溶解吸收或排出；纖維蛋白滲出較多，而蛋白酶的數量相對地較少，則纖維蛋白難以完全溶解吸收而發生機化，會導致器官黏連。

3. 化膿性發炎症（suppurative inflammation）：是以中性粒細胞大量滲出，並伴隨著不同程度組織壞死和膿液形成的發炎症。大多由化膿性細菌（例如葡萄球菌、大腸桿菌、綠膿桿菌等）所引起。發炎區內大量中性粒細胞破壞崩解之後釋放的溶酶體酶將壞死組織溶解液化的過程稱為化膿，所形成的液狀物稱為膿液。膿液主要由滲出的中性粒細胞和大量膿細胞（變性和壞死的中性粒細胞）、溶解的壞死組織、少量漿液及化膿菌所組成。根據化膿性發炎症發生的原因和部位的不同，分為三種類型：

（1）膿腫（abscess）：局限性化膿性炎，並形成有充滿膿液的腔，稱為膿腫。會發生在皮下或內臟，常由金黃色葡萄球菌引起。這些細菌能產生毒素使局部組織壞死，繼而大量中性粒細胞浸潤，以後中性粒細胞崩解釋放出溶蛋白酶將壞死組織液化，形成含有膿液的空腔。同時，金黃色葡萄球菌還會產生血漿凝固酶，使滲出的纖維蛋白原變成纖維蛋白，加上在膿腫周圍又有由肉芽組織所形成的膿腫膜所包裹，因而病變較局限。膿腫周圍組織有充血、水腫及中性粒細胞等浸潤。在皮膚或黏膜的化膿性發炎症時，由於皮膚或黏膜壞死、崩解脫落，會形成局部缺損，即潰瘍（ulcer）。深部膿腫如向體表或自然管道穿破，會形成竇道（sinus）或瘻管（fistula）。竇道是指只有一個開口的病理性盲管。瘻管是指連接於體外與有腔器官之間或兩個有腔器官之間的，有兩個以上開口的病理性管道。例如肛門周圍組織的膿腫，會向皮膚穿破，形成膿性竇道，也會向皮膚及肛管穿破，且二者相通形成膿性瘻管。膿性竇道或膿性瘻管不斷排出膿性滲出物，經久不癒。

（2）蜂窩性組織炎（phlegmonous inflammation）：瀰漫性化膿性發炎稱為蜂窩性組織炎，常見於皮膚、肌肉和闌尾等較為疏鬆的組織內。蜂窩性組織炎主要由溶血性鏈球菌引起。鏈球菌能分泌透明質酸酶，降解結締組織基質的透明質酸；分泌鏈激酶，溶解纖維蛋白。因此，細菌易於通過組織間隙和淋巴管蔓延擴散，造成中性粒細胞瀰漫性浸潤，病灶與周圍組織界限不清。

（3）表面化膿和積膿（empyema）：發生於黏膜或漿膜表面的化膿性發炎稱為表面化膿，其特點是膿液向其表面滲出，深部組織並無明顯的發炎症反應。

化膿性發炎症

化膿性發炎症	大量中性粒細胞滲出為主，伴隨著不同程度組織壞死和膿液形成。
化膿（suppuration）	中性粒細胞和壞死組織崩解，釋放蛋白酶使壞死組織溶解液化成液狀物的過程，所形成的液狀物稱膿液（pus），變性壞死的白血球稱為膿細胞。

膿腫

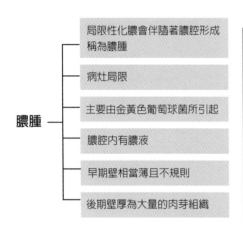

潰瘍	皮膚黏膜的淺表膿腫，向表面破潰，會形成缺損。
竇道	深部膿腫向體表或體腔穿破，一端為盲端的排膿管道。
瘻管	有兩個或兩個以上開口的排膿管道。
空洞（cavity）	內臟器官膿腫的膿液經由自然管道排出，形成空腔。

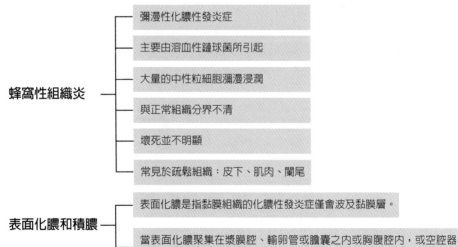

+ 知識補充站

化膿性支氣管炎或化膿性尿道炎，滲出的膿液僅沿著支氣管或尿道排出體外。

4-11 發炎症的類型（三）

4. 出血性發炎症（hemorrhagic inflammation）：在發炎症時，由於血管壁損傷嚴重，滲出物中含有大量紅血球，稱為出血性發炎症。常與其他類型發炎症混合存在，常見於某些傳染病，例如流行性出血熱及鉤端螺旋體病等。上述各種類型的發炎症會單獨發生，在有些發炎症過程中兩種不同類型發炎症也可以並存，如漿液纖維蛋白性發炎症或纖維蛋白化膿性發炎症等。此外，在發炎症發展過程中，一種類型發炎症會轉變為另一種類型，若從漿液性發炎開始，則會進一步發展成為纖維蛋白性或化膿性發炎症。

（二）增生性發炎症（proliferative inflammation）

病變以組織細胞增生為主，變質滲出比較輕。除了少數增生性發炎，例如傷寒、急性腎炎等屬急性發炎症之外，大多數的增生性發炎屬於慢性發炎症。按照增生性發炎的形態學特色分為下列兩類：

1. 非特異生增生性炎：發炎症灶內主要是淋巴細胞、漿細胞和單核細胞浸潤，並會有成纖維細胞、血管內皮細胞以及局部被覆上皮、腺上皮或實質細胞增生。在黏膜會形成發炎性息肉（inflammatory polyp），即局部黏膜組織過度增生及肉芽組織增生向黏膜表面突出形成一個帶蒂的腫塊。常見的發炎性息肉有鼻息肉、子宮頸息肉和大腸息肉等。在肺或眼眶等部位會形成發炎性假瘤（inflammatory pseudotumor），即增生的組織形成一個邊界清楚的腫瘤狀團塊，其本質是發炎性增生，應注意與腫瘤區別。

2. 特異性增生性發炎症：又稱為肉芽腫性發炎症（granulomatous inflammation），即局部以巨噬細胞及其演變的細胞增生為主，形成境界清楚的結節狀病灶。不同的病因會引起形態不同的肉芽腫。

（1）感染性肉芽腫：由某些生物病原體引起，會形成具有特殊結構的細胞結節。例如：結核性肉芽腫（結核結節）主要由上皮狀細胞和一個或幾個郎罕巨細胞所組成；風濕性肉芽腫（風濕結節）主要由風濕細胞所組成。

（2）異物性肉芽腫：由外科縫線、粉塵、木刺、死骨片、寄生蟲卵等引起，病變以異物為中心形成結節狀病灶。異物肉芽腫的形態特點是在異物周圍形成多少不等的巨噬細胞、異物性多核巨細胞和成纖維細胞包繞成結節狀病灶。異物巨細胞體積大、胞質豐富、邊界不清，多核且集聚在細胞中央呈現重疊狀排列。

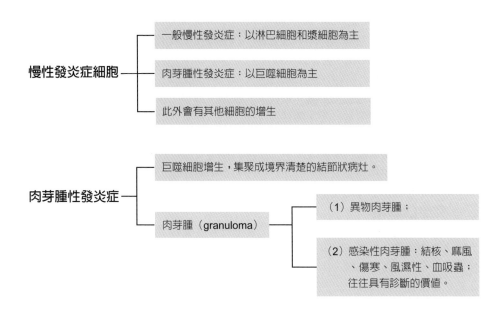

慢性發炎症細胞 ── 一般慢性發炎症：以淋巴細胞和漿細胞為主

　　　　　　　　── 肉芽腫性發炎症：以巨噬細胞為主

　　　　　　　　── 此外會有其他細胞的增生

肉芽腫性發炎症 ── 巨噬細胞增生，集聚成境界清楚的結節狀病灶。

　　　　　　　　── 肉芽腫（granuloma）── （1）異物肉芽腫；

　　　　　　　　　　　　　　　　　　　　── （2）感染性肉芽腫：結核、麻風、傷寒、風濕性、血吸蟲；往往具有診斷的價值。

非肉芽腫性慢性發炎症

一般性慢性炎	巨噬細胞、淋巴細胞、漿細胞以及血管內皮細胞、成纖維細胞、上皮細胞所組成。
發炎性息肉	局部被覆上皮腺體和間質過度增生，並向表面突起形成帶蒂的發炎性腫塊。
發炎性假瘤	在慢性發炎症時，局部組織和細胞增生形成的邊界清楚的腫瘤狀團塊。

＋知識補充站

　　慢性發炎症是指在致炎因子長期作用下，病程較長的以淋巴細胞、巨噬細胞、血管及結締組織增生為主的發炎症。

4-12 影響發炎症過程的因素

不同的發炎症過程持續時間、病理性質、病變程度、發展結局等不盡相同，其影響因素是多方面的，歸納起來有下列三點：

一、致炎的因子

致炎因子對發炎症過程的影響，取決於其種類、致病力強弱、數量及作用時間長短等，例如，化膿性細菌常引起化膿性發炎症；結核桿菌常引起肉芽腫性發炎症。致炎因子的致病力強弱不同對發炎症過程的影響亦不同，例如，輕度燙傷僅引起皮膚血管充血；中度燙傷會引起皮膚產生水泡；重度燙傷會引起皮膚組織壞死。致炎因子的數量及作用時間長短均與發炎症的發生、發展有密切的關係，例如少量致病菌進入身體並不致病，大量致病菌進入身體則引起發炎症性疾病。

二、全身的因素

包括身體的營養狀態，免疫狀態、內分泌狀態等。全身營養不良既影響身體抗病能力，也影響身體的修復能力。身體免疫功能降低，容易引起感染。內分泌功能對發炎症過程也會有重要的影響，例如腎上腺糖皮質激素會抑制發炎症反應，甚至會引發病原微生物在體內擴散。

三、局部的因素

包括局部的血液循環狀態、有無異物等。局部血液循環較差（例如動脈硬化、靜脈淤血），發炎症癒合時間延長；局部有異物存在，發炎症也不易癒合。因此，臨床上應徹底清除創傷，暢通引流，保持局部良好的血液循環，才能促進發炎症的癒合。總之，發炎症過程中，致炎因子、全身因素和局部因素影響著發炎症的發生、發展和結局。

四、發炎症的臨床表現

（一）局部的表現：發炎症的臨床表現：紅、腫、熱、痛，功能障礙。
（二）全身的表現：發燒、白血球的變化、單核巨噬細胞系統增生、實質器官病變。

小博士解說

發炎症是十分常見且重要的基本病理流程，體表的外傷感染及各器官的大部分常見病和多發病（例如癤、癰、肺炎、肝炎、腎炎等）都屬於發炎症性疾病。 具有血管系統的活體組織對損傷因子的防禦性反應稱為發炎症。

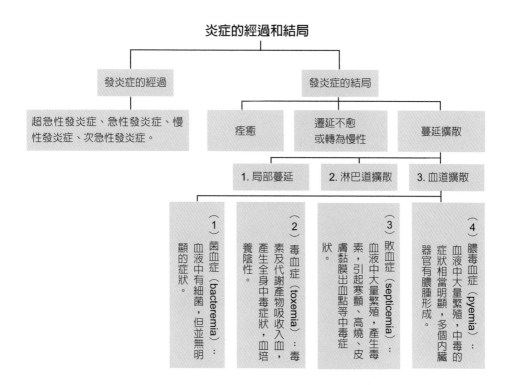

發炎症的經過和結局

發炎症的經過

超急性發炎症、急性發炎症、慢性發炎症、次急性發炎症。

發炎症的結局

痊癒

遷延不愈或轉為慢性

蔓延擴散

1. 局部蔓延　2. 淋巴道擴散　3. 血道擴散

（1）菌血症（bacteremia）：血液中有細菌，但並無明顯的症狀。

（2）毒血症（toxemia）：毒素及代謝產物吸收入血，產生全身中毒症狀，血培養陰性。

（3）敗血症（septicemia）：血液中大量繁殖，產生毒素，引起寒顫、高燒、皮膚黏膜出血點等中毒症狀。

（4）膿毒血症（pyemia）：血液中大量繁殖，中毒的症狀相當明顯，多個內臟器官有膿腫形成。

發炎症會出現三種不同結局

痊癒	身體免疫力較強或經過適當的治療，病原微生物被消滅，發炎區壞死組織及滲出物被溶解吸收，透過周圍健康細胞的再生修復，最後完全恢復其正常的結構和功能，稱為完全痊癒。如果身體免疫力較弱，發炎區壞死範圍較大，周圍組織、細胞再生能力有限，或滲出的纖維蛋白較多，不容易完全溶解吸收，則由增生的肉芽組織長入，形成瘢痕或黏連，而不能完全恢復其正常的結構和功能，稱為不完全痊癒。如果瘢痕組織過多或發生在某些重要器官，會引起功能障礙。
轉為慢性	如果身體免疫力低落或治療不徹底，致炎因子持續或反覆作用於身體，則發炎症遷延不癒，急性發炎症會轉化為慢性發炎症。
蔓延擴散	如果身體免疫力下降，病原微生物數量較大、毒力較強，以致於不能有效地控制感染時，病原體即會在局部大量繁殖，向周圍組織蔓延擴散或經由淋巴管擴散，而引起局部淋巴結炎，或經由血管擴散而引起菌血症、毒血症、敗血症及膿毒血症等，嚴重者會威脅病人的生命。

NOTE

第 5 章
腫瘤

1. 腫瘤的概念和一般形態。

2. 腫瘤的異型性。

3. 腫瘤的生長和擴散。

4. 腫瘤對身體的影響。

5. 良性腫瘤與惡性腫瘤的區別。

6. 腫瘤的命名與分類。

7. 常見的腫瘤範例。

8. 腫瘤的病因學及發病學。

5-1 腫瘤的概念和特性（一）

　　腫瘤（tumor）是一種常見病症、多發病症，其中惡性腫瘤是危害人類健康最嚴重的疾病之一。國內最為常見和危害性嚴重的惡性腫瘤有胃癌、肝癌、肺癌、食道癌、大腸癌、白血病、淋巴瘤、子宮頸癌、鼻咽癌、乳腺癌。這些腫瘤的病因學、發病學及其防治，均為國內腫瘤研究的重點。

　　在惡性腫瘤防治中，早期發現、早期診斷、早期治療具有十分重要的意義。早期子宮頸癌、食道癌和胃癌經過治療之後 5 年生存率分別達 100%、90%、95%；即使惡性程度很高的肝癌，透過早期的治療，5 年生存率也高達 56%。

一、腫瘤的概念

　　腫瘤是身體在各種致瘤因素的作用下，局部組織的細胞，在基因層級上失去對其生長的正常調控，導致複製性異常增生和凋亡不足而形成的新生物。這種新生物往往形成局部的腫塊。

　　在體內外致瘤因素作用下，使細胞的基因發生突變，導致正常的細胞轉變為腫瘤細胞。在正常的細胞轉變為腫瘤細胞之後，便表現為形態、功能和代謝的異常，因而獲得了新的生物學特徵：

（一）不同程度地失去了分化成熟的能力，不能分化為正常的成熟細胞。

（二）生長旺盛，並具有相對的自主性，即使致瘤因素不存在的情況下，瘤細胞仍能繼續分裂增生，持續性生長。

（三）具有侵襲性和轉移的特性。

　　一般來說，腫瘤性增生與身體在生理狀態下和發炎症、損傷修復時，組織、細胞的增生具有本質上的區別。

小博士解說

1. 腫瘤的一般形態分為肉眼形態與組織學結構。
2. 對腫瘤的大致印象：良性腫瘤、惡性腫瘤（一般通稱為癌症）、腫瘤良惡性判斷決定臨床治療方案、腫瘤良惡性診斷大多由病理學的醫生來完成。
3. 對腫瘤的初步認識：常見、危害較大、投入較多、進展較慢。

腫瘤的概念

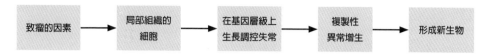

致瘤的因素 → 局部組織的細胞 → 在基因層級上生長調控失常 → 複製性異常增生 → 形成新生物

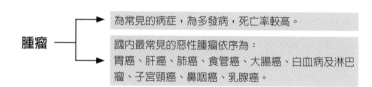

腫瘤

- 為常見的病症，為多發病，死亡率較高。
- 國內最常見的惡性腫瘤依序為：胃癌、肝癌、肺癌、食管癌、大腸癌、白血病及淋巴瘤、子宮頸癌、鼻咽癌、乳腺癌。

腫瘤的定義 → 在各種致瘤因素的作用下，細胞的異常增生：過度（exceed）、不協調（uncoordinated）；細胞的異常分化：喪失分化成熟的能力；新生物。

腫瘤性增生與非腫瘤性增生的區別

腫瘤性增生	再生性、發炎症性增生
與身體不相協調	協調一致
增生相對無止境	增生細胞數量較多
永生化	但是有限度
異型性	分化較好，形態、代謝功能正常
病因去除，繼續增生	一般會停止

國內惡性腫瘤發病率排行

男性	女性
肺癌	乳腺癌
胃癌	肺癌
肝癌	大腸癌
大腸癌	胃癌
食道癌	肝癌
膀胱癌	卵巢癌
胰腺癌	胰腺癌
白血病	食道癌
淋巴瘤	子宮癌
腦腫瘤	腦腫瘤

5-2 腫瘤的概念和特性（二）

二、腫瘤的特性

（一）腫瘤的肉眼觀察形態和組織結構

1. 肉眼觀察的形態

（1）腫瘤的外形：腫瘤的外形多樣化有結節狀、囊狀、息肉狀、分葉狀、菜花狀、乳頭狀、蕈狀、潰瘍狀、蟹足狀或樹根狀、浸潤性肥厚狀。腫瘤的外形與其發生的部位、組織的來源、生長的方式和腫瘤的良、惡性有關。（2）腫瘤的大小：腫瘤的大小懸殊。小者肉眼不易發現，只有在顯微鏡下才能發現，例如原位癌。大者會達數千克乃至數萬克。腫瘤的大小與腫瘤的性質、發生的部位和生長的時間有相當程度的關係。一般來說，生長在體表和大的體腔內的良性腫瘤體積較大。生長在小腔道內的腫瘤一般較小。惡性腫瘤或顱腔內腫瘤在體積不很大時，就已經危及患者的生命，故體積較小。因此，不能以腫瘤的大小來判斷腫瘤的良、惡性。（3）腫瘤的顏色：腫瘤的顏色與其起源組織、血液供應狀況等因素有關。一般腫瘤的切面呈現灰白色或灰紅色，也可以根據其色澤來大致推測為何種腫瘤，例如脂肪瘤呈現黃色，黑色素瘤呈現黑色。血管瘤大多呈現紅色或暗紅色。（4）腫瘤的硬度：腫瘤的硬度與腫瘤的種類、腫瘤的實質和間質的多少有關。例如脂肪瘤質軟，骨瘤較硬；同一個人所得腫瘤，實質多於間質的較軟，反之則較硬。（5）腫瘤的數目：腫瘤大多為單發，偶而為多個。例如神經纖維瘤、家族性多發性腺瘤病多達數個、數十個或更多。

2. 腫瘤的組織結構：腫瘤一般由實質和間質兩部分所構成。

（1）實質（parenchyme）：腫瘤的實質就是腫瘤細胞，是構成腫瘤的主要成分。不同組織來源的腫瘤，實質是不相同的。根據腫瘤實質的形態來識別腫瘤的組織來源；根據腫瘤實質的分化成熟程度和異型性來判斷腫瘤的良、惡性。大多數腫瘤只有一種實質成分，如腺瘤的實質是分化較好的腺上皮。少數腫瘤可以由兩種或兩種以上實質成分所構成，例如乳腺纖維腺瘤含有纖維組織和腺體兩種實質。畸胎瘤含有多種實質。

（2）間質（mesenchyme）：腫瘤的間質是指實質之間的纖維組織、血管和淋巴管。大多數腫瘤的間質基本相同，故無特異性，發揮了支持和營養腫瘤實質的功能。間質之中往往會見到淋巴細胞和巨噬細胞浸潤，是身體對腫瘤組織的免疫回應。一般認為腫瘤間質內有大量淋巴細胞浸潤，其預後都比少或無淋巴細胞浸潤者為好。間質之中還會出現肌成纖維細胞，此種細胞能限制腫瘤細胞活動和遏止腫瘤細胞侵入淋巴管和血管之內，可能對延緩腫瘤細胞浸潤和減少擴散發揮相當程度的功能。

小博士 解說

脂肪肉瘤（以黏液型為例）

原始間葉細胞至各個階段分化的脂肪母細胞，例如空泡狀、印戒狀、短梭形等；豐富分支狀微血管網「『雞爪』狀血管」；黏液狀基質。

腫瘤的特徵

1. 複製性增生，形成新生物，常表現為局部腫塊。

2. 自主性生長。

3. 基因的變異。

腫瘤性增生

大多為單複製性增生

腫瘤中所有瘤細胞均是一個突變細胞的後代

腫瘤性增生

肉眼	表現為局部腫塊
內視鏡下	單一成熟脂肪細胞所構成（單複製性）

腫瘤的一般形態和結構：從肉眼觀察

形狀	表現為局部腫塊
數目、大小	單一成熟脂肪細胞所構成（單複製性）
顏色	良性腫瘤的顏色一般與其正常起源組織接近，例如脂肪瘤為黃色，惡性腫瘤的切面大多為灰白色，例如肺癌。
質地	（1）腫瘤的種類：例如骨瘤質堅硬，而脂肪瘤質軟。 （2）實質與間質的比例：實質大於間質則較軟。 （3）繼發病變：壞死時變軟，鈣化時變硬。

腫瘤的組織結構

實質	（1）腫瘤細胞的總稱，是腫瘤的主要成分。 （2）決定腫瘤的生物學行為，用於識別腫瘤的組織來源。
間質	（1）主要是結締組織和血管。 （2）支持和營養腫瘤實質。 （3）與腫瘤的轉移有關。

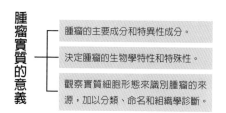

腫瘤實質的意義

- 腫瘤的主要成分和特異性成分。
- 決定腫瘤的生物學特性和特殊性。
- 觀察實質細胞形態來識別腫瘤的來源，加以分類、命名和組織學診斷。

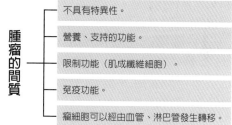

腫瘤的間質

- 不具有特異性。
- 營養、支持的功能。
- 限制功能（肌成纖維細胞）。
- 免疫功能。
- 瘤細胞可以經由血管、淋巴管發生轉移。

腫瘤性增生與非腫瘤性增生的區別

	非腫瘤性增生	腫瘤性增生
遺傳密碼改變	無	有
代謝、功能、形態	正常	異常
分化成熟能力	有	缺乏
原因消除之後生長	停止	繼續
與整體的協調性	協調	不
對身體的影響	修復	大

5-3 腫瘤的概念和特性（三）

（二）腫瘤的異型性

　　腫瘤組織在細胞形態和組織結構上，都與其起源的正常組織存在著不同程度的差異，這種差異稱為腫瘤的異型性（atypia）。腫瘤異型性的大小取決於腫瘤組織成熟程度（分化程度）。異型性較小者，則腫瘤組織分化程度較高，比較成熟，細胞形態和組織結構與起源的正常組織、細胞的形態相類似，反之，異型性大者則腫瘤組織的分化程度較低，不成熟者其形態與正常組織、細胞有明顯的差異。分化程度愈低，異型性愈大。異型性的大小是診斷良、惡性腫瘤的主要形態學根據。良性腫瘤異型性小，腫瘤細胞與其起源的正常細胞很相似，但是實質和間質在排列、組合上存在相當程度的差異。若來源於大腸黏膜的良性腫瘤，則腫瘤細胞的形態與正常大腸黏膜上皮很相似，但是形成的腺體大小不等、形態不一，排列有欠規則，實質、間質比例失調等。惡性腫瘤異型性大，除了腫瘤實質和間質在排列組合具有明顯差異之外，更為突出的是腫瘤細胞的異型性，表面為下列的特點：1. 腫瘤細胞的多形性，腫瘤細胞比正常細胞大，且大小不一，形態不一致，有時會出現腫瘤巨細胞。2. 核的多形性，腫瘤細胞核肥大，核質比例失調（正常為 $1:4 \sim 6$），核染色深，會出現巨核、雙核、多核或奇異核。核分裂像相當多見，並可以找到病理性核分裂像，例如不對稱性、多極性核分裂。病理性核分裂對診斷惡性腫瘤具有重要的意義。核染色質粗顆粒狀，不均勻；核膜增厚；核仁肥大，可以多個。3. 胞質的改變，腫瘤細胞胞質大多呈現嗜鹼性，是由於胞質內核蛋白體增多的原故。

（三）腫瘤的生長與擴散

　　1. 腫瘤的生長：

　　（1）腫瘤的生長速度：腫瘤的生長速度有極大的差別。一般而言，良性腫瘤由於分化程度較高、成熟程度較高，生長速度較緩慢，病史可以為數年甚或長達數十年。如果生長緩慢的良性腫瘤，在短期內生長速度突然加快，要高度警惕發生惡化的可能。惡性腫瘤分化程度低，成熟程度低，生長速度較快，短時間內會形成較大腫塊，並且常會因為血液、營養供應不足，易於發生壞死。

小博士 解說

1. 腫瘤的異型性：腫瘤組織無論在細胞形態上或組織結構上都與其起源的正常組織有不同的程度上的差異，這種差異稱之為異型性。
2. 腫瘤組織結構的異型性：主要指腫瘤細胞喪失了正常的排列規則或極性，以及與間質的關係紊亂等。
3. 腫瘤細胞的異型性：腫瘤細胞的多形性、核的多形性、胞漿的改變。
4. 腫瘤的生長速度：主要取決於腫瘤細胞的分化成熟程度，良性分化高→慢；惡性分化低→快：（1）生長分數（GF）；（2）腫瘤細胞的生成與失漏；（3）腫瘤血管形成（4）；腫瘤的演進與異質化。

腫瘤的異型性概念	分化（differentiation）	
腫瘤組織無論在細胞形態和組織結構上，都與其發源的正常組織有不同程度的差異。	胚胎學術語	意指（原始）細胞從幼稚向成熟的發育演變過程。
反映腫瘤組織的成熟程度。	病理學術語	腫瘤細胞與其起源的正常細胞（在形態、結構、機能上）的相似程度，即所謂的成熟程度。

間變（anaplasia）

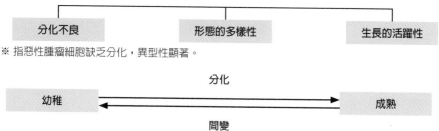

| 分化不良 | 形態的多樣性 | 生長的活躍性 |

※ 指惡性腫瘤細胞缺乏分化，異型性顯著。

分化

| 幼稚 | ⟷ | 成熟 |

間變

腫瘤細胞的異型性

正常細胞的特點	腫瘤細胞的異型性：核：漿 =1：4-6，有極性，同類細胞的大小、形態一致，染色正常、均勻。
惡性細胞的特點	（1）細胞的多形性：大小不一，形態並不規則。 （2）核的多形性：核增大，核：漿增加，甚至。近於 1：1，核大小、形狀、染色不一，可以見到巨核、多核、奇異核染色不勻，常會深染，核膜厚核仁增多、大極性消失，核分裂增多，可以見到病理性的核分裂。 （3）細胞漿常呈現嗜鹼性或胞漿內有異常產物或分泌物。 （4）超微結構的改變：尚未發現可以區別良惡性腫瘤的特殊性超微結構改變。

腫瘤組織結構的異型性

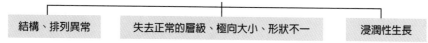

| 結構、排列異常 | 失去正常的層級、極向大小、形狀不一 | 浸潤性生長 |

腫瘤異型性，分化的概念和意義

腫瘤異型性	腫瘤組織在細胞形態和組織結構上與其來源的正常組織有不同程度的差異（差異性）。
腫瘤分化	腫瘤細胞在形態學上與其來源的正常細胞的相似程度（相似性）。
異型性、分化程度與惡性程度的關係	異型性小：分化程度高、惡性度低。 異型性大：分化程度低、惡性度高，異型性與分化程度是一對相反的概念。
異型性的意義	確定腫瘤良、惡性之主要的組織學依據。

5-4 腫瘤的概念和特性（四）

（2）腫瘤的生長方式：（a）膨脹性生長：生長方式大多數為良性腫瘤。此種生長的方式如同吹氣球狀逐漸增大，不會侵襲周圍的組織，而將周圍組織推開或擠壓，因而形成完整的包膜，與周圍組織分界清楚。臨床檢查時可以推動，容易手術切除，在切除之後也不易復發。瘤體在組織內逐漸增大，推擠周圍正常組織，呈現結節或分葉狀，界清，常有完整包膜。（b）浸潤性生長：生長方式大多數為惡性腫瘤。腫瘤細胞沿著周圍組織間隙、血管或淋巴管內侵入，宛如樹根長入泥土一樣，侵襲並破壞周圍的組織，因而沒有完整包膜，與鄰近組織分界有欠清楚。在臨床檢查時腫瘤移動性較差或固定，手術切除範圍廣泛，且不易切除乾淨，術後常易於復發。浸潤性生長是惡性腫瘤的生物學特性，也是轉移和復發的基礎。（c）外生性生長：發生在體表、體腔表面和有腔器官表面的腫瘤，常向表面生長，形成乳頭狀、息肉狀、菜花狀和蕈狀的外形。良性腫瘤大多為單純的外生性生長，惡性腫瘤在外生性生長的同時向深部或周圍組織浸潤性生長。良性、惡性均可。

2. 腫瘤的擴散：惡性腫瘤重要的生物學特徵之一就是擴散，擴散的方式有直接蔓延和轉移。侵襲和轉移是惡性腫瘤最重要的生物學特性。

（1）直接蔓延：惡性腫瘤細胞由原發部位像藤蔓一樣，連續不斷向周圍組織伸延，即廣泛浸潤性生長。沿著組織間隙、血管、淋巴管或神經束侵入，並破壞鄰近組織或器官，且繼續生長，稱為直接蔓延。例如乳腺癌可以蔓延到乳房脂肪組織、胸肌和胸壁深筋膜。直接蔓延的適用範圍：具有浸潤性生長的惡性腫瘤；判斷標準：腫瘤組織從原發部位所在的器官/組織延伸至鄰近正常器官或組織，腫瘤組織是透過連續不斷地侵入並繼續生長（非間斷性，也不是透過轉移性）。（2）轉移（Metastasis）：腫瘤細胞從原發部位侵入淋巴管、血管或體腔，到達到他處並繼續生長，形成與原發瘤性質相同的新腫瘤的過程，稱為轉移。所形成的新腫瘤稱為轉移瘤。常見的轉移途徑有：（a）淋巴管轉移：癌大多經由淋巴管轉移。一般規律為多順流少逆流。在癌細胞侵入淋巴管內之後，隨著淋巴液引流到達局部淋巴結，腫瘤細胞達到局部淋巴結後，先聚集於邊緣竇，繼續生長繁殖，然後波及整個淋巴結，使受波及的淋巴結腫大、變硬、黏連。局部淋巴結轉移瘤形成後，腫瘤細胞可以再經由輸出淋巴管到達另一組淋巴結形成轉移瘤。例如胃癌常先轉移至附近的胃小彎淋巴結，進一步轉移到較遠處的主動脈旁及肝門淋巴結，晚期經由胸導管轉移到更遠的鎖骨上淋巴結。轉移是惡性腫瘤最本質的表現；浸潤是轉移的基礎。肉眼觀察的特點為淋巴結腫大、黏連、固定、灰白。原發部位和遠隔器官的共同點為：遠隔器官病灶的內視鏡下特點均與相應的原發部位的腫瘤相類似；不同點：腫瘤從原發部位至遠隔器官形成病灶，途徑不一致。

小博士 解說
瘤細胞的生成與失漏
　1. 腫瘤生長＝生成-失漏；失漏為凋亡，壞死。
　2. 直接蔓延的定義：惡性腫瘤連續不斷地侵入，破壞鄰近正常器官或組織並繼續生長。

外生性生長

發生的部位	體表、體腔、管道、器官表面。
生長的方向	向表面生長。
腫瘤的形態	乳頭狀、息肉狀、薑傘狀或菜花狀。
良性腫瘤	外生性（僅向表面生長）。
惡性腫瘤	外生性＋浸潤性生長。

自主性生長（與非腫瘤性增生有本質性的不同）

與身體不協調地相對無限制性生長。
致瘤因素停止之後，仍然繼續生長。

腫瘤的生長與擴散

腫瘤生長的生物學	生長的動力學：腫瘤細胞倍增時間、生長的分數、腫瘤細胞的生成和失漏。
腫瘤血管形成	惡性腫瘤誘導血管形成，相關因子 –VEGF、b-FGF 等，抑制血管形成是腫瘤治療的一個新途徑。
腫瘤的演進和異質化	單複製性增生，惡性腫瘤越來越具有侵襲性的現象稱為演進（progression），腫瘤細胞產生不同的次級複製的過程稱為異質化（heterogeneity），逃避身體的免疫監視。

腫瘤的生長方式與生長速度

腫瘤的生長速度	良性腫瘤生長緩慢，如果短期內生長速度加快，懷疑惡變，惡性腫瘤生長速度較快，同時易於發生出血、壞死等繼發性改變。
腫瘤的生長方式	（1）膨脹性生長：大多數良性腫瘤的生長方式；生長緩慢，無侵襲性；周圍有完整的包膜，分界清楚；局部阻塞、擠壓組織或器官；一般不會明顯地破壞器官的結構和功能。 （2）外生性生長：常見於體表、體腔表面或管道器官表面；良性和惡性腫瘤均會發生；惡性腫瘤易形成惡性潰瘍。 （3）浸潤性生長：大多數惡性腫瘤的生長方式；浸潤、破壞周圍的組織；無包膜、並無明顯的分界；在手術切除時，應擴大範圍。

腫瘤的擴散

直接蔓延	直接侵入、破壞周圍的正常組織。
轉移	腫瘤細胞從原發部位侵入淋巴管、血管或體腔，遷徙到他處繼續生長，形成與原發腫瘤同樣類型之腫瘤的過程。只有惡性腫瘤才會發生轉移。

轉移與直接蔓延的區別

轉移	直接蔓延
局部浸潤	局部浸潤
播散，停留	
實質轉移，間質不轉移	連續不斷生長
在遠隔處繼續生長形成轉移瘤	在鄰近器官／組織繼續生長

淋巴管轉移：一般隨著淋巴流向轉移

腫瘤細胞侵入淋巴管，進入局部淋巴結，此時淋巴結腫大、質地變硬，呈現灰白色。
進入下一級淋巴結，也會跳躍轉移。
最後進入血管，發生血管的轉移。

5-5 腫瘤的概念和特性（五）

（b）血管轉移：肉瘤比較多見、癌晚期常見、轉移的常見部位（肺和肝）。腫瘤細胞侵入微血管或小靜脈後，形成瘤栓，會隨著血流運行到達其他器官或組織，穿過血管壁，繼續生長繁殖，形成轉移瘤。肉瘤、肝癌、肺癌和絨毛膜上皮癌易經血管轉移。血管轉移到何種器官與血流方向有關。侵入到體循環靜脈的腫瘤細胞，大多在肺內形成轉移瘤；侵入門靜脈系統的腫瘤細胞，首先轉移至肝內。血管轉移雖然可以見於很多器官，但是最常見的是肺，其次是肝。（c）種植性轉移：體腔內器官的惡性腫瘤蔓延至器官表面時，腫瘤細胞脫落並像播種一樣，散落在其他器官表面繼續生長，形成數個、數十個乃至數百個轉移瘤。例如卵巢癌，可以種植到腸、腸繫膜、膀胱、子宮等處。轉移瘤肉眼觀察的特點為多發，散布，界限清楚，位於器官表面；癌臍：器官表面轉移瘤結節，中央出血壞死，下陷。器官傾向性（「種子和土壤」學說）：肺癌（腎上腺，腦）、甲狀腺癌（腎癌，前列腺癌，骨癌）、乳腺癌（肺，肝，骨，卵巢，腎上腺）。

（四）腫瘤對身體的影響

1. 良性腫瘤對身體的影響：良性腫瘤因為生長緩慢，不浸潤，不轉移，故對身體影響較小，主要是局部壓迫和阻塞。例如體表良性腫瘤一般對身體並無重要的影響。但是腸道良性腫瘤引起腸腔狹窄或梗塞、顱內的良性腫瘤，會壓迫腦組織、阻塞腦脊液循環引起顱內高壓，後果是嚴重的。內分泌腺的良性腫瘤往往引起某一種激素分泌過多而出現相應的表現，例如腦下垂體嗜酸性細胞瘤會引起巨人症。

2. 惡性腫瘤對身體的影響：惡性腫瘤除引起局部組織壓迫和阻塞之外，還會因為主浸潤性生長破壞器官的結構和影響其功能。浸潤和壓迫神經引起頑固性疼痛。有的腫瘤常發生壞死，造成潰瘍、出血。腫瘤產物或合併腫瘤感染可引起發熱。晚期惡性腫瘤往往會發生惡病質。惡病質是指身體嚴重消瘦、貧血及衰竭狀態。

（五）良性腫瘤與惡性腫瘤的區別

區別腫瘤的良、惡性具有很重要的臨床價值。它是選擇腫瘤治療方案的重要依據，對患者的治療效果和預後判斷具有重要的實際意義。如果把良性腫瘤誤診為惡性腫瘤，必然要做一些不恰當的治療，將給病人帶來不應有的精神、經濟負擔和身體的傷害。反之，將惡性腫瘤誤診為良性腫瘤，就會耽誤治療時機，或者治療不徹底導致再發、轉移。良性與惡性腫瘤的區別列表如右頁所示。

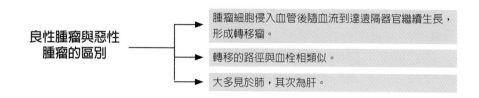

良性腫瘤與惡性
腫瘤的區別

> 腫瘤細胞侵入血管後隨血流到達遠隔器官繼續生長，形成轉移瘤。

> 轉移的路徑與血栓相類似。

> 大多見於肺，其次為肝。

血管的轉移

	良性腫瘤	惡性腫瘤
分化程度	分化成熟，異型性小，與起源組織相似，核分裂像較少或沒有。	分化不成熟，異型性大，與起源組織不相似，核分裂像較為多見，會常見病理性核分裂像。
生長速度	緩慢	較快
生成方式	膨脹性生長或外生性生長，前者常有包膜，分界清楚，可推動。	浸潤性生長或外生性生長，無包膜，邊界不清楚，多數不能推動。
繼發性改變	較少發生壞死，出血。	常會發生壞死，出血，潰瘍。
轉移	不轉移	常會有轉移
復發	很少再發	易於再發
對身體影響	較小，主要為局部壓迫或阻塞。	較大，除壓迫或阻塞外，還破壞組織器官，併發出血、感染，晚期出現惡病質。

※ 血管轉移瘤的形態特點：邊界清楚、邊緣性、散在性、多發性。

✛知識補充站

　1. 種植性轉移：種植性轉移是指體腔內器官的腫瘤侵至器官表面之後脫落，像播種一樣種植於體腔內各個器官表面，形成多數轉移瘤，常見於腹腔器官的腫瘤。例如胃癌種植轉移到卵巢稱為 Krukenberg 瘤。

　2. 良性腫瘤與惡性腫瘤間有時並沒有絕對的界限，病理學上將組織形態介於二者之間的腫瘤，稱為交界性腫瘤（borderline tumor），例如膀胱乳頭狀瘤，卵巢黏液性囊腺瘤。它們會有上皮增生，並有一定的異型性，但並無間質浸潤。這類腫瘤有惡變傾向。有的良性腫瘤如治療不及時，會轉變為惡性。生長在顱內的良性腫瘤對身體危害較大。而有些惡性腫瘤很少發生轉移，例如基底細胞癌。個別惡性腫瘤在相當的條件下會停止生長，甚至完全消退。

5-6 **腫瘤的命名**

身體的任何組織幾乎都可能發生腫瘤，因此，對腫瘤的命名和分類很重要。

一、腫瘤的命名原則

腫瘤的命名原則一般根據腫瘤組織的來源和腫瘤的性質來命名。

（一）良性腫瘤的命名

良性腫瘤的命名通常在起源組織之後加上「瘤」字。例如來源於腺上皮的良性腫瘤稱為腺瘤；來源脂肪組織的良性腫瘤稱為脂肪瘤。也可以整合腫瘤形態特點來命名，例如某些組織腫瘤呈現乳頭狀生長稱為乳頭狀瘤。

（二）惡性腫瘤的命名

1. 起源於上皮組織的惡性腫瘤統稱為「癌（carcinoma）」。例如起源於鱗狀上皮的惡性腫瘤稱為鱗狀細胞癌；起源於腺上皮的惡性腫瘤，稱為腺癌。

2. 起源於間葉組織的惡性腫瘤稱為「肉瘤（sarcoma）」。例如纖維肉瘤、骨肉瘤、脂肪肉瘤等。少數腫瘤中既有癌組織成分又有肉瘤的成分，稱為「癌肉瘤（carcinosarcoma）」。

3. 其他的命名方式

（1）起源於幼稚組織及神經組織的腫瘤稱為「母細胞瘤」，多數為惡性腫瘤，如神經母細胞瘤、腎母細胞瘤。少數為良性腫瘤，如骨母細胞瘤、脂肪母細胞。

（2）以人名來命名的惡性腫瘤，例如尤文瘤（Ewing）、霍奇金（Hodgkin）淋巴瘤。

（3）採用習慣名稱，以「病」或「瘤」來稱呼，例如白血病、精原細胞瘤。

（4）按腫瘤細胞形態命名，例如肺燕麥細胞癌、印戒細胞癌、透明細胞肉瘤。

4. 轉移瘤的命名

在轉移部位後加「轉移性」，再加原發瘤的命名，例如，肺轉移性絨毛膜癌等。在此應當指出，「癌」與「癌症（cancer）」是兩個不同概念，癌是指起源於上皮組織的惡性腫瘤，一般人所說的癌症是泛指所有的惡性腫瘤。

小博士解說

腫瘤一般根據其組織來源（分化方向）和生物學行為來命名。良性腫瘤在其來源組織名稱之後加「瘤（oma）」字。來源於上皮組織的惡性腫瘤統稱為癌，在命名時在其來源組織名稱之後加「癌」字。

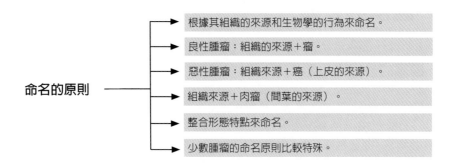

命名的原則

- 根據其組織的來源和生物學的行為來命名。
- 良性腫瘤：組織的來源＋瘤。
- 惡性腫瘤：組織來源＋癌（上皮的來源）。
- 組織來源＋肉瘤（間葉的來源）。
- 整合形態特點來命名。
- 少數腫瘤的命名原則比較特殊。

良性腫瘤的命名

一般的原則	組織起源＋「瘤」：例如腺瘤、纖維瘤、脂肪瘤、血管瘤等。
整合腫瘤的形態特點	例如乳頭狀瘤等。

惡性腫瘤的命名

癌	上皮組織來源的惡性腫瘤；組織起源＋「癌」；鱗狀細胞癌、腺癌。
肉瘤	間葉組織來源的惡性腫瘤；組織起源＋「肉瘤」；纖維肉瘤、脂肪肉瘤、平滑肌肉瘤。
癌肉瘤	「癌」＋「肉瘤」。
癌症	泛指所有的惡性腫瘤。

腫瘤的特殊命名

母細胞瘤	來源於幼稚組織；（1）惡性：視網膜母細胞瘤，髓母細胞瘤，腎母細胞；（2）良性：骨母細胞瘤，軟骨母細胞瘤，脂肪母細胞瘤。
在腫瘤名稱前冠以「惡性」	惡性畸胎瘤，惡性腦膜瘤，惡性神經鞘瘤
以人名或「病」命名的惡性腫瘤	霍奇金淋巴瘤，尤文氏肉瘤，白血病
以「瘤」字結尾的惡性腫瘤	淋巴瘤，黑色素瘤，精原細胞瘤

5-7 腫瘤的分類（一）

身體的任何組織幾乎都可能發生腫瘤，因此，對腫瘤的分類很重要。

一、腫瘤的分級與分期

腫瘤的分級（grading）與分期（staging）一般都用於惡性腫瘤。分級是病理學概念，根據惡性腫瘤的分化程度之高低、異型性的大小和核分裂像的多少來確定其惡性程度的級別。目前大多採用三級分類法：Ⅰ級為分化較好，屬於低度惡性；Ⅱ級為分化中等，屬於中度惡性。Ⅲ級為低分化，屬於高度惡性。分期為臨床概念。根據原發瘤的大小、浸潤的範圍和有無淋巴管、血管轉移來確定腫瘤的療程。大多採用腫瘤、淋巴結及轉移分期系統（tumor node metastasis, TNM）。T 指腫瘤的原發灶大小和浸潤的深度及廣度，依次使用 T1 ～ T4 來表示；N 是指淋巴結有無轉移的狀況而定，無淋巴結轉移使用 N0 來表示，隨著局部淋巴結和遠處淋巴結的轉移分別使用 N1 ～ N3 來表示；M 指血管轉移，無血管轉移使用 M0 來表示，有血管轉移使用 M1 ～ M2 來表示轉移程度。使用腫瘤的分級來確定惡性腫瘤的分化高低、惡性程度；腫瘤的分期則明示腫瘤病程的早、晚期，分級與分期對臨床醫師確定治療方案和估計預後有相當程度的參考價值。

二、常見腫瘤的病變特點

（一）起源於上皮組織的腫瘤

1. 良性腫瘤

　（1）乳頭狀瘤（papilloma）：由被覆上皮發生，常見於皮膚、喉、外耳道、陰莖、膀胱等處。肉眼觀察呈現外生性生長，形成手指狀或乳頭狀突起，並會呈現菜花狀或絨毛狀外觀，基底部常較纖細與正常組織相連。在內視鏡下觀察：每一個乳頭中心為纖維血管軸，其表面為被覆分化良好的上皮細胞。膀胱、外耳道及陰莖的乳頭狀瘤易發生癌變。

　（2）腺瘤（adenoma）：起源於腺體、導管或分泌腺上皮的良性腫瘤。好發於甲狀腺、乳腺、卵巢、涎腺和腸等處。肉眼觀察，不同部位，肉眼形態並不一致；器官的腺瘤呈現結節狀，常會有完整的包膜，黏膜腺的腺瘤大多呈現息肉狀。甲狀腺、乳腺、涎腺等器官：結節狀，常有完整包膜；卵巢：囊狀，切面有囊腔。在內視鏡下觀察，表面增生的被覆上皮內為血管纖維結締軸心；腫瘤細胞分化良好，腫瘤細胞構成的腺體與其起源腺體不同之處在於腺體大小不一，形態並不規則，排列疏密並不一致。

分級

I 級	高度分化，低惡
II 級	中度分化，中惡
III 級	低度分化，高惡

根據腫瘤分化程度的高低、異型性的大小及核分裂數的多少來確定惡性程度的級別。

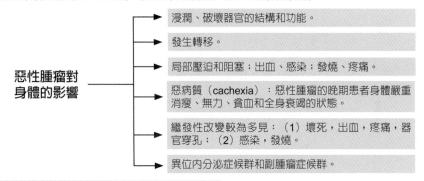

惡性腫瘤對身體的影響
- 浸潤、破壞器官的結構和功能。
- 發生轉移。
- 局部壓迫和阻塞；出血、感染；發燒、疼痛。
- 惡病質（cachexia）：惡性腫瘤的晚期患者身體嚴重消瘦、無力、貧血和全身衰竭的狀態。
- 繼發性改變較為多見：（1）壞死，出血，疼痛，器官穿孔；（2）感染，發燒。
- 異位內分泌症候群和副腫瘤症候群。

良性腫瘤對身體的影響

一般對身體的影響較小。
局部壓迫與阻塞症狀：主要影響程度與部位有關。
繼發性的改變：較少出血、感染和內分泌失調。
激素增多的症狀。

惡性腫瘤在身體所引起的繼發病變

導致內分泌功能的紊亂，引起異位內分泌症候群。
APUD 系統的腫瘤也會引起內分泌紊亂。
副腫瘤症候群：可能是一些隱匿的惡性腫瘤的早期表現，具有較大的臨床價值。

腫瘤對身體的影響

良性腫瘤	分化成熟、生長緩慢，無浸潤和轉移，對身體的影響較小。
惡性腫瘤	分化不成熟、生長較快，有浸潤和轉移，對身體的影響較大。

腺瘤分類（形態特點或組成的成分）

囊腺瘤（形態）	卵巢
息肉狀腺瘤（形態）	腸
纖維腺瘤（成分）	乳腺
多形腺瘤（成分）	涎腺

＋知識補充站

1. 分級：是依據腫瘤的形態表現（腫瘤細胞分化、核分裂的數目）來表示腫瘤的惡性程度，一般依據間變程度輕重分為 I、II、III、IV 級（或高度分化、中度分化、低度分化及未分化）。

2. 腫瘤的分級：Grade Definition（腫瘤分級）：Well differentiated（高度分化）、II Moderately differentiated（中度分化）、III Poorly differentiated（低度分化）。

3. 分期：是證實惡性瘤的進展狀態；其原則是：原發瘤大小、浸潤深度、範圍、是否會波及鄰近的器官；有無局部和遠處淋巴結轉移；有無血源性或其他遠處的轉移。目前採用 TNM 分期系統。

5-8 腫瘤的分類（二）

根據形態的特點可以分為：（a）囊腺瘤，因為腫瘤細胞分泌物積蓄在腺腔之內，使腺腔擴大呈現囊狀。（b）纖維腺瘤，除了腺上皮增生形成腺體之外，同時會伴隨著纖維組織大量增生。（c）多形性腺瘤，腫瘤組織由腺組織、黏液狀及軟骨狀組織等多種成分所構成。

2. 惡性腫瘤

（1）鱗狀細胞癌（spuamous cell carcinoma）：起源於鱗狀上皮或鱗狀上皮化生的組織。例如皮膚、口腔、食道、唇、子宮頸、陰道、陰莖或支氣管鱗狀上皮化生部位等。肉眼觀察，菜花狀或潰瘍狀。在內視鏡下觀察，根據分化程度可以分為三級，鱗癌I級：癌巢清楚（癌巢即癌細胞呈現團塊狀或條索排列的結構）。癌細胞間可以見到細胞間橋，中央常會出現同心圓狀的角化珠（癌珠）。鱗癌III級：癌細胞異型性明顯，無角化珠，甚至無細胞間橋。鱗癌II級，形態改變介於I級和III級之間。

（2）基底細胞癌（basal cell carcinoma）：起源於基底細胞。大多見於老年人的面頰部，癌細胞構成大小不等的癌巢，癌巢邊緣的癌細胞呈現高柱狀、柵欄狀排列，其他癌細胞為短梭形或卵圓形，基底細胞癌生長緩慢，很少發生轉移，在臨床上呈現低度惡性經過。常會形成不規則性的潰瘍。

（3）腺上皮癌：起源於腺上皮的惡性腫瘤。大多發生在胃、腸、乳腺、子宮內膜、甲腺等處。肉眼觀察，息肉狀、結節狀或潰瘍狀。根據分化程度和形態結構可以分為：（a）腺癌（adenocarcinoma）：來自於腺體、導管或分泌上皮的惡性腫瘤；部位：胃腸、膽囊、子宮體等。分化較好，癌細胞構成大小不等；形狀不一的腺體狀結構，癌細胞多層排列、極性紊亂。肉眼觀察：菜花狀、結節狀壞死或潰瘍。內視鏡下：大小和形狀不一，排列不規則的腺狀結構；癌細胞異型性明顯，多層排列。腺癌可分為三類（形態結構和分化程度）：管狀或乳頭狀腺癌（高度分化）、實性癌（低度分化）及黏液癌（黏液腺癌（黏液湖）、印戒細胞癌（黏液湖，印戒細胞））。（b）實性癌（solid carinoma）或單純癌（carcinoma simplex），為低度分化腺癌，癌細胞不構成腺體結構，而形成實體性團塊狀或條索狀癌巢，異型性明顯。如果癌巢小而少、間質大多稱為硬癌（scirrhous carcinoma）。癌巢較大而多、間質少則稱為髓狀癌（medullary carcinoma）。（c）黏液癌（mucoid carcinoma）癌細胞內有黏液聚積，將核擠向一側，使該細胞形似戒指，稱印戒細胞（signet-ring cell）。印戒細胞分泌黏液逐漸聚積在腺腔內，形成黏液池。肉眼觀察癌組織灰白半透明的膠凍狀，故又稱為膠狀癌（colloid carcinome）。當印戒細胞為主要成分呈現廣泛性浸潤時，則稱為印戒細胞癌。

小博士解說

1. 良性腫瘤和惡性腫瘤的區別：明顯不同、正確區別、嚴格診斷、防止誤診。
2. 腫瘤的分類通常是以它的組織發生為依據。每一類又按照其分化成熟程度及對身體的影響的不同，可以分為良性腫瘤與惡性腫瘤兩大類。

鱗狀細胞癌（鱗癌）

來自鱗狀上皮的惡性腫瘤。

部位：（1）皮膚及鱗狀上皮被覆黏膜的部位：皮膚、唇、喉、子宮頸、食道；（2）有鱗狀上皮化生的其他非鱗狀上皮覆蓋的部位：支氣管、膽囊、腎盂等。

鱗狀細胞癌（鱗癌）

肉眼觀察	菜花狀等，常有繼發改變。
生長的方式	外生＋浸潤。
內視鏡下觀察	癌巢、細胞間橋、角化珠。

鱗狀細胞癌（鱗癌）的分級

高度分化	癌巢，細胞間橋和角化珠相當明顯。
中度分化	介於高度、低度分化之間。
低度分化	細胞之間橋和角化珠並不明顯。

鱗狀細胞癌（鱗癌）的分類

癌巢癌細胞呈現巢狀分布；實間質界清楚。
角化珠癌巢中央出現層狀的角化物。
細胞間橋

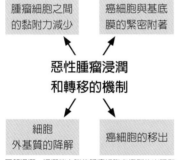

局部浸潤：浸潤能力強的腫瘤細胞次複製的出現和腫瘤內血管形成發揮重要的功能

腫瘤的分類

原則：以組織發生為依據、根據分化成熟的程度、對身體的影響。
常見腫瘤的分類和命名
上皮組織來源的腫瘤、間葉組織來源的腫瘤、淋巴造血組織來源的腫瘤、神經組織來源的腫瘤、其他腫瘤。

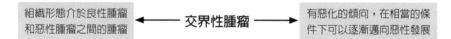

惡性腫瘤的浸潤和轉移機制：局部浸潤的過程

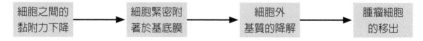

血管播散

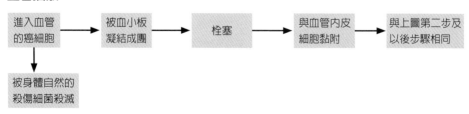

5-9 **腫瘤的分類（三）**

（二）間葉組織腫瘤

1. 良性腫瘤

（1）纖維瘤（fibroma）：起源於纖維組織。常發生在四肢及軀幹的皮下。從肉眼觀察為結節狀，有包膜，切面灰白，並見到縱橫交錯編織狀條紋。內視鏡下觀察，腫瘤細胞由纖維細胞和腫瘤細胞之間的膠原纖維所構成，膠原纖維呈現束狀，互相編織。

（2）脂肪瘤（lipoma）：起源於脂肪組織，是最常見的一種良性腫瘤，常發生在頸、肩背部的皮下。外觀大多呈現分葉狀、有包膜，酷似正常脂肪組織。內視鏡下腫瘤細胞與正常脂肪細胞相差無幾，主要區別在於腫瘤組織有分葉，而間葉由纖維組織分隔。在內視鏡下：成熟的脂肪細胞，周圍見到纖維包膜。

（3）平滑肌瘤（leiomyoma）：起源於平滑肌組織。最多見於子宮，其次為胃腸道平滑肌。肉眼觀察呈現結節狀，可以單發，亦可以多發，邊界相當清楚，切面灰紅色，編織狀條紋，在內視鏡下，其特點由分化成熟的平滑肌細胞所構成，腫瘤細胞排列呈現束狀或柵狀。

（4）脈管瘤：可以分為血管瘤（hemangiome）及淋巴管瘤（lymphangiome）兩類，其中以血管瘤最為常見，血管瘤好發於皮膚、皮下、肌肉和肝、脾等處。從肉眼觀察，無包膜，邊界不清楚，呈現浸潤性生長，鮮紅色或紫紅色。皮膚或黏膜血管瘤呈現斑塊狀，內臟血管瘤大多呈現結節狀。在內視鏡下觀察，可以分為微血管瘤（增生的微血管構成）、海綿狀血管瘤（大小不等的血竇形成）及混合型血管瘤（二種成分並存）。淋巴管瘤由增生的淋巴管所構成，內含淋巴液。

2. 惡性腫瘤

（1）纖維肉瘤（fibrosarcoma）：起源於纖維組織。為肉瘤中最常見的一種，發生部位與纖維瘤相似。手術切除後肉眼見呈現結節狀，切面粉紅色，質地均勻，魚肉狀外觀。在內視鏡下的特點為腫瘤細胞是由大小不等的梭形細胞、短梭形細胞或卵圓細胞所構成，核也會呈現多形性。腫瘤細胞也會產生多少不等的膠原纖維。

（2）脂肪肉瘤（liposarcoma）：起源於原始間葉組織，極少由皮下脂肪層發生或由脂肪瘤惡變而來。從肉眼觀察，大多為分葉狀，也可以為膠凍狀或魚肉狀外觀，有假包膜。在內視鏡下觀察，腫瘤細胞形態多樣化，可以見到分化差的星形、梭形、小圓形或多形性脂肪母細胞、胞質內有多少不等的脂肪滴，也可以見到分化成熟的脂肪細胞。可以分為分化成熟型脂肪肉瘤、黏液型脂肪肉瘤、圓形細胞型脂肪肉瘤和多形性脂肪肉瘤。

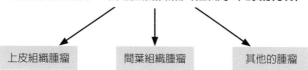

常見腫瘤範例：常見腫瘤按照其組織學來源的分類

上皮組織腫瘤　　間葉組織腫瘤　　其他的腫瘤

交界性腫瘤

概念	組織形態和生物學行為介於良、惡性腫瘤之間的腫瘤。
常見的疾病	卵巢交界性腫瘤（漿液性，黏液性）。
臨床的意義	易於再發會導致惡變；要加強訪視。

惡變

定義	某些良性腫瘤可以轉變為惡性腫瘤。
範例	結腸息肉狀腺瘤（家族性）；外耳道，陰莖，膀胱乳頭狀瘤；涎腺多形性腺瘤；卵巢囊腺瘤。
意義	對有癌變潛能的良性腫瘤應提早治療。

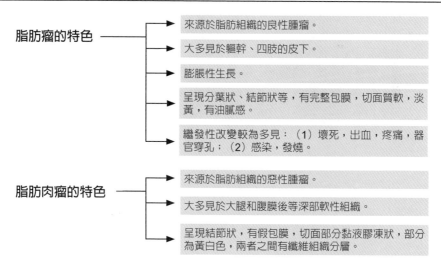

脂肪瘤的特色
- 來源於脂肪組織的良性腫瘤。
- 大多見於軀幹、四肢的皮下。
- 膨脹性生長。
- 呈現分葉狀、結節狀等，有完整包膜，切面質軟，淡黃，有油膩感。
- 繼發性改變較為多見：（1）壞死，出血，疼痛，器官穿孔；（2）感染，發燒。

脂肪肉瘤的特色
- 來源於脂肪組織的惡性腫瘤。
- 大多見於大腿和腹膜後等深部軟性組織。
- 呈現結節狀，有假包膜，切面部分黏液膠凍狀，部分為黃白色，兩者之間有纖維組織分層。

＋知識補充站

脂肪肉瘤（以黏液型為例）

原始間葉細胞至各個階段分化的脂肪母細胞，例如空泡狀、印戒狀、短梭形等；豐富分支狀微血管網「『雞爪』狀血管」；黏液狀基質。

5-10 **腫瘤的分類（四）**

（3）骨肉瘤（osteosarcoma）：為骨組織中最常見、惡性程度最高的一種腫瘤。常見於青少年。好發於四肢長骨，尤以股骨下端和脛骨上端最多。從肉眼觀察為梭形腫塊，切面灰白色或灰紅色，魚肉狀。從內視鏡下觀察，腫瘤細胞呈現圓形、梭形或多角形，異型性明顯，腫瘤細胞會形成腫瘤性骨狀組織或骨組織，是診斷骨肉瘤最重要的組織學依據。腫瘤組織侵犯破壞骨皮質，將骨膜掀起，在腫瘤上、下端和掀起的骨膜之間形成三角形隆起，在 X 光上稱為 Codman 三角。由於骨膜掀起，在骨膜和骨皮質之間形成與骨長軸垂直的放射狀反應性增生的骨組織，X 光上顯示日光放射狀陰影，上述 X 光所顯示的特徵，對骨肉瘤的診斷具有重要的價值。

綜合上面所述，癌與肉瘤均為惡性腫瘤，由於來源的組織，臨床與病理變化有所不同。正確掌握癌與肉瘤的特點，對診斷和治療均有實際的價值。

（三）其他的組織腫瘤

惡性淋巴瘤（malignant lymphoma）：起源於淋巴結和淋巴結以外的淋巴組織的惡性腫瘤。是青少年最常見的惡性腫瘤之一。

霍奇金淋巴瘤（Hodgkin's lymphoma, HL）：其特點為：

1. 從一個或一組淋巴結開始，逐漸由原發部位向遠處淋巴結擴散。
2. 瘤細胞形態多樣化，其中有一獨特的腫瘤巨細胞稱為 Reed-sternberg 細胞（R-S 細胞），R-S 細胞體積較大，胞質豐富，嗜酸性或嗜鹼性、核圓形或橢圓形、雙核或多核、核膜厚，中央有一個紅染較大的核仁。雙核的 R-S 細胞，形如鏡中之影，故稱為鏡影細胞（mirror image cell），具有診斷的價值。
3. 腫瘤組織內還伴隨多少不等的淋巴細胞、漿細胞、中性粒細胞、嗜酸性粒細胞、組織細胞浸潤及纖維組織增生。

癌與肉瘤的區別

	癌	肉瘤
組織的來源	上皮組織	間葉組織
發病率	較高，大約為肉瘤的 9 倍	較低
發病的年齡	大多發生在 40 歲以上的成人	大多發生於青少年
大體的特點	灰白色，質較硬、乾燥、顆粒狀	灰紅色、質較軟、濕潤、魚肉狀
組織學的特點	癌細胞聚集成巢，實質與間質分界清楚，間質血管較少	肉瘤細胞彌散分布，不成巢狀，實質與間質分界不清，間質內血管豐富
網狀纖維	單一癌細胞之間大多無網狀纖維	肉瘤細胞間大多有網狀纖維產生
轉移	大多經由淋巴管轉移	大多經由血管來轉移

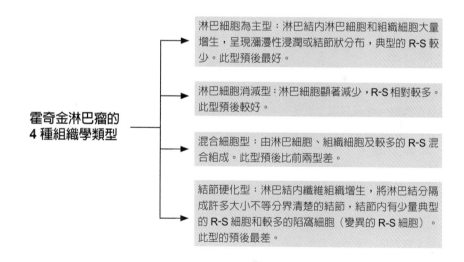

霍奇金淋巴瘤的 4 種組織學類型

淋巴細胞為主型：淋巴結內淋巴細胞和組織細胞大量增生，呈現瀰漫性浸潤或結節狀分布，典型的 R-S 較少。此型預後最好。

淋巴細胞消減型：淋巴細胞顯著減少，R-S 相對較多。此型預後較好。

混合細胞型：由淋巴細胞、組織細胞及較多的 R-S 混合組成。此型預後比前兩型差。

結節硬化型：淋巴結內纖維組織增生，將淋巴結分隔成許多大小不等分界清楚的結節，結節內有少量典型的 R-S 細胞和較多的陷窩細胞（變異的 R-S 細胞）。此型的預後最差。

✚知識補充站

其他的組織腫瘤

　　非霍奇金淋巴瘤（non-Hodgkin's lymphoma, NHL）：非霍奇金淋巴瘤瘤細胞形態單一，以一種細胞類型為主，根據其來源可以分為 B 細胞、T 細胞和組織細胞型三大類及不同子型。

5-11 癌前病變與原位癌

一、癌前病變

　　癌前病變（precancerous lesions）是指某些具有癌變潛在可能性的良性病變，若經久不癒，則有可能轉變成癌。及時治療癌前病變，對減少腫瘤的發生率具有重要的實際意義。

　　臨床上常見的癌前病變有：黏膜白斑伴隨著上皮非典型增生、子宮頸糜爛伴隨著上皮非典型增生、乳腺囊性增生病伴隨著導管上皮非典型增生，結腸腺瘤狀息肉病、慢性萎縮性胃炎及胃潰瘍伴隨著腸化及非典型增生、皮膚慢性潰瘍伴隨著上皮非典型增生、交界痣、慢性潰瘍性結腸炎、結腸、直腸息肉狀腺瘤及肝硬化等。上述與癌有密切關係的疾病稱為癌前疾病，這些癌前疾病大多透過上皮非典型增生而發生癌變。上皮細胞非典型增生，即上皮細胞增生活躍及增生的細胞具有不同程度的異型性，增生的細胞大小不等，形態多狀，核大濃染，核漿比例失調，核分裂像增多，細胞排列極性紊亂，但尚不具備癌的診斷標準。非典型性增生可分為輕、中、重度。例如鱗狀上皮輕度（Ⅰ級）非典型性增生內視鏡下觀察底層上皮細胞增生，但不超過上皮全層的三分之一；中度（Ⅱ級）內視鏡下觀察底層及中層細胞增生，不超過上皮全層的三分之二；重度（Ⅲ級）增生的細胞超過上皮全層三分之二，但是並未波及上皮全層。

二、原位癌

　　原位癌（carcinoma in situ）是指癌細胞僅限於上皮全層，尚未突破基底膜的癌，故又稱為非浸潤癌。例如食道、子宮頸和乳腺小葉原位癌。原位癌可以長期保持不變，也會自行消退，或發展為浸潤癌。在早期發現和積極地治療原位癌，可以防止其發展為浸潤癌，從而提高癌瘤的治癒率。

三、非典型增生

1. 概念：增生上皮細胞的形態呈現相當程度的異型性，但是還不足以診斷為癌。
2. 分級：Ⅰ級（輕度）、Ⅱ級（中度）和Ⅲ級（重度）。
3. 意義：病因消除之後輕度和中度會恢復正常，重度難以逆轉，癌變率較高。若正常小於三分之一；輕度三分之一至三分之二；中度三分之二至全層；分級依據為異型性程度和受到波及的範圍。

小博士解說
1. 口腔黏膜白斑的癌變率為3～5%。
2. 胃潰瘍的癌變率<1%
3. 結腸、直腸息肉狀腺瘤的癌變率較高，並易於發生早期癌變。

原位癌及早期的浸潤癌

原位癌	當異型增生波及上皮全層時,稱為原位癌(早期癌)。
早期浸潤癌	指癌細胞突破基底膜向下浸潤生長,但是浸潤的範圍較淺,其浸潤深度不超過 3 ～ 5mm。

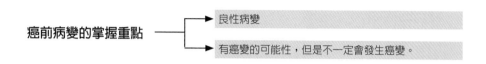

癌前病變的掌握重點 ——

> 良性病變

> 有癌變的可能性,但是不一定會發生癌變。

其他的組織腫瘤

白血病
(leukemia)

(1) 白血病是骨髓造血幹細胞發生的惡性腫瘤。其特徵為骨髓內異常增生的白血球取代了正常骨髓組織。這種增生的異常白血球侵入血液,浸潤到肝、脾、淋巴結和其他器官。
(2) 在臨床上常會有貧血、出血、肝、脾、淋巴結腫大。
(3) 周圍血液檢查白血球總數增多,幼稚的白血球增多。骨髓塗片原始和幼稚的白血球增多。
(4) 根據病情的緩急,白血球成熟程度分為急性與慢性白血病;根據起源組織分為粒細胞性和淋巴細胞性白血病。

黑色素瘤
(melanoma)

(1) 是黑色素細胞發生的惡性腫瘤。可以為原發,也可以由黑痣轉變而來。
(2) 黑痣迅速增大,顏色加深,出血、潰瘍常為惡變徵象。腫瘤細胞呈現多邊形或梭形,胞質內可見黑色素顆粒,核大,核仁紅染。腫瘤細胞呈現巢狀、條索狀或腺泡狀排列。

畸胎瘤
(teratoma)

(1) 是由多重潛能的生殖細胞發生的腫瘤,由兩個或三個胚層的組織所構成。
(2) 從肉眼觀為實性或囊性,囊內會見到大量的毛髮及油脂。腫瘤實質可以由鱗狀上皮、皮脂腺、汗腺、骨、軟骨、平滑肌、支氣管上皮、腸上皮、腦組織,甚至可以見到牙齒、甲狀腺組織。
(3) 根據分化程度可以分為良性和惡性。
(4) 畸胎瘤最常發生在卵巢和睾丸,也可以發生在縱膈、腹膜後、骶尾部等處。

5-12 腫瘤的病因與發病機制（一）

　　人類要攻克癌症，其關鍵是明確腫瘤的病因及發病機制。雖然近年來對癌基因和腫瘤抑制基因研究的進展，已初步地顯示了某些腫瘤的病因與發病機制，但是大多數腫瘤的發病機制及身體的內在因素對腫瘤發生、發展的影響，存在許多問題至今尚未明瞭，還有待於進一步的研究。

一、腫瘤的病因
（一）外界的致癌因素

1. 化學致癌因素：現在已知化學致癌物高達兩千多種，其中有些可能和人類腫瘤形成有關。隨著工業的發展，將會產生一些新的化學致癌物。保護環境，已引起醫學界的廣泛關注。

   （1）多環芳烴類化合物：例如 3，4 苯並芘、苯並蒽、甲基膽蒽等。這類物質存在於煤焦油、工廠排出的煤煙、汽車的尾氣、捲菸點燃的煙霧中，肺癌發病率的逐年上升，吸菸與大氣的工業污染是公認的危險因素。燻烤的魚、肉等食品中也含有多環芳烴類化合物。

   （2）亞硝胺類化合物：這類物質致癌作用較強，致癌範圍廣泛。亞硝胺類物質在自然界中並不多，但是合成亞硝胺的前身物亞硝酸鹽和二級胺，普遍存在於動物食品的保存劑、著色劑和腐敗的蔬菜中，在胃內酸性環境中合成亞硝胺。亞硝胺與消化系統癌、鼻咽癌、肺癌有密切關係。

   （3）黴菌毒素：以黃麴黴毒素研究較多，黴變的花生、玉米、豆類和穀類物質中含量很高，主要誘發肝癌。

   （4）其他化學致癌物：氨基耦氮染料與肝癌發生有關；芳香胺類化合物與膀胱癌發生有關；微量元素中的砷會引起皮膚癌、肝癌，鉻會引起肺癌等。

2. 物理致癌因素：電離輻射及紫外線照射已被證實與惡性腫瘤的發生有關。長期接觸 X 射線及鐳、鈷、鈾、氡等放射性同位素，其白血病和皮膚癌的發病率明顯地升高，過量的紫外線照射易於引起皮膚癌。

3. 生物性致癌因素：雖然迄今不能確認病毒直接誘發人類腫瘤，但是越來越多的證據顯示人類某些惡性腫瘤可能與病毒有關。例如 EB 病毒，可能與 Burkitt 淋巴瘤和鼻咽癌有關，人類乳頭狀腫瘤病毒可能與子宮頸癌有關，B 型肝炎病毒可能與肝癌有關；人類 T 細胞白血病和淋巴瘤的發生也與病毒有關。

小博士解說

　　所有的腫瘤都是一種基因疾病。

腫瘤的病因

化學致癌物	直接致癌物和間接致癌物。
輻射致癌	紫外線、X 光、核子融合、放射性同位素等。
病毒致癌	RNA 腫瘤病毒及 DNA 腫瘤病毒。

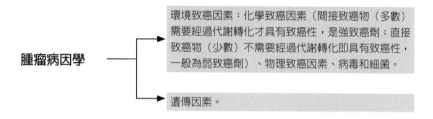

腫瘤病因學 ──→ 環境致癌因素：化學致癌因素（間接致癌物（多數）需要經過代謝轉化才具有致癌性，是強致癌劑；直接致癌物（少數）不需要經過代謝轉化即具有致癌性，一般為弱致癌劑）、物理致癌因素、病毒和細菌。

──→ 遺傳因素。

主要的間接致癌物及易感的族群和誘發腫瘤

致癌物	易於感染的族群	誘發的腫瘤
多環芳烴	吸菸、煤煙	燻烤魚肉
芳香胺	染料 / 橡膠工人	膀胱癌
亞硝胺	亞硝酸鹽、污染食物	胃癌、食道癌、肝癌
黃麴黴素	污染食物	肝癌
烷化劑	化療的病人	白血病
氯乙烯	塑膠工人	肝血管肉瘤
苯	橡膠 / 染料工人	白血病
砷	礦工 / 農藥工人	皮膚癌
鎳，鉻	接觸者	肺癌
鎘	接觸者	前列腺癌

物理的致癌因素

離子輻射	X 射線與 γ（Gamma）射線會導致染色體易位點突變再導致白血病。
紫外線照射	皮膚癌。

病毒和細菌致癌

nRNA 腫瘤病毒	人 T 細胞白血病病毒（HTLV-1）會導致淋巴癌。
DNA 腫瘤病毒	HPV：生殖器區域鱗癌；EBV：淋巴癌，鼻咽癌；HBV：肝癌。
幽門螺旋桿菌	胃惡性淋巴癌。

5-13 腫瘤的病因與發病機制（二）

（二）腫瘤發生、發展中的身體內部因素

1. 遺傳因素：從遺傳控制的角度來看，腫瘤的形成可能是細胞內某些遺傳物質發生了改變，或者是被關閉了的基因重新進行活動，或者是體細胞突變，或者是病毒把遺傳資訊引入正常人體細胞而引起的不受到控制的細胞增生。遺傳因素在視網膜母細胞瘤、腎母細胞瘤、神經母細胞瘤中發揮決定性的功能。這些腫瘤有家庭史、發病較早、兒童較為多見，腫瘤常為多發性或雙側性，第一次基因突變發生在生殖細胞。有些遺傳因素不決定腫瘤的發生，而決定腫瘤的易感性，例如著色性乾皮病患者皮膚癌的發病率較高。乾皮病是一種先天性代謝異常疾病，它缺乏 DNA 受損後做修復所需的一種酶，因此病人在紫外線的照射下，DNA 受損後不能修復，故這類病人的皮膚癌發病率較高。

2. 內分泌因素：在疾病或某種原因引起內分泌失調的情況下，由於激素不平衡，能使某些激素持續作用敏感組織，可能會導致細胞的增殖與癌變。例如乳腺癌的發生與雌激素持續增高有明顯的相依關係；腦下垂體與甲狀腺之間的激素不平衡，大多是人類甲狀腺癌的一種病因。

3. 身體的免疫狀態：正常細胞在惡性轉化之後，有些異常基因表達的蛋白會引起免疫系統的反應。這就是身體產生抗腫瘤免疫反應的前提。T 細胞在腫瘤免疫中發揮了重要的功能，它可以直接殺傷腫瘤細胞或釋放淋巴因子殺傷腫瘤細胞；除了 T 細胞之外，K 細胞、NK 細胞、巨噬細胞和 B 淋巴細胞在破壞和溶解腫瘤細胞方面也發揮了相當程度的功能。所以臨床上若先天性免疫缺陷，大量使用免疫抑制劑或獲得性免疫缺陷症候群（AIDS）患者，惡性腫瘤的發病率明顯增高。病理組織學觀察也證實，惡性腫瘤組織內淋巴細胞浸潤較多者比腫瘤組織中淋巴細胞較少的預後要好。另外，惡性腫瘤細胞可以破壞身體免疫系統，從而阻止身體免疫系統對腫瘤細胞的識別和攻擊。有關免疫與腫瘤的關係是十分複雜的問題，至今還沒有獲得統一的認知。

二、腫瘤的發病機制

　　腫瘤的發病機制迄今尚未完全清楚，在這方面曾經提出了各種的學說和假說，近年來隨著分子生物學的迅速發展，特別是對癌基因和腫瘤抑制基因的研究，初步地揭示了某些腫瘤的病因及發病機制。並認為，惡性腫瘤的發生是一個長時期的多重因素作用而分階段的流程。

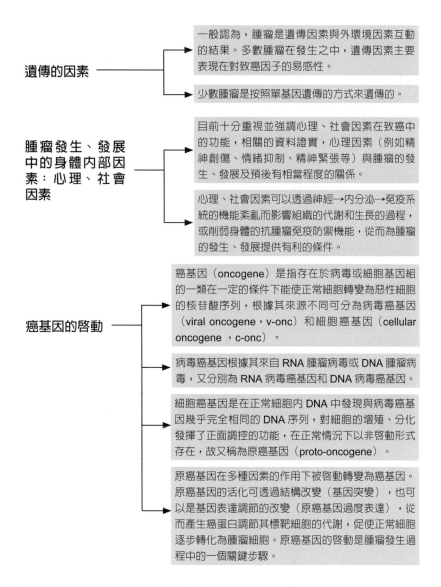

遺傳的因素

一般認為，腫瘤是遺傳因素與外環境因素互動的結果。多數腫瘤在發生之中，遺傳因素主要表現在對致癌因子的易感性。

少數腫瘤是按照單基因遺傳的方式來遺傳的。

腫瘤發生、發展中的身體內部因素：心理、社會因素

目前十分重視並強調心理、社會因素在致癌中的功能，相關的資料證實，心理因素（例如精神創傷、情緒抑制、精神緊張等）與腫瘤的發生、發展及預後有相當程度的關係。

心理、社會因素可以透過神經→內分泌→免疫系統的機能紊亂而影響組織的代謝和生長的過程，或削弱身體的抗腫瘤免疫防禦機能，從而為腫瘤的發生、發展提供有利的條件。

癌基因的啟動

癌基因（oncogene）是指存在於病毒或細胞基因組的一類在一定的條件下能使正常細胞轉變為惡性細胞的核苷酸序列，根據其來源不同可分為病毒癌基因（viral oncogene，v-onc）和細胞癌基因（cellular oncogene，c-onc）。

病毒癌基因根據其來自 RNA 腫瘤病毒或 DNA 腫瘤病毒，又分別為 RNA 病毒癌基因和 DNA 病毒癌基因。

細胞癌基因是在正常細胞內 DNA 中發現與病毒癌基因幾乎完全相同的 DNA 序列，對細胞的增殖、分化發揮了正面調控的功能，在正常情況下以非啟動形式存在，故又稱為原癌基因（proto-oncogene）。

原癌基因在多種因素的作用下被啟動轉變為癌基因。原癌基因的活化可透過結構改變（基因突變），也可以是基因表達調節的改變（原癌基因過度表達），從而產生癌蛋白調節其標靶細胞的代謝，促使正常細胞逐步轉化為腫瘤細胞。原癌基因的啟動是腫瘤發生過程中的一個關鍵步驟。

＋知識補充站

1. 腫瘤抑制基因的失活：腫瘤抑制基因（tumor suppressor gene）是指存在於細胞基因組內的一類能夠抑制腫瘤發生的核苷酸序列，又稱為抗癌基因（antioncogene）。腫瘤抑制基因的產物能抑制細胞的成長。若腫瘤抑制基因失活，正常細胞可以轉變為腫瘤細胞。

2. 凋亡調節基因和 DNA 修復調節基因的改變：腫瘤的發生不僅與原癌基因啟動和腫瘤抑制基因失活有關，而且與凋亡調節基因和 DNA 修復調節基因的改變也有關係。

5-14 常見腫瘤的範例（一）

一、上皮性腫瘤
（一）良性上皮組織腫瘤

1. 乳頭狀瘤（papilloma）：（1）好發部位：皮膚、胃腸道、泌尿道等。（2）肉眼觀察：表面呈現外生性生長，形成許多乳頭狀或指狀突起，並會呈現菜花狀或絨毛狀的外觀。（3）在內視鏡下觀察：每一乳頭由具有血管的分支狀結締組織間質構成其軸心，或稱為中心索，其表面覆蓋的上皮因起源部位的不同而異，可以為鱗狀上皮、柱狀上皮或移行上皮。值得注意的是在外耳道、陰莖及膀胱和結腸的乳頭狀瘤較易發生復發及惡變而形成乳頭狀癌。

2. 腺瘤（adenoma）：囊腺瘤、纖維腺瘤、多形性腺瘤、息肉狀腺瘤。大多見於甲狀腺、卵巢、乳腺、涎腺和腸等處。從肉眼觀察：位於黏膜面的，大多呈現息肉狀或絨毛狀；在器官內的大多呈現結節狀，且經常有包膜，邊界清楚。常具有一定的分泌功能。在內視鏡下觀察：腺上皮會伴隨著不同程度的異型性，腺體大小、形態較不規則，排列也比較密集。根據腺瘤的組成成分或形態特點，又可將其分為下列幾種常見類型：

   （1）囊腺瘤：大多見於卵巢，亦偶而見於甲狀腺及胰腺。肉眼觀察：因為腺瘤組織中的腺體分泌物淤積，腺腔逐漸擴大並互相融合，最終擴張呈現囊狀，可以見到大小不等的囊腔。內視鏡下觀察：主要有兩種類型：一種為漿液性乳頭狀囊腺瘤；另一種為黏液性囊腺瘤。其中漿液性乳頭狀囊腺瘤較易發生惡變，轉化為漿液性囊腺癌。

   （2）纖維腺瘤：常發生於年輕女性乳腺。在內視鏡下觀察：除了腺上皮細胞增生形成腺體之外，同時伴隨著大量纖維結締組織增生，共同構成腫瘤的實質。纖維組織圍繞腺管增生，腺管大小不等，數目增多。

   （3）多形性腺瘤：由腺體、黏液狀及軟骨狀組織等多種成分混合組成，過去曾命名為混合瘤。常發生於涎腺，特別常見於腮腺。本瘤生長緩慢，但是較易於侵犯包膜，在切除之後較易於復發。

   （4）息肉狀腺瘤：又稱為腺瘤性息肉。大多見於直腸黏膜，呈現息肉狀，有蒂與黏膜相連。在組織學上可以分為：管狀腺瘤、絨毛狀腺瘤及混合性腺瘤。表面呈現乳頭狀或絨毛狀者惡變率較高。本瘤亦見於結腸、胃等處，結腸多發性腺瘤性息肉病常有家族遺傳性，不但癌變率很高，並易於早期惡化。

小 博 士 解 說

管狀腺瘤

　　腺上皮細胞增生構成分化較好的腺體結構。腺腔大小不一（T），大多為複層細胞排列，細胞呈現高柱狀，胞漿豐富，但是杯狀細胞會減少甚至消失。

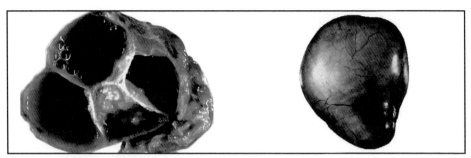

囊腺瘤：漿液性（卵巢）

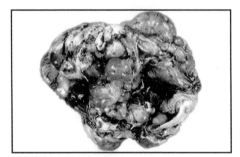

卵巢黏液性囊腺瘤

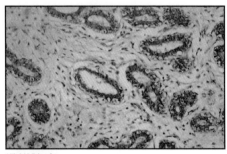

纖維腺瘤

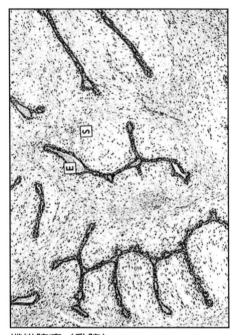

纖維腺瘤（乳腺）

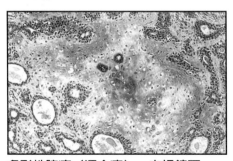

多形性腺瘤（混合瘤），內視鏡下

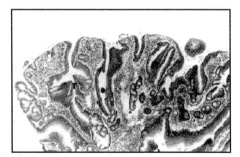

管狀腺瘤

5-15 **常見腫瘤的範例（二）**

（二）惡性上皮組織腫瘤

1. 是人類最常見的惡性腫瘤，統稱為癌。
2. 浸潤性生長。
3. 質地硬，切面灰白色、乾燥。
4. 形成癌巢，早期淋巴管轉移，晚期血管轉移。

幾種常見類型的癌為：

1. 鱗狀細胞癌（squamouscell carcinoma）。
2. 基底細胞癌（basal cell carcinoma）。
3. 移行細胞癌（transitional cell carcinoma）。
4. 腺上皮癌（adenocarcinoma）。
5. 未分化癌（undifferentiated carcinoma）。

（三）癌的常見類型

1. 鱗狀細胞癌簡稱為鱗癌
   （1）好發部位：（a）被覆鱗狀上皮的如皮膚、口腔、唇、子宮頸、陰道、食道、喉、陰莖等處。（b）有些部位如支氣管、膽囊、腎盂等處，雖然正常時缺乏鱗狀上皮覆蓋，但是可以透過鱗化發生鱗狀細胞癌。（2）從肉眼觀察：癌組織經常呈現菜花狀或結節狀，中央會壞死脫落而形成潰瘍。切面會見到癌組織同時向深層浸潤性生長。（3）內視鏡檢查：細胞間橋和角化珠（keratin pearl）或癌珠的意義。低分化者並無角化珠形成，甚至也無細胞間橋，腫瘤細胞呈現高度的異型性。

2. 基底細胞癌
   （1）好發於老年人面部如眼瞼、頰及鼻翼等處（2）起源於表皮原始上皮芽或基底細胞層。（3）從肉眼觀察：在起初之時為扁平斑塊，而後中央部分會發生壞死，形成淺表不規則形的潰瘍，例如鼠咬狀。（4）內視鏡檢查：癌巢主要由濃染的基底細胞狀的癌細胞構成。對放射治療敏感，臨床表現為低度惡性。（5）生長緩慢，很少發生轉移（6）對化療敏感，低度惡性。

3. 移行細胞癌
   （1）好發部位：膀胱、腎盂。（2）病變：肉眼觀察：乳頭狀。（3）內視鏡檢查：類似移行上皮乳頭狀瘤，但是表面被覆上皮分化較差：（a）乳頭粗大；（b）上皮異型性；（c）浸潤性生長。（4）預後：易於再發。

4. 腺上皮癌
   （1）從腺上皮發生的惡性腫瘤。（2）根據形態結構和分化程度，可以分為不同的種類：（a）腺癌（adenocarcinoma）；（b）黏液癌（mucoidcarcinoma）：膠狀癌（colloid carcinoma）、印戒細胞癌（signet ring cell carcinoma）、黏液腺癌（mucinous adenocarcinoma）；（c）實體癌（solid carcinoma）：單純癌（carcinoma simplex）、硬癌（scirrhouscarcinoma）、髓狀癌（medullarycarcinoma）。

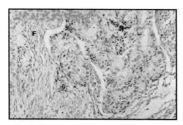

胃腺癌

腫瘤性腺體浸潤於黏膜下層及肌層，甚至達漿膜層。腫瘤性腺體異體明顯。核分裂像多見。並可以見到壞死（N）。癌細胞團周圍為纖維化的癌性間質（F）。

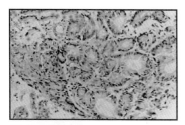

子宮內膜腺癌

子宮內膜活檢組織。增生的小腺體無排列，腺腔大小不等，形狀不規則，並可見實性細胞巢。間質為增生的結締組織，無內膜間質成分。腺細胞和腺體形態與正常週期內膜形態差異較大。

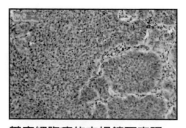

基底細胞癌的內視鏡下表現

基底細胞癌：實體型，真皮層內見形態不一，大小不等的瘤細胞團，類似表皮的基底層細胞，團塊周邊細胞呈現柵狀排列，中央的細胞則無一致的排列方向。

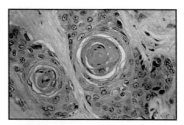

鱗癌的內視鏡

鱗狀細胞癌Ⅰ級大部分棘細胞呈現分化現象，有明顯的細胞間橋和角化珠形成，間變的棘細胞較少。

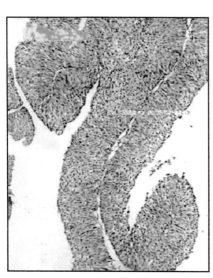

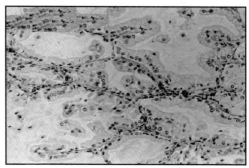

▲肺泡細胞癌

肺泡細胞癌為肺腺癌的一種類型。表現為肺泡管和肺泡異常擴張，內壁襯以單層或多層柱狀癌細胞，形成腺狀結構。而肺泡間隔保存完整。癌細胞胞漿豐富，細胞大小相近，大部分核於基底。細胞異形性較小。

◀移行上皮癌

膀胱移行細胞癌Ⅰ級，呈現乳頭狀生長，表面被覆上皮超過5層，極性紊亂，核輕度異型。

5-16 **常見腫瘤的範例（三）**

（3）腺癌：（a）好發部位：胃、腸、甲狀腺、膽囊等；（b）病變：大小不等、形狀不一、排列不規則的腺狀結構，細胞層級較多，極性紊亂，異型明顯；（c）乳頭狀腺癌：伴隨著大量乳頭狀結構；（d）囊腺癌：腺腔高度擴張呈現囊狀；（e）乳頭狀囊腺癌：伴隨著乳頭狀生長的囊腺癌。

（4）黏液癌：常見於胃和腸。（a）肉眼觀察：呈現灰白色，濕潤，半透明，類似膠凍狀，故又稱為膠狀癌；（b）內視鏡檢查：在初起時黏液聚積在癌細胞內，細胞體積增大，核被擠向一側，類似戒指狀，故稱之為印戒細胞。當印戒細胞為主要成分，呈現廣泛浸潤時則稱為印戒細胞癌。之後黏液堆積在腺腔內，並會由於腺體的崩解而形成黏液湖，可以見到小堆或散在印戒細胞漂浮在其中，稱為黏液腺癌。分為膠狀癌、印戒細胞癌、黏液腺癌。

（5）實體癌：（a）也稱為單純癌；（b）為低分化的腺癌，惡性程度較高，大多見於乳腺，偶而會見於胃及甲狀腺；（c）癌巢幾乎無腺腔狀結構，由癌細胞排列成實體狀片塊或條索；（d）硬癌：間質結締組織較多，質地硬的髓狀癌；（e）癌巢較多，間質結締組織較少，質軟。

（三）癌前病變、非典型增生及原位癌

1. 癌前病變：是指某些具有癌變的潛在可能性的病變，例如長期存在即有可能轉變為癌。
2. 常見的癌前病變有：黏膜白斑；慢性子宮頸炎伴隨子宮頸糜爛；乳腺增生性纖維囊性變；結腸、直腸的息肉狀腺瘤；慢性萎縮性胃炎及胃潰瘍；慢性潰瘍性結腸炎；皮膚慢性潰瘍和肝硬化等。
3. 非典型性增生：增生的上皮細胞的形態呈現一定程度的異型性，但是還不能診斷為癌。
4. 原位癌：（1）指黏膜鱗狀上皮層內或皮膚表皮層內的重度非典型增生幾乎波及或波及上皮的全層，但尚未破壞基底膜；（2）是早期癌症，具有重要的臨床意義。

二、間葉組織腫瘤

（一）良性間葉組織腫瘤：纖維瘤（fibroma）、脂肪瘤（lipoma）、脈管瘤（血管瘤和淋巴管瘤）、平滑肌瘤、骨瘤、軟骨瘤。

（二）惡性間葉組織腫瘤：1. 統稱為肉瘤；2. 比較少見，常發生於青少年；3. 外觀大多呈現魚肉狀；4. 時常血管轉移；5. 正確區分癌和肉瘤。

三、常見的肉瘤

纖維肉瘤、惡性纖維組織細胞瘤、脂肪肉瘤、橫紋肌肉瘤、平滑肌肉瘤、血管肉瘤、骨肉瘤、軟骨肉瘤、淋巴造血系統腫瘤、神經外胚葉源性腫瘤、多種組織構成的腫瘤、妊娠滋養層細胞腫瘤。

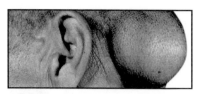

脂肪瘤

是由成熟的脂肪細胞構成的良性腫瘤。為質地柔軟的皮下腫塊，圓形或分葉狀，可以移動。

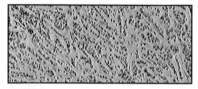

單純癌

偶而會見到腺狀結構，但是腺管的數量不足癌組織的半數以上。

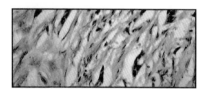

硬癌：實質細胞少，間質多

高倍內視鏡見到癌細胞體積較小，立方形或多邊形，胞漿較少，核染色較深，癌細胞間質病變央相當明顯，排列呈現細小條索，間質結締組織玻璃狀病變。

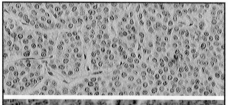

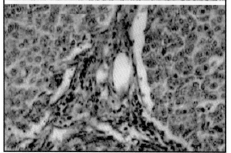

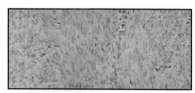

子宮平滑肌瘤

增生的平滑肌細胞呈現束狀交錯排列，構成編織狀。細胞核圓形或梭形，兩端鈍。胞漿豐富，淡粉染，不見核分裂像。

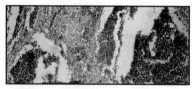

脈管瘤：血管瘤

瘤組織由腔大壁薄的血管所構成，腔內充滿血液。

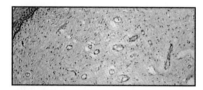

纖維瘤

病變由疏鬆結締組織和血管所構成，表面有皮膚包繞。由纖維細胞、纖維母細胞及多少不等的膠原纖維所組成，腫瘤細胞分化成熟，表面可見到包膜。

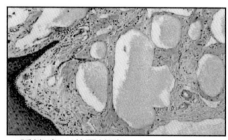

▲脈管瘤：淋巴管瘤

於表皮下見到許多的擴張淋巴管，管內襯以內皮細胞，間質見到少量的纖維組織及散在的淋巴細胞浸潤。

◀髓狀癌或軟癌：實質細胞多，間質少

癌細胞圓形、多邊形，胞漿豐富，胞核大空泡狀，核仁清楚，核分裂像易於見到。癌細胞密集成片塊狀，間質僅見少量的纖維組織。

5-17 **常見腫瘤的範例（四）**

（一）纖維肉瘤：分化較差的纖維肉瘤，腫瘤細胞異型相當明顯，核大小不一，核分裂像較為多見。肉瘤分化更差的纖維肉瘤，細胞異型更為明顯，除了梭形細胞之外，尚會見到不規則形的腫瘤細胞及病理性核分裂像，間質疏鬆，血管豐富。

（二）惡性纖維組織細胞瘤：車輻狀型，梭形纖維母細胞呈現車輻狀（席紋狀）排列，其間散在少量組織細胞。

（三）血管肉瘤：腫瘤細胞為梭形類似正常內皮細胞，排列呈現實性條索，細胞之間見到少量的裂隙，其內部見到紅血球。

（四）神經外胚葉源性腫瘤：視網膜母細胞瘤、色素痣、黑色素瘤：

1. 視網膜母細胞瘤腫瘤細胞密集成團，細胞瀰漫分布，腫瘤細胞小而圓，胞漿極少，核大，圓形，部分腫瘤細胞排列呈現菊形團狀。

2. 交界痣：痣細胞主要位於表皮內，少數痣細胞突入真皮，痣細胞含色素較多。

3. 黑色素瘤：顯示上皮狀腫瘤細胞。呈現多邊形，大小不一，核呈現空泡狀，核仁相當明顯，紅染色。

（五）多種組織所構成的腫瘤：畸胎瘤、腎胚胎瘤、癌肉瘤。

（六）妊娠滋養層細胞腫瘤：當絨毛滋養層發生腫瘤性疾病時，即稱為妊娠滋養層腫瘤。按其形態特徵和生物學行為，可以分為葡萄胎、侵襲性葡萄胎和絨毛膜癌。

1. 葡萄胎：
   稱為水泡狀胎塊（hydatidiform mole）。是一種較常見的妊娠期胎盤的良性病變。發病年齡大多在 20～30 歲之間。病因和發病機制尚不清楚。

2. 病理的變化：
   肉眼觀察：內視鏡檢查的特點為：（1）滋養層細胞不同程度的增生並具有一定異型性。增生的細胞可以為合體滋養層細胞或細胞滋養層細胞，但是大多為混合併存；（2）絨毛間質高度腫脹；（3）絨毛間質內血管消失。

3. 侵襲性葡萄胎（invasive mole）：
   又稱為惡性葡萄胎或侵襲性水泡狀胎塊。大多繼發於葡萄胎之後，以水泡狀絨毛侵入子宮肌壁為特徵。侵襲性葡萄胎的肉眼形態與葡萄胎相類似。在內視鏡下觀察可以見到腫脹變性的絨毛侵入子宮肌層。

4. 絨毛膜癌（choriocarcinoma）：
   是來源於絨毛膜滋養層細胞的惡性腫瘤。發病年齡以 20～30 歲較為多見：
   （1）內視鏡檢查：絨毛膜癌由異型的細胞滋養層和合體滋養層上皮混合構成，癌細胞侵入子宮肌層，排列成片狀和條索狀，其間無絨毛間質和血管，也無絨毛結構。（2）擴散：癌大多數為血管轉移，最常轉移到肺和陰道，並在陰道形成出血性結節，其次為腦、肝、腎、腸等器官。

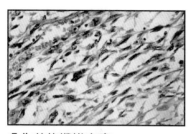

分化差的纖維肉瘤

肉瘤分化更差的纖維肉瘤，細胞異型
更為明顯，除了梭形細胞之外，尚見
不規則形腫瘤細胞及病理性核分裂像，
間質疏鬆，血管豐富。

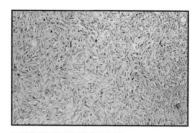

惡性纖維組織細胞瘤

車輻狀型，梭形纖維母細胞呈現車輻
狀（席紋狀）排列，其間散在少量組
織細胞。

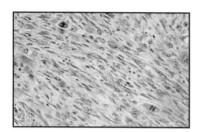

纖維肉瘤

分化較差的纖維肉瘤，腫瘤細胞異型相
當明顯，核大小不一，核分裂像較為多
見。

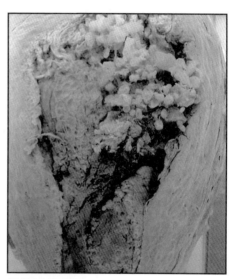

侵襲性葡萄胎

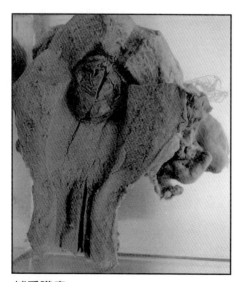

絨毛膜癌

NOTE

第 6 章
心血管系統疾病

1. 掌握原發性高血壓的病變分期及病理變化。

2. 熟悉原發性高血壓的病理臨床關係。

3. 了解原發性高血壓病的病因及發病機制。

4. 熟悉原發性高血壓的結局。

5. 熟悉惡性高血壓的特點。

6. 掌握動脈粥狀硬化的基本病變、病變分期及繼發改變。

7. 熟悉主要內臟器官的動脈粥狀硬化病變。

8. 了解主要內臟器官的病因及發病機制。

9. 掌握風濕病的基本病變及風濕性全心炎的病變特點。

10. 熟悉風濕性關節炎、皮膚病變、風濕性動脈炎、腦部等病變特點。

11. 了解風濕病的病因和發病機制。

12. 了解風濕性心臟病（尤其心內膜炎）的病變與後果。

6-1 **循環系統疾病：動脈粥狀硬化**

動脈粥狀硬化（atherosclerosis, AS）分為：動脈粥狀硬化、細動脈硬化及動脈中層鈣化。

一、病因

病因為：血脂異常、高血壓、吸菸、糖尿病、年齡、性別、遺傳。

二、發病機制

發病機制包含：損傷反應學說、受體缺失學說、脂因性學說及致突變學說。歸納為：脂質的功能、內皮細胞損傷的功能、單核 - 吞噬細胞的功能、平滑肌增殖的功能。

三、基本的病變

AS 的病變主要波及體循環大動脈（主動脈）和中動脈（以冠狀動脈和腦動脈波及最為多見，肢體各個動脈、腸系膜動脈次之），而肺循環動脈極少受到波及。依病變程度和發展過程分為三期：脂紋期（fatty streak）、纖維斑塊期（fibrous plaque）、粥狀斑塊期（atheromatousplaque）粥狀斑塊或粥瘤（atheroma）。

（一）脂紋期（最早期的病變）：1. 肉眼觀察：黃色斑紋；2. 內視鏡下觀察：泡沫細胞來源於巨噬細胞、平滑肌細胞。

（二）纖維斑塊期（由脂紋期發展）：結締組織增生玻璃狀病變→纖維帽→層狀結構。
1. 纖維斑塊之肉眼觀察為：內膜表面隆起的灰黃或灰白色斑塊，例如臟滴狀。
2. 纖維斑塊在內視鏡下觀察：斑塊表層為纖維帽，其下為增生的平滑肌細胞泡沫狀細胞和脂質。

（三）粥狀斑塊期（粥瘤期）（纖維斑塊深層 Ç 的壞死）：1. 表層（纖維結締組織）；2. 深層（膽固醇結晶 + 壞死組織）；3. 底部邊緣（纖維組織、微血管增生）；4. 外圍（少量的泡沫細胞、淋巴細胞浸潤）；5. 肉眼觀察：隆起斑塊、表面灰黃色、切面黃色粥糜狀物。

（四）繼發的病變（合成的病變）（纖維，粥狀斑塊的繼發改變）包含：1. 斑塊內出血：新生血管破裂、纖維帽破裂；2. 斑塊的破裂；3. 血栓的形成；4. 鈣化：纖維帽 / 粥瘤灶內；5. 動脈瘤形成。

四、重要器官的動脈粥狀硬化

（一）主動脈發生較早，影響較小，重者會發生主動脈瘤，夾層動脈瘤。

（二）冠狀動脈。

（三）腦動脈：供血不足導致腦萎縮，小動脈瘤導致腦出血。

（四）腎動脈：固縮腎。

（五）四肢動脈：間隙性跛行。

（六）動脈瘤（aneurysm）的形成：1. 真性動脈瘤：血管壁局部擴張，向外膨脹；2. 夾層動脈瘤：中膜撕裂，血液進入中膜；3. 假性動脈瘤：血管破裂形成血腫、血腫外膜或周圍組織。

（七）影響及後果：主動脈：病變的特點為越下面越嚴重，腹主動脈大於降主動脈、動脈弓大於升主動脈、主動脈後壁，分支開口處嚴重；後果為主動脈瘤破裂，致命性大出血。

動脈硬化

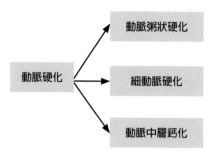

- 動脈硬化 → 動脈粥狀硬化
- 動脈硬化 → 細動脈硬化
- 動脈硬化 → 動脈中層鈣化

發病機制

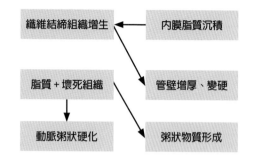

- 內膜脂質沉積 → 纖維結締組織增生
- 纖維結締組織增生 → 管壁增厚、變硬
- 脂質 + 壞死組織 → 動脈粥狀硬化
- 內膜脂質沉積 → 粥狀物質形成

纖維斑塊期

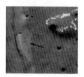 從肉眼觀察為：內膜表面隆起的灰黃或灰白色斑塊，如同臘滴狀。

動脈粥狀硬化
血脂異常。
主要波及大、中動脈。
其特徵是血中脂質在動脈內膜沉積，平滑肌細胞和結締組織增生。
導致內膜灶性纖維性增厚及粥狀斑塊形成導致動脈壁變硬，管腔狹窄。

纖維斑塊期

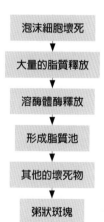

泡沫細胞壞死 → 大量的脂質釋放 → 溶酶體酶釋放 → 形成脂質池 → 其他的壞死物 → 粥狀斑塊

✚知識補充站

病例：男，72歲，間歇性胸骨之後疼痛2年，期間有氣促、心悸。近兩個月的症狀加重。在住院之前13個小時，在勞累過之後突然感到劇烈的心絞痛，向左肩、臂部放射，急診住院。心電圖檢查證實為心肌梗塞，而救治無效死亡。屍體檢查見到主動脈及其分支、心冠狀動脈、腦底動脈均有嚴重的動脈粥狀硬化，左心室壁心肌梗塞。

6-2 冠狀動脈粥狀硬化及冠狀動脈粥狀硬化性心臟病（一）

一、冠狀動脈粥狀硬化

（一）冠狀動脈粥硬化症（coronary artherosclerosis）是冠狀動脈病中最常見的疾病，占冠狀動脈病的 95% 至 99%，其餘可以為冠狀動脈的發炎性疾病及畸形，例如，風濕性、梅毒性主動脈炎等，因此習慣上把冠狀動脈粥狀硬化症與冠狀動脈病（coronary artery disease, CAD）等同使用。（二）一般比主動脈粥狀硬化症晚發生 10 年。（三）在 20-50 歲組，男性多於女性；若大於 60 歲，則男性等於女性。（四）冠狀動脈由於其解剖學和相應的力學特點，斑塊性病變大多發生於血管的心壁側，呈現新月形，使得管腔呈現偏心性狹窄。（五）冠狀動脈粥狀硬化的病變總檢出率、狹窄檢出率和狹窄的平均級別均以左冠狀動脈前降支最高，其餘依次為右主幹、左主幹或左旋支、後旋支。（六）重症者會有一支以上的動脈受到波及，但是各支的病變程度可以有所不同，且均常為節段性受到波及。冠狀動脈粥狀硬化常會伴發冠狀動脈痙攣，後者會使原有的管腔狹窄程度加劇，甚至導致供血的中斷，而引起心肌缺血及相關的心臟病變（例如心絞痛、心肌梗塞等），並會成為心因性猝死的原因。

二、冠狀動脈粥狀硬化性心臟病

（一）冠狀動脈性心臟病（coronary heart disease, CHD）（簡稱為冠心病）屬於缺血性心臟病（ischemic heart disease, IHD）、冠狀動脈粥狀硬化、冠狀動脈粥狀硬化性心臟病（coronary arteriosclerotic heart disease）。（二）當冠狀動脈粥狀硬化較嚴重（管腔狹窄大於 75%），在調節機能不足以代償時，才會出現症狀。（三）冠狀動脈供血不足症狀的出現還與粥狀斑塊發展的速度有關，發展較慢者，可以透過附近吻合支供血，並不會導致產生嚴重的後果。（四）若病變進展快，未及形成側支循環，或冠狀動脈突然發生痙攣，則會引起心肌缺血性損傷和壞死。（五）冠狀動脈性心臟病的原因為冠狀動脈供血不足、動脈粥狀硬化（管腔狹窄）、繼發合成病變、冠狀動脈痙攣、冠狀動脈發炎症。（六）心肌耗氧劇增，冠狀動脈供血不能相應地增加，例如：體力工作、情緒激動、心動過速、血壓驟升與心肌肥大等。（七）症狀及後果取決於動脈腔狹窄程度、動脈阻塞速度、側枝循環建立的狀況。（八）冠狀動脈性心臟病分為心絞痛、心肌梗塞、心肌纖維化、心因性猝死。

三、心肌炎（Myocarditis）

各種原因所引起心肌的局限性或瀰漫性發炎症；常見的類型為病毒性心肌炎與細菌性心肌炎；病變為心肌細胞變性壞死、間質內發炎細胞、多發性小膿腫。

（一）病毒性心肌炎：1. 概念：親心肌病毒所引起的原發性心肌發炎症；2. 病因：柯薩奇 B 組病毒、埃可病毒和流感病毒；3. 發病機制：病毒直接損傷、T 細胞介導的免疫性損傷。（二）心肌病（Cardiomyopathy）：1. 原發性心肌病：原因不明而導致心肌原發性損害；2. 克山病：以心肌變性、壞死和瘢痕形成為主。；3. 原發性心肌病：擴張性、肥厚性、限制性。

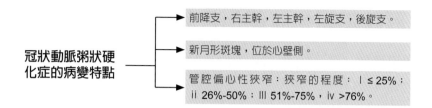

冠狀動脈粥狀硬化症的病變特點

- 前降支，右主幹，左主幹，左旋支，後旋支。
- 新月形斑塊，位於心壁側。
- 管腔偏心性狹窄：狹窄的程度： I ≤ 25%； ii 26%-50%； III 51%-75%，iv >76%。

動脈粥狀硬化的危險因素

高脂血症	低密度脂蛋白，膽固醇促進發病，高密度脂蛋白抵抗發病。
高血壓	血壓的機械性壓力和衝擊，內皮細胞損傷。
吸煙	一氧化碳高，內皮細胞損傷。
糖尿病及高胰島素血症	高密度脂蛋白低，高血糖，甘油三脂。
遺傳	家族性高膽固醇血症。
其他	

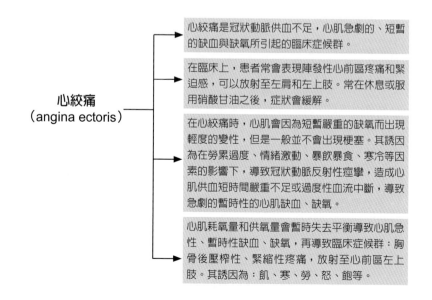

心絞痛
（angina ectoris）

- 心絞痛是冠狀動脈供血不足，心肌急劇的、短暫的缺血與缺氧所引起的臨床症候群。
- 在臨床上，患者常會表現陣發性心前區疼痛和緊迫感，可以放射至左肩和左上肢。常在休息或服用硝酸甘油之後，症狀會緩解。
- 在心絞痛時，心肌會因為短暫嚴重的缺氧而出現輕度的變性，但是一般並不會出現梗塞。其誘因為在勞累過度、情緒激動、暴飲暴食、寒冷等因素的影響下，導致冠狀動脈反射性痙攣，造成心肌供血短時間嚴重不足或過度性血流中斷，導致急劇的暫時性的心肌缺血、缺氧。
- 心肌耗氧量和供氧量會暫時失去平衡導致心肌急性、暫時性缺血、缺氧，再導致臨床症候群：胸骨後壓榨性、緊縮性疼痛，放射至心前區左上肢。其誘因為：飢、寒、勞、怒、飽等。

6-3 冠狀動脈粥狀硬化及 冠狀動脈粥狀硬化性心臟病（二）

四、心肌梗塞（myocardial infarction, MI）

（一）病因與發病機制：發病機制：1. 在冠狀動脈粥狀硬化病變的基礎上繼發血栓形成；2. 冠狀動脈痙攣；3. 粥狀硬化斑塊內出血；4. 冠狀動脈粥狀硬化導致管腔明顯地狹窄；5. 心肌梗塞之後發生的嚴重心律失常、休克或心臟衰竭。

（二）病理變化：心肌梗塞的好發部位：左心室前壁、心尖部及室間隔前三分之二，大約占全部心肌梗塞的 50%，該部位是左冠狀動脈前降支的供血區域；大約 25% 的心肌梗塞發生在左心室後壁、室間隔後三分之一及右室大部分，此乃右冠狀動脈供血區域；此外見於左心室側壁，相當於左冠狀動脈左旋支的供血區域。左心室和心房發生心肌梗塞者極為罕見。

（三）肉眼觀察：心肌梗塞的形狀不規則，一般於梗塞 6 小時後肉眼才能辨認，梗塞灶呈現蒼白色，8～9 小時之後呈現黃色或土黃色，質較硬、乾燥、失去正常光澤，第 4 天梗塞灶周圍出現明顯充血、出血帶，1 週後由於病灶邊緣肉芽組織增生而呈現紅色，5 週之後梗塞灶逐漸被瘢痕組織取代，呈現灰白色，成為陳舊性梗塞灶。

（四）在內視鏡下觀察：心肌梗塞早期表現為凝固性壞死，例如核碎裂、核溶解，會看到心肌纖維呈現波浪狀和心漿凝聚，細胞核消失，梗塞灶及其周圍出現中性白血球反應，以後肉芽組織形成，在 5 週之後變成瘢痕組織，第 2 個月末較大的梗塞灶完全機化。

（五）心肌梗塞的生化改變：在心肌壞死時，心肌細胞內一些酶會釋放入血，使血液中相應的酶濃度升高，對心肌梗塞的診斷有所幫助。例如：穀草轉氨酶（GOT）、穀丙轉氨酶（GPT）、肌酸磷酸激酶（CPK）、乳酸脫氫酶（LDH）。

（六）併發症：1. 心臟破裂，好發部位有三處：心室游離壁破裂、室間隔破裂及左心室乳頭肌斷裂；2. 室壁瘤（ventricle aneurysms）；3. 附壁血栓形成；4. 急性心包炎：占梗塞病例的 15%；5. 乳頭肌功能失調。

（七）心肌硬化：又稱為心肌纖維化（myocardial fibrosis），由於 AS 導致心肌慢性心肌供血不足，心肌發生萎縮，纖維組織增生，心肌變硬。

（八）心功能不全：為最常見，死因占致死病例的 60%。

（九）心因性休克：占梗塞病例的 10～20%。

（十）心肌纖維化：心肌持續性 / 反覆加重，缺血缺氧。

（十一）冠狀動脈性猝死：為心因性猝死中最常見的一種，可以排除自殺與他殺，為冠狀動脈，心肌病變。

心肌梗塞

原因	冠狀動脈供血中斷（心肌嚴重持續缺血缺氧）會導致較大範圍的心肌壞死。
臨床	不能完全緩解的胸骨後疼痛，化驗檢查異常的白血球、心肌酶。

心肌梗塞的類型

心內膜下心肌梗塞（薄層梗塞）	（1）主要會波及心室壁內的三分之一肉柱，乳頭肌，常為多發性或環狀壞死； （2）小灶性壞死：0.5-1.5cm； （3）環狀梗塞：左心室內膜下心肌。
區域性心肌梗塞（透壁性梗塞）	大多會波及全層心壁組織，梗塞的範圍經常較大。透壁性，會波及三層，壞死病灶大小不一。

心肌梗塞發生部位和範圍：與冠狀動脈粥狀硬化發生部位一致

左冠狀動脈前降支	左心室前壁，心尖部，室間隔前三分之二（占 50%）。
右冠狀動脈	左心室後壁，室間隔後三分之一，右心室（占 25%）。
左冠狀動脈迴旋支	左心室側壁。

心肌梗塞的病變及生化變化

閉塞之後	從肉眼觀察	在內視鏡下觀察	生化反應
30 分鐘 -6 小時	並無改變	心肌 f 波浪狀、肌漿不均	糖原消失、血肌紅蛋白（2 小時）
6-8 小時	蒼白色		肌鈣蛋白 I/T（3 小時）；磷酸肌酸激酶（CPK）、肝指數 GOP、肝發炎指標（GPT）上升
8-9 小時	土黃色	凝固性壞死	
24 小時			乳酸脫氫酶（LDH）上升，CPK、GOP 和 GPT 上升
4 天	邊緣充血出血帶	分界性炎、心肌 f 腫脹、胞漿顆粒	CPK、GOP、GPT 正常
2-3 週	邊緣肉芽組織		
5 週	機化、疤痕		

6-4 高血壓病（一）

高血壓病（hypertension）是以體循環動脈血壓持續不正常的血壓增高為主要表現的疾病。正常的血壓：有相當程度的波動、隨著年齡的增長而升高，主要是收縮壓。正常血壓：收縮壓（SBP）<18.4kPa（140mmHg），舒張壓（DBP）<12.0kPa（90mmHg）。成人高血壓：收縮壓（SBP）≥ 18.4kPa（140mmHg），舒張壓（DBP）≥ 12.0。臨界高血壓：界於正常與高血壓之間。原發性（或特發性）高血壓，又稱為高血壓病，臨床較為多見，大約占 90 ～ 95%。繼發性（症狀性）高血壓作為一種症狀繼發於其他疾病（例如腎炎、腎上腺腫瘤、腎動脈狹窄等）。

一、發病機制

（一）遺傳因素。

（二）環境因素：社會心理因素、飲食因素、腎因性因素、血管內皮功能異常。

二、類型和病變特徵

（一）良性高血壓病變分為三期：1. 第一期機能紊亂期：此期全身細小動脈間歇性痙攣，患者大多無症狀，往往偶然發現，或偶而有頭暈、頭痛等症狀，血壓常會有波動。2. 第二期血管病變期：良性高血壓病的基本病變是細、小動脈硬化（即細動脈玻璃狀病變）。細動脈內血漿蛋白滲入內皮下，動脈壁增厚呈現勻質紅染結構，管腔變窄；小動脈壓力持續增高時，內膜纖維組織和彈力纖維也增生，管腔變窄，此期大動脈並無明顯的變化；在臨床上，血壓持續於較高的水準，失去波動性，症狀相當明顯，經常會有頭暈、頭痛、耳鳴、眼花、失眠、全身乏力、注意力不集中等症狀。3. 第三期內臟病變期：隨著細小動脈硬化和血壓的升高，各個內臟器官會發生繼發性改變，其中以心、腦、腎最為重要。可能會產生的病變有：心臟高血壓性心臟病（hypertensive heart disease）、腎臟原發性顆粒性固縮腎（primary granular contracted kidney）或細動脈硬化腎（arteriolar nephrosclerosis）、高血壓腦病（hypertensive encephalopathy）、高血壓危象（hypertensive crisis）、腦軟化（softening of brain）、微小動脈瘤（microaneurysm）及視網膜病變。

（二）心臟：主要表現左心室心肌肥厚。血壓增高使左心室負荷加重、心肌肥厚與擴大，左心室壁增厚達 1.5 ～ 2.0 公分（cm）以上（正常值為 0.9 公分（cm））。早期左心室肥大，心腔不擴張，稱為向心性肥厚；後期會出現肌源性擴張、心臟衰竭。

小博士解說

原發性高血壓

原發性高血壓（primary hypertension）：指病因不明，以體循環動脈血壓持續升高為主要臨床表現，以全身細小動脈硬化為病變基礎的全身性疾病。常波及心、腦、腎等重要的內臟器官。是常見的心身疾病之一。其發病率在國內呈現上升的趨勢。

病因

遺傳因素	75% 為遺傳素質。基因的變異、突變和遺傳缺陷。若 RAS 基因多態性和突變，上皮鈉通道蛋白基因突變會導致鈉敏感性高血壓。
環境因素、心理社會因素	飲食：Na^+，肥胖，年齡，吸菸。

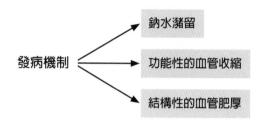

發病機制
- 鈉水潴留
- 功能性的血管收縮
- 結構性的血管肥厚

分類

症狀性（繼發性）	繼發於某些疾病。
原發性（特發性）	原因不明；良性高血壓（Benign hypertension）占 95%，（惡性高血壓（Malignant hypertension））

病因及發病機制

遺傳因素	遺傳素質、多重基因病。
飲食電解質	高鈉，低 K^+，低的 Ca^{2+}。
社會心理壓力	改變體內激素的平衡。
腎因素	分泌抗高血壓升高的物質失調。
神經內分泌因素	交感神經的縮血管纖維興奮占有優勢。

✚知識補充站

高血壓概論

　　高血壓是一種嚴重危害民眾健康的常見病症、多發病症。三高：發病率、致殘率、死亡率高。腦出血；500 萬 / 年。三低：知曉率 45%、服藥率 30%、控制率 10%。三不：不規則用藥、不難受不服藥、不用藥。原發性高血壓是一種原因未明的、以體循環動脈血壓升高為主要表現的獨立性、全身性疾病。大多見於 30 ～ 40 歲以上的中老年人。以全身性的細小動脈硬化為基本病變，絕大多數療程漫長，症狀顯隱不定，不易持續治療，發展至晚期，常會引起心、腦、腎及眼底病變並有相關的臨床表現，嚴重者會因為心、腦、腎病變而致死。

6-5 高血壓病（二）

一、高血壓性心臟病：（一）代償期：向心性肥大；（二）失代償：肌源性擴張會導致心臟衰竭（由左心至右心）。

二、腎臟：腎的病變表現為原發性顆粒性固縮腎或細動脈硬化腎。從肉眼觀察：雙側腎對稱性縮小、表面瀰漫性細顆粒狀。病變晚期由於腎單位喪失過多會引起腎功能衰竭。長期高血壓致腎小動脈硬化、腎功能減退，會引起夜尿、多尿、蛋白尿及管型尿；尿中會見到紅血球；晚期會出現氮質血症和尿毒症。在內視鏡下觀察：細小動脈硬化、萎縮腎單位、代償腎單位。萎縮腎單位：入球小動脈玻璃狀變性會導致腎小球缺血，再導致腎小球玻璃狀病變、纖維化、腎小管萎縮消失。代償腎單位：腎小球代償性肥大、球囊擴張、腎小管代償性擴張；間質：纖維結締組織增生、淋巴單核細胞浸潤。肉眼觀察：體積縮小表面均勻細顆粒狀；切面皮質變薄（小於 2 毫米）；為原發性顆粒性固縮腎。

三、腦：高血壓腦病、高血壓危象、腦軟化、腦出血、微小動脈瘤。高血壓會引起頸外動脈擴張、膨脹及脈搏增強，血壓急劇升高常會發生腦血管痙攣。普遍且劇烈的腦血管痙攣會引起腦水腫、顱內壓增高，出現劇烈的頭痛，伴隨著噁心、嘔吐、抽搐或昏迷，稱為高血壓腦病。上述的臨床表現加劇，而出現意識障礙、抽搐等病情急重等表現，稱為高血壓危象。

腦細動脈和小動脈痙攣或伴隨著血栓形成，造成腦組織壞死液化，內視鏡下表現為疏鬆網狀結構，稱為腦軟化。腦血管痙攣，血管壁薄弱並失去周圍支撐組織（軟化灶周圍），會在血流的沖擊下，局部膨出，形成微小動脈瘤。動脈瘤若破裂則會引起腦出血，普遍而急劇的腦小動脈痙攣與硬化，使得微血管壁缺血，通透性增高，導致急性腦水腫。

四、視網膜病變：眼底內視鏡檢查所見，早期，視網膜中央動脈痙攣，中期血管迂曲，蒼白，粗細不均，反光增強，呈現銀絲狀改變，出現動靜脈交叉壓迫現象，晚期會有視神經乳頭水腫，視網膜有滲出和出血，病人視線模糊。改變早期會見到視網膜動脈痙攣，動脈變細，以後發展為視網膜動脈狹窄，動靜脈壓迫，會出現眼底出血或視乳頭水腫。

五、原發性高血壓可以分為：

（一）良性高血壓（benign hypertension）又稱為緩進型高血壓。其分期為功能紊亂期（第一期）（病變：細小動脈痙攣、無器質性病變；臨床：血壓波動、頭昏、頭痛）、動脈病變期（第二期）（後果：管壁（增厚）、管腔（狹窄）、中膜平滑肌（減少）、血管（硬，脆））、內臟病變期（第三期）：心臟：左心室向心性肥大；左室之外圍阻力增高導致向心性肥大代償性（Concentric hypertrophy）（壁厚，腔不擴張）；在內視鏡下觀察：心肌細胞變粗、變長，核大深染。伴隨著心壁細小動脈硬化、冠狀動脈粥狀硬化、肥大心肌需血增多，導致供血不足，再導致肌源性擴張，左心收縮力下降，再導致左心功能不全，喪失代償性，離心性肥大（Eccentric hypertrophy）。

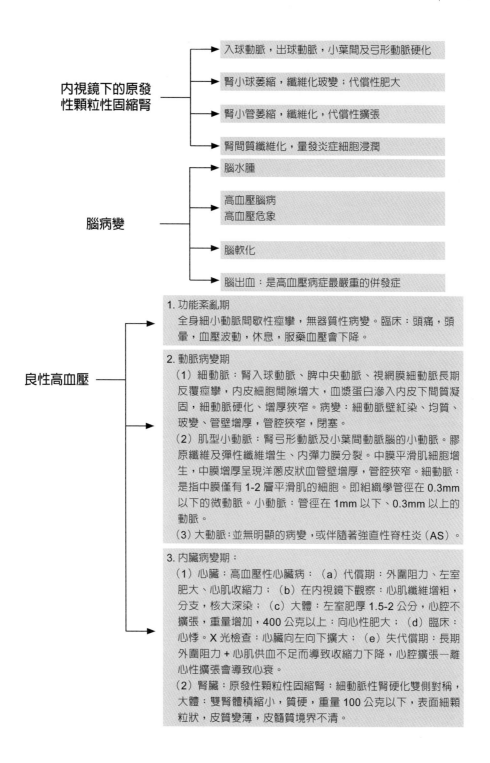

內視鏡下的原發性顆粒性固縮腎
- 入球動脈，出球動脈，小葉間及弓形動脈硬化
- 腎小球萎縮，纖維化玻變；代償性肥大
- 腎小管萎縮，纖維化，代償性擴張
- 腎間質纖維化，量發炎症細胞浸潤

腦病變
- 腦水腫
- 高血壓腦病 高血壓危象
- 腦軟化
- 腦出血：是高血壓病症最嚴重的併發症

良性高血壓

1. 功能紊亂期
全身細小動脈間歇性痙攣，無器質性病變。臨床：頭痛，頭暈，血壓波動，休息，服藥血壓會下降。

2. 動脈病變期
（1）細動脈：腎入球動脈、脾中央動脈、視網膜細動脈長期反覆痙攣，內皮細胞間隙增大，血漿蛋白滲入內皮下間質凝固，細動脈硬化、增厚狹窄。病變：細動脈壁紅染、均質、玻變、管壁增厚，管腔狹窄，閉塞。
（2）肌型小動脈：腎弓形動脈及小葉間動脈腦的小動脈。膠原纖維及彈性纖維增生、內彈力膜分裂。中膜平滑肌細胞增生，中膜增厚呈現洋蔥皮狀血管壁增厚，管腔狹窄。細動脈：是指中膜僅有 1-2 層平滑肌的細胞。即組織學管徑在 0.3mm 以下的微動脈。小動脈：管徑在 1mm 以下、0.3mm 以上的動脈。
（3）大動脈：並無明顯的病變，或伴隨著強直性脊柱炎（AS）。

3. 內臟病變期：
（1）心臟：高血壓性心臟病：（a）代償期：外圍阻力、左室肥大、心肌收縮力；（b）在內視鏡下觀察：心肌纖維增粗，分支，核大深染；（c）大體：左室肥厚 1.5-2 公分，心腔不擴張，重量增加，400 公克以上：向心性肥大；（d）臨床：心悸。X 光檢查：心臟向左向下擴大；（e）失代償期：長期外圍阻力 + 心肌供血不足而導致收縮力下降，心腔擴張—離心性擴張會導致心衰。
（2）腎臟：原發性顆粒性固縮腎：細動脈性腎硬化雙側對稱，大體：雙腎體積縮小，質硬，重量 100 公克以下，表面細顆粒狀，皮質變薄，皮髓質境界不清。

6-6 高血壓病（三）

（二）惡性高血壓（malignant hypertension）：又稱為急進型高血壓。

高血壓的診斷標準為：收縮壓≥ 140mmHg（18.6Kpa）和（或）舒張壓≥ 90mmHg（12.Kpa）。

六、良性高血壓的病因和發病機制

（一）發病因素

1. 心理因素：不良心理狀態、情緒反應、長期精神緊張等。

2. 社會因素：政治、經濟、文化、人際關係等。

3. 遺傳因素：原發性高血壓具有明顯的遺傳傾向。

4. 其他的因素：高鈉飲食、低鈣飲食、年齡、肥胖等。

（二）發病機制

1. 心理社會因素：血管舒縮調節失控→使血管收縮作用占優勢→外圍阻力上升→血壓上升。

2. 分泌系統的啟動：中樞神經系統→下丘腦→腺下垂體→腎上腺皮質系統啟動。中樞神經系統→交感→腎上腺髓質系統啟動。中樞神經系統→腎素→血管緊張素→醛固酮系統啟動。

七、惡性高血壓病（急進型）

（一）比較少見、年輕、急速、損傷重。

（二）血管壁纖維蛋白狀壞死。

（三）視網膜改變明顯：出血、視神經乳頭水腫、視力模糊，甚至視網膜剝離、失明。

（四）多數在一年之內死於尿毒症、腦出血、心臟衰竭。

1. 腎的變化：在內視鏡下觀察：細動脈壞死（纖維素狀壞死）、小動脈、增生性動脈內膜炎。大體：表面出血，切面微梗塞灶。

2. 腦的變化：缺血、微梗塞、腦出血。

小 博 士 解 說

正常人的血壓隨內外環境變化在一定範圍內波動。在整體性人群之中，血壓水準隨著年齡逐漸升高，以收縮壓更為明顯，但是50歲之後舒張壓會呈現下降的趨勢，脈壓也隨之加大。近年來，人們對心血管病多重危險因素作用以及心、腦、腎標靶器官保護的認知不斷地深入，高血壓的診斷標準也在不斷調整，目前認為同一血壓水準的患者發生心血管病的危險不同，因此有了血壓分層的概念，即發生心血管病危險度不同的患者，適宜血壓水準應有不同。醫生在面對患者時在參考標準的基礎上，根據其實際的情況判斷該患者最合適的血壓範圍，採用聚焦性的治療措施。

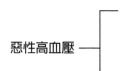

惡性高血壓 ─┬─ 大多見於青少年，血壓顯著升高，常會超過230/130mmHg，病變進展迅速，會發生高血壓腦病，或較早出現腎衰。大多為原發性，亦可以為繼發性。

└─ 病變的特點：增生性的小動脈硬化和壞死性細動脈炎，主要波及腎。患者大多在一年之內因為尿毒症、腦出血和心臟衰竭而死亡。

腦：腦軟化，腦出血

腦動脈病變	細小動脈硬化，血栓形成，微小動脈瘤。
腦軟化	缺血性壞死 - 微梗塞病灶。
腦出血（最為嚴重）	細小動脈病變導致血壓突然上升，大腦中動脈直角分支，導致血流衝擊上升，引發破裂性出血。部位：基底節，內囊，大腦白質腦橋，小腦；臨床：昏迷，呼吸加深，脈搏加快，內囊 - 對側肢體偏癱，感覺消失。
結局	療程發展緩慢，療程較長。
死因	腦出血，心臟衰竭，腎臟衰竭。

✚ 知識補充站

病歷摘要：
1. 某女，17 歲。勞力性心悸、氣促 4 年，呼吸困難伴隨發紺，下肢浮腫、腹脹近 20 天。
2. 四年前咽痛，在二週之後出現反覆發燒，雙膝關節、踝關節游走性疼痛。
3. 心尖搏動瀰漫，心濁音界兩側擴大，心率為 128 次 / 分鐘，二尖瓣聽診區可以聽到收縮期和舒張期雜音。
4. 住院治療無效，最後死於急性肺淤血水腫。

問題：
1. 患者患了哪種病症病變，特點是什麼？會波及哪些組織？
2. 患者二週前咽痛與本病症的發生是否有關？
3. 為何出現二尖瓣病變關節疼痛與心臟有何關係？為何會死於肺淤血水腫？

6-7 風濕病（一）

一、概論

　　風濕病（rheumatism）是一種與咽喉部 A 組 B 型溶血性鏈球菌感染有關的變態反應性疾病。主要侵犯結締組織，以形成風濕小體為其病理特徵。最常波及心臟、關節、皮膚、皮下組織、腦及血管等，以心臟病變最為嚴重。急性期稱為風濕熱，為風濕活動期。還會有發燒、關節痛、白血球增多，血沉加快、血液中抗鏈球菌溶血素「O」滴度增高及心電圖示 P—R 間期延長等。好發於 5 ～ 15 歲，秋冬季為多發季節。

二、病因與發病機制

（一）病因

1. 咽喉部 A 組 B 型溶血性鏈球菌感染（依據：好發季節、發病率、復發率、病變嚴重程度與鏈球菌性咽喉炎的流行季節、發病率、抗鏈球菌治療成功與否密切相關；病人血中抗鏈球菌抗體增高）。本病並非 A 組 B 型溶血性鏈球菌直接致病（例如：風濕病並不是化膿性發炎症；發病不在鏈球菌感染的極期，兩者相隔 2 ～ 3 週；典型病變不見於鏈球菌感染原發部位，而是遠離感染灶；典型病變區從未培養出鏈球菌），可能是一種與鏈球菌感染有關的變態反應性發炎症（依據：風濕病典型者為變態反應性發炎症常有的纖維素樣壞死；風濕小體為一種細胞介導的遲發性肉芽腫病變；患者血液中會有抗心肌抗體 AHA 和抗 N—B 醯氨基酸葡萄糖抗體增高，關節炎患者可有免疫合成物增高；患者 B 淋巴細胞、TH 細胞增高，TS 細胞相對地下降等）。
2. 受寒、受潮、病毒感染。
3. 身體抵抗力與反應性的變化（內因）。

（二）發病機制

1. 抗原抗體交叉反應學說：鏈球菌細胞壁的 C 抗原引起的抗體可以與結締組織（例如：心瓣膜、關節等）發生交叉反應；鏈球菌壁的 M 抗原引起的抗體與心肌及血管平滑肌交叉反應。
2. 鏈球菌抗原可能會激發患者自身的免疫。

小博士解說

　　風濕病是一種與A組B型溶血性鏈球菌感染有關的變態反應性疾病。風濕病病變主要波及全身的結締組織，表現為急性或慢性結締組織的發炎症，膠原纖維發生變性、壞死，繼而出現增生，形成具有診斷價值的風濕肉芽腫。

風濕病的病因

一般認為其發生與 A 組 B 型溶血性鏈球菌的感染有關的變態反應性發炎疾病：其證據為

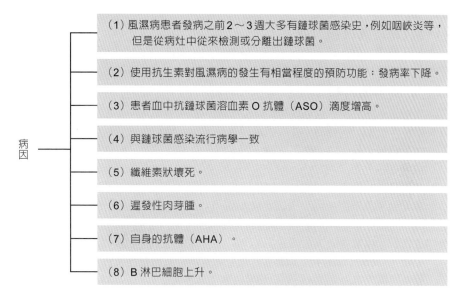

病因

(1) 風濕病患者發病之前 2～3 週大多有鏈球菌感染史，例如咽峽炎等，但是從病灶中從來檢測或分離出鏈球菌。

(2) 使用抗生素對風濕病的發生有相當程度的預防功能：發病率下降。

(3) 患者血中抗鏈球菌溶血素 O 抗體（ASO）滴度增高。

(4) 與鏈球菌感染流行病學一致

(5) 纖維素狀壞死。

(6) 遲發性肉芽腫。

(7) 自身的抗體（AHA）。

(8) B 淋巴細胞上升。

非鏈球菌直接感染的證據

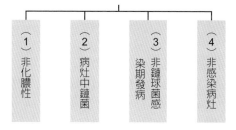

(1) 非化膿性

(2) 病灶中鏈菌

(3) 非鏈球菌感染期發病

(4) 非感染病灶

風濕病的發病機制

一般認為 A 組溶血性鏈球菌抗原使身體產生的抗體既可以作用於鏈球菌菌體，又可以作用於結締組織及心臟，引起風濕病變，即此種抗體具有交叉反應的特點。本病發生也有自身免疫機制的參與。

抗原抗體交叉反應學說	(1) 細菌胞壁：人 (2) C 蛋白：心臟瓣膜，關節 (3) M 蛋白：心肌，血管平滑肌
與免疫合成物的形成有關	
自身抗體產生	心肌，抗心內膜抗體，平滑肌

6-8 風濕病（二）

三、基本的病理變化
（一）非特異性發炎症
漿膜、皮膚、腦、肺充血、水腫、漿液或漿液纖維素性滲出，膠原纖維發生黏液狀變性和纖維素狀壞死，淋巴細胞浸潤，可完全癒合，亦可以纖維化及纖維性黏連。

（二）肉芽腫性炎：
典型的患者在心臟，也可以在動脈和皮下組織。

1. 變質滲出期：病變部位結締組織發生黏液狀病變和纖維素狀壞死。同時有充血、纖維素滲出及少量的淋巴細胞、漿細胞、嗜酸性細胞、中性粒細胞浸潤。大約一個月左右。

2. 增生期或肉芽腫期：病灶部位的心臟組織細胞聚集、增生，吞噬纖維素狀壞死物。會見到風濕細胞或阿少夫細胞（Aschoff cell）。風濕細胞：胞體較大，圓形，多邊形，邊界清楚而不整，胞漿豐富且微嗜雙色；核大，圓形或橢圓形，核膜清晰，染色質集中於中央，橫切面呈現梟眼狀，縱切面呈現毛蟲狀。風濕小體或阿少夫小體（Aschoff body）：纖維素狀壞死、成團的風濕細胞及伴隨的淋巴細胞、漿細胞共同構成的肉芽腫。可以小到僅由數個細胞到近 1 公分。球形、橢圓形或梭形。典型的風濕小體是風濕病的特徵性病變，並顯示有風濕活動。此期大約為 2 ～ 3 個月。

3. 纖維化期或癒合期：纖維素狀壞死物被溶解吸收，風濕細胞轉變為長梭形成纖維細胞，細胞之間出現膠原纖維，風濕小體纖維化，形成梭形小瘢痕。此時期大約為 2 ～ 3 個月。

四、風濕病的各個器官病變
（一）風濕性心臟病（Rheumatic heart disease, RHD）
包括急性期的心臟炎（carditis）和靜止期的慢性風濕性心臟病（chronic rheumatic heart disease, CRHD）。風濕性心臟炎包括風濕性心內膜炎、風濕性心肌炎、風濕性心外膜炎。

1. 風濕性心內膜炎：病變主要侵犯心瓣膜，引起瓣膜炎。瓣膜病變以二尖瓣最為多見、其餘為二尖瓣和主動脈瓣合併受到波及，主動脈瓣、三尖瓣、肺動脈瓣極少受到波及。急性期，瓣膜腫脹，間質有黏液狀變性和纖維素狀壞死，偶而有風濕小體。病變瓣膜表面的內皮細胞由於受到瓣膜開、關時的摩擦，易於發生變性、脫落，暴露其下膠原，使血小板在該處沉積、凝集白色血栓（疣狀贅生物）。單一大小，例如粟粒狀（1 至 3mm），灰白色、半透明。常成串球狀單行排列於瓣膜閉鎖緣，與瓣膜黏連緊密，不易脫落，故稱為疣狀心內膜炎（verrucous endocarditis）後期，贅生物發生機化，瓣膜本身纖維化、瘢痕形成瓣膜增厚、變硬、捲曲、縮短、黏連瓣膜病。

基本的病理變化

變質滲出期	（1）變質滲出期 1 公尺。 （2）增生（肉芽腫期）2 公尺。 （3）瘢痕（癒合期）2-3 公尺。 （4）變質：基質黏液狀病變、纖維素狀壞死、小片狀、紅染、折光性強。 （5）滲出：漿液，纖維素，發炎症細胞。
增生期	亦稱為肉芽腫期，阿少夫小體、風濕小體、風濕小結、風濕性肉芽腫是診斷本病的重要依據。病灶組織細胞聚集、增生，吞噬纖維素狀壞死導致風濕細胞（Aschoff cell）。
癒合期	又稱為瘀痕期。

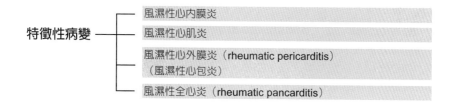

特徵性病變 —— 風濕性心內膜炎
風濕性心肌炎
風濕性心外膜炎（rheumatic pericarditis）
（風濕性心包炎）
風濕性全心炎（rheumatic pancarditis）

✚知識補充站

1. 感染性心內膜炎是指因為病原體直接侵襲心內膜所引起的心內膜炎。根據病因、病程和病變的不同，可以將感染性心內膜炎分為急性和次急性兩種。

2. 各器官的病變特徵：急性風濕性心臟病
（1）心瓣膜受到各種致病因子損傷後或先天發育異常所形成的器質性病變，表現為瓣膜口狹窄和／或關閉不全，最後導致心功能不全，引起全身血液循環障礙。
（2）心瓣膜病（va1vu1ar disease of the heart）：心瓣膜病大多為風濕性心內膜炎反覆發作的結果，感染性心內膜炎、主動脈粥狀硬化和梅毒性主動脈炎會波及主動脈瓣，也會引起主動脈瓣膜病。心瓣膜病少數是由瓣膜鈣化或先天性發育異常所導致。

3. 心瓣膜病
（1）一般由毒力強致病菌所引起、發病較急，病程較短；
（2）大多由化膿菌侵入心內膜引起，病原菌大多為金黃色葡萄球菌（占 50 ～ 80%），其次為溶血性鏈球菌，其他較為少見。
（3）一般病原菌先在身體局部引起化膿性炎（例如化膿性骨髓炎、癤、癰、產褥熱、尿道感染等），當身體抵抗力下降時（腫瘤、手術、慢性消耗性疾病、使用免疫抑制劑等），形成敗血症並侵犯心內膜。
（4）急性感染性心內膜炎多發生在原來正常的心內膜上，最常會波及二尖瓣，其次是主動脈瓣，而三尖瓣和肺動脈瓣很少受到波及。

6-9 風濕病（三）

2. 風濕性心肌炎：經常表現為灶性間質性心肌炎，以心肌間質內小血管附近出現風濕小體為特徵。風濕小體多見於室間隔和左室後上壁、左室後乳頭肌、左房後壁及心耳。尚可以見到間質水腫、淋巴細胞浸潤（成人）。兒童常表現為瀰漫性間質性心肌炎，心肌間質明顯水腫，有較多淋巴細胞、嗜酸性粒細胞、中性粒細胞浸潤、心肌細胞水腫及脂肪變性。

3. 風濕性心包炎：間皮細胞下充血、炎細胞浸潤，偶有風濕小體。突出的變化是多少不一的纖維素和漿液滲出。在纖維蛋白為主時，會導致絨毛心（乾性心包炎），在漿液為主時會導致心包腔積液（濕性心包炎）。結局：可以被完全吸收，少數患者會發展為縮窄性心包炎。上述的病變反覆發作，可能會分別引起心瓣膜病（慢性風濕性心臟病）、心肌纖維化及心包黏連或縮窄性心包炎。

（二）風濕性關節炎（Rheumatic arthritis）

臨床特徵為遊走性多關節炎。侵犯膝、肩、腕、肘、髖等關節，此起彼伏。局部紅腫熱痛，功能障礙。病變滑膜充血、腫脹，關節腔有大量的滲出物，發炎症消退之後不會留有畸形。「舔過關節，咬緊心臟」。

（三）皮膚病變

環形紅斑。為風濕活動表現之一，常見於兒童。為淡紅色環狀紅暈，稍微隆起，中央皮膚色澤正常。為非特異性滲出性發炎症。

（四）皮下結節

1. 大多見於四肢大關節附近伸側面皮下，直徑 0.5 ～ 2 公分，圓形或橢圓形，活動，無痛。

2. 在內視鏡下觀察：中央為大片纖維素狀壞死，外圍會見到增生的纖維細胞、組織細胞。伴隨著淋巴細胞浸潤。

（五）風濕性動脈炎（Rheumatic arteritis）

1. 以小動脈受到波及較為常見。急性期血管壁纖維素狀壞死、淋巴細胞、單核細胞浸潤，會有風濕小體形成。

2. 在後期，血管壁會纖維化而增厚，管腔狹窄，閉塞。

（六）風濕性腦病

1. 大多見於 5 ～ 12 歲女孩。主要病變為風濕性動脈炎及皮質下腦炎（神經細胞變性、膠質細胞增生、膠質結節形成）。

2. 若病變主要波及基底節、黑質等部位時，患兒會出現面肌及肢體不自主運動，稱為小舞蹈症（chorea minor）。

感染性心內膜炎

	急性	次急性
細菌	金黃色葡萄球菌，鏈球菌	毒力較弱的草綠色鏈球菌
感染途徑	局部化膿性發炎症：膿毒血症 - 心內膜	局部炎症灶：敗血症 - 心內膜
病程	較急、較重、較短	較長，六週以上
好發瓣膜	正常瓣膜，尤其是二尖瓣。	病變瓣膜，少數正常瓣膜。
瓣膜病變	化膿性發炎症：膿性滲出、組織壞死、潰瘍、穿孔。	慢性病變：增厚、變形、變硬，潰瘍淺，肉芽組織形成。
贅生物	粗大質脆、灰黃、易脫落；血小板＋纖維素（血栓）；壞死組織＋膿細胞＋細菌。	質脆、灰黃、易於脫落；血小板＋纖維素（血栓）；壞死組織＋發炎細胞＋細菌。
臨床表現	寒顫發高燒、白血球增高、血液培養陽性反應、轉移性膿腫較為多見。	心臟雜音；敗血症：發燒、脾大、貧血；皮膚黏膜出血點、Osler 結節；血液培養會有陰性反應、栓塞的現象。
結局及併發症	（1）急性瓣膜關閉不全；瓣膜破裂，腱索斷裂；（2）慢性心瓣膜病；（3）栓塞。	（1）慢性心瓣膜病；（2）栓塞。
栓塞結果	導致敗血性梗塞，多發性膿腫，脾梗塞：脾周圍炎，左上腹刺痛。	引起梗塞，但是極少形成膿腫，腦梗塞：可以定位症狀，腎梗塞：腰痛、血尿。

心肌病與心肌炎

心肌病	擴張性心肌病、肥厚性心肌病、限制性心肌病
心肌炎	病毒性心肌炎、細菌性心肌炎、孤立性心肌炎

風濕性心內膜炎（rheumatic endocarditis）

風濕性心內膜炎	為疣狀贅生物（verruousvegetation）、疣狀心內膜炎（verruousendocarditis）、瓣膜閉鎖緣形成串珠狀贅生物（白色血栓），由血小板和纖維素構成，不易脫落、易於機化。
以肉眼觀察	心瓣膜閉鎖緣上有單行，灰白色疣狀熬贅生物。
在內視鏡下觀察	贅生物形態，白色血栓（血小板＋纖維素）。

✚知識補充站

感染性心內膜炎

1. 次急性感染性心內膜炎由毒力較弱致病菌所引起，病程較長，瓣膜病變除變性壞死之外，尚有明顯的增生性改變。

2. 引起感染性心內膜炎的病原體有細菌、真菌、衣原體等，但是以細菌最多見，故感染性心內膜炎也習慣上稱為細菌性心內膜炎。

3. 次急性感染性心內膜炎大多發生在已有病變的心瓣膜上，例如風濕性心內膜炎（50～80%）或先天性心臟病，少數發生於正常心瓣膜。最常侵犯二尖瓣和主動脈瓣，而三尖瓣和肺動脈瓣極少受到波及。

4. 病理變化（從肉眼觀察）：主要表現為在原有病變的瓣膜上形成贅生物。

NOTE

第7章
呼吸系統疾病

1. 掌握慢性支氣管炎的病理變化、併發症及臨床特點。

2. 掌握大、小葉性肺炎的病變特點及病理臨床的關係。

3. 熟悉大、小葉性肺炎的結局及併發症。

4. 了解慢性支氣管炎的病因和發病機制。

5. 了解大、小葉性肺炎的病因及發病機制。

6. 了解間質性肺炎的病變特點。

7. 熟悉肺癌的病因、擴散途徑及病理臨床的關係。

8. 掌握肺癌的病理變化。

7-1 肺炎（一）

一、肺的組織結構

（一）肺實質：支氣管樹、肺泡。（二）肺間質：結締組織、血管、淋巴管。（三）肺導管部分：支氣管、小支氣管、細支氣管、終末細支氣管。（四）肺呼吸部分：呼吸性細支氣管、肺泡管、肺泡囊、肺泡。

二、呼吸系統疾病

呼吸系統疾病包含慢性支氣管炎、支氣管擴張症、肺氣腫、慢性肺源性心臟病、肺炎、矽肺、肺癌。

三、肺炎

（一）依據病因來分類： 1. 感染性肺炎：細菌性、病毒性、支原體性、真菌性；2. 理化性肺炎：放射性、吸入性、類脂性；3. 變態反應性肺炎：過敏性、風濕性。（二）依據發生的部位來分類： 肺泡性肺炎、間質性肺炎。（三）依據病變的範圍來分類：大葉性肺炎、小葉性肺炎、間質性肺炎。

四、大葉性肺炎（Lobar pneumonia）

是一種由肺炎球菌引起的以肺泡瀰漫性纖維素滲出為主的發炎症，病變瀰漫波及整個肺大葉或肺段，導致肺廣泛實質病變。臨床上以肺實質病變徵象為主、以青壯年較為多見。為急性纖維素性發炎症。

（一）病因及發病機制：病原菌：絕大多數（95% 以上）是由肺炎球菌（肺炎鏈球菌）所引起。微循環障礙，蓋（cap）通透性會上升。（二）發病機制：1. 誘因會導致呼吸道防禦功能下降，黏液分泌增多。2. 與變態反應有關。（三）病變及臨床病理的關係：發炎症的性質為纖維素性發炎症，典型的大葉性肺炎病變發展大致可以分為四期、療程大約為十天。1. 充血水腫期：第 1 － 2 天：病理特色：肺泡壁微血管擴張充血，肺泡腔以漿液滲出為主，其它的成分較少。肺腫脹、暗紅、富於液體。臨床特色：以聽診兩肺濕羅音為主，咳泡沫狀痰。2. 紅色肝狀病變期：第 3 － 4 天，病理特色：肺泡壁微血管擴張充血，肺泡腔以紅血球、纖維素滲出為主，雜以少量中性白血球。肺腫大、暗紅、質實如肝，切面細顆粒狀，相關的肺膜有纖維素滲出。臨床特色：以肺實病變徵象為主（叩診實音，語顫增強、呼吸音減弱，胸透大片緻密陰影）；缺氧、胸痛，咳鐵鏽色痰，痰細菌檢出率高。3. 灰色肝狀病變期：第 5 － 6 天：病理特色：肺泡腔以纖維素及中性白細胞滲出為主、肺泡壁微血管受壓，肺泡腔紅血球溶解會消失；肺腫脹、乾燥、灰白。臨床特色：仍然有肺實變徵象，但是缺氧會有所改善，痰菌不易檢出。4. 溶解消散期：第 6 天以後：病理特色：肺泡內中性粒細胞崩解、肺泡巨噬細胞明顯地增多、纖維素溶解、吸收，肺泡逐漸淨化恢復常態。臨床特色：實質病變徵象會消失，最後恢復正常。（四）併發症：1. 肺肉質病變（機化性肺炎）：由於肺泡內纖維素性滲出物過多，中性白血球較少，蛋白酶產生不足、纖維素不能充分溶解清除而發生機化，使得肺實病變如同肉狀。2. 肺膿腫及膿胸。3. 中毒性休克。

肺炎的分類

依據病因來分類	（1）感染性、細菌性、病毒性、支原體性、真菌性和寄生蟲性肺炎。 （2）理化性、放射性、吸入性肺炎。 （3）變態反應性、過敏性和風濕性肺炎。
依據病變性質來分類	漿液性、纖維素性、化膿性、出血性、乾酪性、肉芽腫性和機化性肺炎等。
依據病變範圍來分類	大葉性、小葉性、間質性、節段性和肺泡性肺炎等。

大葉性肺炎

概念	以肺炎球菌致肺泡內瀰漫纖維素性炎症為主要的病變特徵，會波及肺段和整個肺葉。
病因及發病機制	90% 由肺炎球菌所引起，3 型毒力最強。少數由其他化膿菌引起。其誘因為寒冷、疲勞、醉酒、感冒、麻醉、糖尿病、肝、腎疾病。在身體抵抗力下降時，細菌乘虛而入。病變起始於肺泡，迅速波及整個肺大葉，以肺泡內滲出大量纖維素為特點。
臨床病理的關係	（1）病變一般發生在單側肺，以左肺或右肺下葉較為多見。 （2）以寒顫、高燒、咳嗽、胸痛、肺實變、咳鐵銹色痰為主要的臨床表現。 （3）大多見於青壯年，男多於女，發病急，發病以寒冷季節多見，預後一般良好。
病理變化	屬於纖維蛋白滲出性炎症，病變分為四期：充血水腫期、紅色肝狀病變期、灰色肝狀病變期、溶解消散期。

臨床表現

毒血症的表現	寒顫、發高燒、咳嗽、咳痰。
聽診	濕性囉音。
X 光檢查	此時肺尚未發生實變，病變處片狀模糊陰影。
實驗室檢查	白血球升高。

充血水腫期：（第 1-2 天）

內視鏡下觀察	肺泡壁充血、水腫、肺泡腔內大量漿液性滲出物，混有少量的紅血球、中性粒細胞，並含有大量的細菌。
肉眼觀察	肺葉腫脹，重量上升，暗紅，切面會擠出帶泡沫的血性漿液。

紅色肝狀病變期（第 3-4 天）

紅色肝狀病變期（第 3-4 天）	肉眼觀察病變肺葉腫大，重量增加，顏色暗紅，質實如同肝臟。
內視鏡下觀察	肺泡壁微血管擴張、充血，肺泡腔內充滿大量的紅血球，相當數量的纖維素、中性粒細胞。

7-2 肺炎（二）

五、小葉性肺炎（Lobular pneumonia）

由化膿菌感染所引起、以細支氣管為中心及其周圍肺組織的化膿性發炎症，又稱為支氣管肺炎。以小兒及年老體弱者較為多見。

（一）病因及發病機制：病原菌：肺炎球菌、鏈球菌、流感桿菌等多種病菌混合感染。

（二）發病機制：各種原因引起的呼吸道防禦機能下降，使呼吸道原寄生菌得以入侵繁殖。常繼發於其他疾病，老、幼、病弱者較為多見。

（三）內視鏡觀察：實質病變病灶內細支氣管及周圍肺泡有多量膿性滲出物（以中性白血球為主），病灶附近的肺組織充血水腫。

（四）臨床病理的關係：咳嗽、咳痰、兩肺濕性囉音、X光檢查兩肺散在灶性陰影。

（五）臨床特點及結局：發燒、咳嗽、呼吸困難，兩肺有濕性囉音。大多見於小兒、老年人及體弱多病者，病情較重，預後較差。若及時治療大多可以痊癒。

（六）併發症：小葉性肺炎併發症遠較大葉性肺炎為多見，且危險性也較大，併發症包含呼吸衰竭、心臟衰竭、肺膿腫和膿胸、支氣管擴張。

六、間質性肺炎（Interstitial pneunconia）

間質性肺炎是指發生於肺間質的發炎症。病變主要波及支氣管、細支氣管周圍，小葉間隔及肺泡間隔，肺泡腔內的滲出輕微。支原體肺炎、病毒性肺炎均屬於間質性肺炎的範疇，大多見於兒童。

（一）病因

1. 病毒（腺病毒、呼吸道腸道病毒、麻疹病毒、流感病毒等）；患者大多為兒童，但是嬰兒和老年患者病情較重。

2. 肺炎支原體：兒童和青年發病率較高。

3. 肺炎支原體會導致支原體肺炎。病毒會導致病毒性肺炎：上皮細胞內包涵體出現，是病理診斷的重要依據。

註：流感病毒性肺炎不易檢出病毒包涵體。

（二）病變的特點

1. 肉眼觀察：間質性肺炎肉眼觀病變不明顯。

2 內視鏡觀察：發炎症性質為非化膿性發炎症，主要限於肺泡間質。肺泡間隔明顯增寬，有充血、水腫、淋巴細胞、單核細胞浸潤。病毒感染者可出現多核鉅細胞及細胞內檢見病毒包涵體。此種包涵體會出現在核內（例如腺病毒），細胞漿內（例如呼吸道合胞病毒）或兩者都有（例如麻疹病毒）。某些重症病毒性肺炎（例如流感肺炎），肺泡腔面有透明膜形成。

（三）特點

間質性肺炎突出的臨床表現是由於發炎症的刺激而引起劇烈的咳嗽，初為乾咳，以後咳少量黏液膿性痰，肺部很少會出現濕性囉音和實質的病變徵象。

小葉性肺炎

概念：也稱為支氣管肺炎。是指以細支氣管為中心的肺組織急性化膿性發炎症。主要發生於小兒及年老體弱者，春冬寒冷的季節發病率較高。

↓

病因及發病機制：多數葡萄球菌、肺炎球菌所引起，最常見的病原體是致病力較弱的肺炎球菌，少數由其他化膿菌所引起，但是往往是混合感染。在某些誘因的作用下，身體抵抗力下降時，細菌乘虛而入。常見於下列的情況：（1）繼發於麻疹、百日咳、慢性支氣管炎、惡性腫瘤等。（2）長期臥床的墜積性肺炎。（3）全身麻醉、昏迷的吸入性肺炎及圍產期羊水吸入性肺炎。

↓

病理變化：病變特徵為肺組織內散在以細支氣管為中心的化膿性發炎症性病灶，常散布於各葉，以兩肺下葉和背側為多，一般不會波及胸膜。肉眼觀察：兩肺表面及切面散在實質病變病灶，下葉後部明顯，病灶大小不等，形狀不規則，直徑大約為1公分。色灰白或淺黃色。病灶中央常見1-2個細支氣管斷面。在嚴重時，病灶相互融合成大片病灶，形成融合性小葉性肺炎。

↓

內視鏡下觀察：病灶中心或周邊部細支氣管腔內有發炎性滲出物，管壁充血、水腫及中性粒細胞浸潤；肺泡腔內充滿中性粒細胞、單核細胞、纖維蛋白；可以見到代償性肺過度擴張。

↓

臨床與病理的關係：（1）咳嗽、咳痰：支氣管黏膜受到發炎症及滲出物刺激所導致。痰液為黏液膿性痰。（2）呼吸困難、紫紺：支氣管通氣和肺泡換氣障礙。（3）細濕囉音：病變區細支氣管和肺泡內滲出物。（4）X光檢查：肺實質病變徵象不明顯，肺內散在不規則小片狀或斑點狀陰影。

↓

臨床特點及結局：發燒、咳嗽、呼吸困難，兩肺有濕性囉音。大多見於小兒、老年人及體弱多病者，病情較重，預後較差。及時治療大多可以痊癒，

↓

併發症：小葉性肺炎併發症遠較大葉性肺炎多見，且危險性也較大，呼吸衰竭、心臟衰竭、肺膿腫和膿胸、支氣管擴張。

大葉性肺炎與小葉性肺炎的區別

	大葉性肺炎	小葉性肺炎
病因	肺炎鏈球菌	混合感染或毒力弱的肺炎鏈球菌
年齡	青壯年	小兒、老人、體弱者
開始部位	肺泡	支氣管、細支氣管
病變的範圍	肺大葉	肺小葉
性質	纖維素性發炎症	化膿性發炎症
肺泡破壞	(-)	(+)
胸膜炎	(+)	(-)、融合性可能會有
併發症	少	稍多
臨床	實質的病變病徵明顯	並無實質的病變徵象

7-3 **慢性支氣管炎**

慢性支氣管炎（chronic bronchitis）是指氣管、支氣管黏膜及其周圍組織的非特異性慢性發炎症。好發於大、中型支氣管。中老年人較為多見。臨床特點是咳嗽、咳痰，或伴隨著喘息，反覆發作，每年持續大約 3 個月，連續兩年以上。易發展成肺氣腫、肺心病。感染，非感染性因素會導致氣管支氣管慢性發炎症；為管壁慢性發炎症；會咳、痰、喘；療程較長，反覆發作會導致肺氣腫、肺心病。

一、病因及發病機制：（一）內因：抵抗力低、過敏體質，特別是呼吸系統的免疫防禦功能低落。（二）外因：1）.理化因素：吸菸（尼古丁、鎘、焦油）、大氣污染、寒冷刺激；2.感染因素：細菌、病毒；3.過敏因素：粉塵、煙草。

二、病理的變化：（一）呼吸道上皮的損傷與修復：纖毛黏連、倒伏、脫落，上皮細胞變性壞死。並會發生完全再生及鱗狀上皮化生，會嚴重地影響纖毛排送系統的功能。（二）黏液腺肥大、增生，漿液腺發生黏液化生，黏液分泌亢進，黏液瀦留，退變衰竭。（三）管壁的其他損害：充血、支氣管壁發炎細胞浸潤（以淋巴細胞及漿細胞為主）。發炎症反覆發作，向管壁及周圍組織蔓延破壞軟骨、平滑肌，引起管壁纖維化組織增生。（四）理化因素、感染因素、過敏因素、內在因素會導致纖毛排送功能下降，腺體分泌上升，肺泡巨噬細胞功能下降，損傷呼吸道黏膜，會導致呼吸道防衛功能下降，會導致合併感染管壁發炎症，會導致細支氣管炎及周圍炎。

三、臨床病理的關係：（一）咳嗽咳痰：支氣管黏膜因為發炎症刺激腺體增生、漿液腺黏液化，分泌黏液過多。（二）喘：小氣道狹窄所導致（支氣管痙攣、纖維增生、黏液栓及滲出物阻塞）。

四、併發症：（一）肺氣腫；（二）肺心病；（三）支氣管肺炎；（四）支氣管擴張：彈力纖維管壁平滑肌破壞軟骨。

小博士解說

呼吸系統：（一）病歷摘要：患者男性，33歲；主訴：慢性咳嗽氣喘20餘年，伴隨著反覆水腫及腹脹3年餘；病史：患者從11歲起有反覆咳嗽伴隨著氣喘，每年以冬天 為重，近3年來有反覆皮膚及四肢水腫，近年來病情逐漸加重，2天前嘔吐咖啡色物。體檢：體溫（T）35℃，脈搏（P）98，呼吸（R）30，血壓（BP）90/60 mmHg，心率100～120次/分鐘。心尖部有Ⅲ級收縮期雜音，兩肺布滿囉音。腹水症（+++），四肢輕度水腫。●實驗室檢查：白血球29.8×109／L，分類：中性粒93%，淋巴4%，單核4%；大便潛血（＋＋＋）。（二）屍解所見：死者的營養較差，腹腔內積液3000毫升，色淡黃。主要的內臟器官改變如下：1.肺：雙肺表面有多量纖維素附著，切面各級支氣管均擴張，呈現圓柱形。在內視鏡下觀察，見到支氣管壁增厚，纖維組織增生及發炎性細胞浸潤，多數肺泡呈現程度不等的擴張，肺泡壁微血管減少，部分肺泡壁斷裂相互融合成大泡。部分肺泡內有中性白血球滲出及浸潤。2.心：比死者拳頭稍大。右心腔明顯擴大，壁增厚，左心腔無明顯改變。在內視鏡下觀察，見到心肌纖維肥大，肌纖維間隙增寬。3.肝：位於右肋弓下2公分，表面光滑，邊緣變鈍，切面邊緣外翻，實質高於間質，紅、黃相間類似檳榔狀。在內視鏡下觀察：小靜脈及肝竇擴張充血，肝細胞胞漿內見到脂肪滴空泡。4.胃，腸道：黏膜面可以見到散在性出血點，在內視鏡下觀察，各層血管擴張性充血。

慢性支氣管炎的定義

慢性支氣管炎是指氣管、支氣管黏膜及其周圍組織的慢性非特異性發炎症。

臨床特點：反覆發作咳嗽、咳痰或伴隨著喘息症狀，且症狀每年至少持續三個月以上，連續兩年以上。常見的族群：為 40 ～ 65 歲中老年人。

病因與發病機制

理化因素	（1）吸菸：香煙中焦油、尼古丁等物質可損傷呼吸道黏膜，降低抵抗力；煙霧可引起小氣道痙攣，增加氣道的阻力。（2）空氣污染：大氣中的有害氣體、刺激性煙塵、粉塵等。（3）氣候因素：寒冷空氣會導致呼吸道黏膜分泌增加，纖毛排送黏液速度減慢，肺巨嗜細胞功能減弱等。
感染因素	肺炎球菌、肺炎克雷白桿菌、流感嗜血桿菌、奈瑟氏球菌等是導致慢性支氣管炎急性發作的主要病原菌。
過敏因素	喘息型慢支患者常會有過敏史。該類患者痰中會見到較多的嗜酸性粒細胞。

慢性支氣管炎的病理變化

呼吸道黏液 - 纖毛系統受到損傷：纖毛柱狀上皮細胞變性、壞死脫落。而上皮再生時，杯狀細胞增多，並會發生鱗狀上皮化生。損害呼吸道纖毛排送系統。

黏膜下腺體增生、肥大、黏液化和退變：黏膜上皮杯狀細胞增生，漿液腺化生為黏液腺。分泌黏液增多，造成氣道阻塞，咳嗽、咳痰，痰大多為白色黏液泡沫狀（感染時可為黃色膿痰）。晚期黏液腺萎縮則痰量減少。急性發作由於支氣管痙攣或黏液阻塞，會引起喘息。

支氣管壁的其他病變：黏膜、黏膜下層會有充血、水腫，淋巴細胞、漿細胞浸潤。病變較嚴重時，黏膜下層、外膜亦會發生炎症，管壁平滑肌束斷裂、萎縮、彈力纖維破壞，軟骨變性、萎縮、鈣化、骨化。

結局

痊癒；

會併發支氣管擴張、支氣管肺炎；

發展為阻塞性肺氣腫和慢性肺源性心臟病。

老年性肺氣腫的病理變化

肉眼觀察	肺顯著增大，邊緣鈍圓，色灰白，肺組織柔軟、彈性較差。
內視鏡下觀察	肺泡擴張、間隔變窄、肺泡孔擴大、肺泡間隔斷裂，擴張的肺泡融合成較大的囊腔。

7-4 肺氣腫與支氣管擴充症

一、肺氣腫（Pulmonary emphysema）

（一）基本概念：意指呼吸性細支氣管以及較遠的末梢肺組織，因為過度充氣而呈現持久性擴張，並伴隨著肺泡間隔破壞以至於肺彈性減弱、容積增大的一種病理狀態稱肺氣腫。末梢肺組織含氣量過多會導致過度膨大，再導致肺間隔破壞體積增大、彈性下降、功能下降。

（二）類型及發病機制：1.肺泡性肺氣腫（阻塞性肺氣腫）：因為小氣道阻塞性通氣障礙所引起，病變發生在肺腺泡最為常見。（1）發病機制：阻塞性通氣障礙、呼吸性細支氣管和肺泡壁彈性降低、彈性蛋白酶增多、活性增高。（2）類型：（a）腺泡中央型：呼吸細支氣管明顯擴張呈現囊狀肺泡管，肺泡變化不明顯；（b）全腺泡型：終端性細支氣管、肺泡、囊泡泡均呈現瀰漫性擴張；（c）腺泡周圍型：肺泡囊擴張、呼吸細支氣管、肺泡管基本正常；（d）此外還有不規則型：瘢痕旁肺氣腫、瘢痕附近的肺組織、肺腺泡不規則地受到波及；（e）肺大泡型：局灶性肺泡破壞、小葉間隔破壞、2公分以上的大囊泡。2.肺氣腫的病理變化：（1）肉眼觀察：肺體積膨脹、邊緣鈍圓、顏色灰白、柔軟、彈性減弱、有壓痕。切面疏鬆海綿狀，嚴重者肺膜下會有大泡的形成。（2）內視鏡下觀察：末梢組織呈現囊性擴張、肺泡擴張，肺泡孔擴大、肺泡壁變薄、斷裂融合成大囊腔、微血管床顯著減少。肺泡壁微血管床會使破壞減少，肺小動脈內膜會導致纖維性增厚，細、小支氣管會導致慢性發炎症。3.間質性肺氣腫：由於肺泡壁或細支氣管壁急性破裂，致使氣體進入肺間質，在小葉間隔形成串珠狀囊泡，見於劇烈人工呼吸、舉重、排便、外傷等。4.老年性肺氣腫：因為老年人肺彈性較差，收縮力減弱，造成儲氣過多。5.代償性氣腫：大多呈現局灶性，由於實質病變灶周圍殘餘肺組織過度代償而膨脹。6.α1-抗胰蛋白酶缺乏會導致肺氣腫；α1-AT 會抑制多種蛋白水解酶。

（三）臨床病理的關係：逐漸加重的呼氣性呼吸困難，肺功能降低會導致缺氧，桶狀胸、易於發展成肺源性心臟病。晚期與重症，肺通氣與換氣功能會下降，會導致呼氣性呼吸困難。症狀：感冒受寒會導致胸悶氣急，病變範圍會加大，併發感染會導致缺氧、二氧化碳滯留。徵象：桶狀胸、肋間隙增高、叩診過清音、呼吸運動減弱。

二、支氣管擴充症（Bronchiectasis）

是指支氣管管腔持久性擴張伴管壁纖維化增厚的一種慢性化膿性疾病。患者大多為成年人，常在兒童或青少年時期發病。主要臨床表現為咳嗽、大量膿痰、反覆咯血等。

（一）病變：1.部位：III、IV級支氣管及細支氣管。左肺比右肺多見，下葉比上葉多見。2.肉眼觀察：支氣管圓柱狀、囊狀或梭形擴張，會連續伸延到胸膜下。擴張的支氣管內常滯有惡臭的膿性滲出物，有時會帶血。3.內視鏡下觀察：支氣管慢性發炎伴隨著不同程度的組織結構破壞。（二）併發症：肺膿腫、膿胸、膿氣胸、肺心病。（三）臨床病理的關係：咳嗽、膿痰及咯血這些症狀的輕重取決於支氣管破壞及感染的程度。

肺泡性肺氣腫（阻塞性肺氣腫）

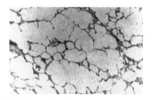

肺泡瀰漫擴張，間隔變窄，部分肺泡隔斷裂，
肺泡互相融合成大泡。

支氣管擴張症

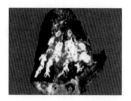

肺切面支氣管呈現圓柱狀囊狀擴張

阻塞性肺氣腫：完全阻塞

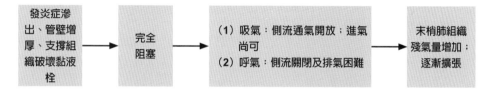

發炎症滲出、管壁增厚、支撐組織破壞黏液栓 → 完全阻塞 → (1) 吸氣：側流通氣開放；進氣尚可 (2) 呼氣：側流關閉及排氣困難 → 末梢肺組織殘氣量增加；逐漸擴張

阻塞性肺氣腫：不完全阻塞

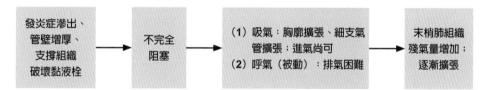

發炎症滲出、管壁增厚、支撐組織破壞黏液栓 → 不完全阻塞 → (1) 吸氣：胸廓擴張、細支氣管擴張；進氣尚可 (2) 呼氣（被動）：排氣困難 → 末梢肺組織殘氣量增加；逐漸擴張

彈性蛋白酶

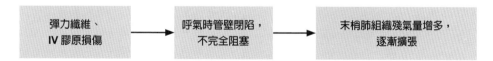

彈力纖維、IV 膠原損傷 → 呼氣時管壁閉陷，不完全阻塞 → 末梢肺組織殘氣量增多，逐漸擴張

導致肺氣腫的原因

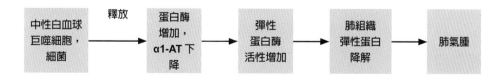

中性白血球巨噬細胞，細菌 —釋放→ 蛋白酶增加，α1-AT 下降 → 彈性蛋白酶活性增加 → 肺組織彈性蛋白降解 → 肺氣腫

7-5 矽肺與肺心病

一、矽肺（Silicosis）（肺矽沉著症）

因為游離的二氧化矽粉塵微粒在肺內蓄積所引起的以矽結節形成及肺間質廣泛纖維化為主要病變的全身性疾病。

（一）病因及發病機制

1. 病因：長期吸入 5μm 以下的二氧化矽微粒，病程發展緩慢，即使離開矽塵現場已久，病變仍會繼續發展。
2. 病理變化：（1）基本的病變：矽結節形成，肺間質廣泛纖維化。（2）在內視鏡下觀察：（a）早期：矽結節由吞噬矽塵微粒的巨噬細胞構成異物性肉芽腫，大多位於小血管周圍，進一步會演變為纖維化結節。（b）後期：由同心層狀或旋渦狀排列的膠原纖維構成玻璃結節，結節中心常會有厚壁血管，周圍肺組織纖維組織增生。根據病變的程度可以分為三期：第一期：矽結節形成主要限於肺的淋巴系統。第二期：矽結節會增多，延伸到淋巴系統以外的肺組織，並融合成黃豆大小的融合性矽結節，瀰漫於全肺，但是總共的病變範圍不會超過全肺的三分之一。第三期：X光胸片上團塊狀矽結節直徑若超過 2 公分，即為三期矽肺。
3. 併發症：（1）肺結核：大多見於矽肺晚期。（2）肺心病。

二、慢性肺源性心臟病（Chronic corpulmonale）（肺心病）

（一）基本概念：因為慢性肺疾病、肺血管及胸廓的病變引起肺循環阻力的增加，肺動脈高壓而引起的右心室肥大、擴張為特徵的心臟病稱為肺心病。

（二）原因：肺循環阻力增加、肺動脈高壓。1. 支氣管：肺部疾病，例如：肺氣腫、支擴、矽肺、慢性纖維空洞型肺結核等；2. 肺血管疾病；3. 胸廓運動障礙性疾病。

（三）病理變化：1. 肺部病變：肺廣泛纖維化、肺小動脈硬化、肺微血管床減少。例如：慢性支氣管炎、肺氣腫、支氣管擴張症、矽肺等。肺組織原有病因所導致的病變；肺血管、小動脈病無肌細動脈肌化的現象。2. 心臟病變：（1）肉眼觀察：右心室壁顯著肥厚（超過 5mm、正常為 3～4mm）、擴張，重量增加，心尖鈍圓呈現球形，肺動脈圓錐隆起。心肌肥大、肌漿溶解、膠原纖維增多。（2）大體：右心室壁厚度、重量增加，肺動脈瓣下 2 公分處，右心室肌壁厚度超過 5 公分。（3）在內視鏡下觀察：右心室心肌肥大。

（四）發病機制：1. 阻塞性肺疾病慢支占 87.7%；2. 限制性肺疾病；3. 肺血管疾病。

（五）病理臨床的關係：呼吸功能不全，急重症肺心病在呼吸道感染會導致肺性腦病，二氧化碳分壓大於 12KPa（90mmHg 以下），右心功能不全，肺動脈高壓會導致右心室肥大，慢支感染會導致右心衰。

小博士解說

肺氣腫、塵肺、肺纖維化、胸膜纖維化、肺癌、支擴、哮喘、肺囊腫、慢支、動脈瘤、血栓、栓塞、肺動脈硬化、動脈周圍炎、慢性肺炎等，均會引起肺源性心臟病。

矽肺

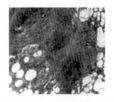

矽結節形成，肺組織瀰漫性硬化、肺萎縮及代償性肺氣腫。

阻塞性肺疾病和限制性肺疾病的發病機制

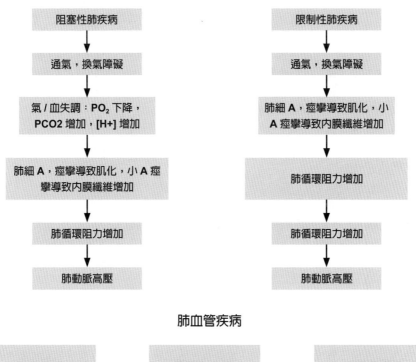

阻塞性肺疾病	限制性肺疾病
↓	↓
通氣，換氣障礙	通氣，換氣障礙
↓	↓
氣／血失調：PO_2 下降，$PCO2$ 增加，[H+] 增加	肺細 A，痙攣導致肌化，小 A 痙攣導致內膜纖維增加
↓	↓
肺細 A，痙攣導致肌化，小 A 痙攣導致內膜纖維增加	肺循環阻力增加
↓	↓
肺循環阻力增加	肺循環阻力增加
↓	↓
肺動脈高壓	肺動脈高壓

肺血管疾病

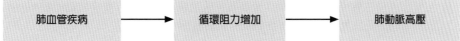

肺血管疾病 → 循環阻力增加 → 肺動脈高壓

矽肺的發病機制

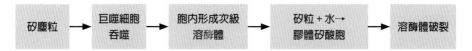

矽塵粒 → 巨噬細胞吞噬 → 胞內形成次級溶酶體 → 矽粒 + 水 → 膠體矽酸胞 → 溶酶體破裂

7-6 肺癌（一）

　　肺癌（carcinoma of the lung）是嚴重危害身體健康的常見惡性腫瘤之一。多數起源於支氣管黏膜上皮，又稱為支氣管癌。自 1950 年代以來，世界各國肺癌的發病率與死亡率呈現上升的趨勢，尤以人口密度較大的發達工業城市更為明顯。國內肺癌的發病率和死亡率在 1990 年代也呈現明顯成長的趨勢。患病年齡大多發生在 40 ～ 60 歲左右，有報導顯示男性發病率為女性的 4 倍，但近年來女性有成長的趨勢，可能與女性吸菸增多有關。肺癌起源於支氣管黏膜上皮、腺體上皮、肺泡上皮。

一、病因

　　肺癌的發生因素很多，目前認為主要與下列的因素有關。

（一）吸菸：流行病學和臨床觀察證實，吸菸是肺癌發生的最危險因素。有相關的資料證實，吸菸者比不吸菸者的肺癌發生率要高 25 倍，80 ～ 90％的男性發病者與吸菸有關。患肺癌的危險性與吸菸時間長短、吸菸的數量有關。菸內有 22 種致癌物質，長期吸菸會使呼吸道上皮增生、鱗狀上皮化生、非典型增生及癌變。

（二）空氣污染：肺癌與大氣污染密切相關，工業廢氣、汽車廢氣、家庭排油煙之中含有苯並芘、亞硝胺類等致癌物。

（三）職業因素：長期接觸石棉、砷、鉻、煤焦油等化學致癌物及放射物質的工人發病率較高。

二、病理的變化

（一）肉眼觀察的類型：形態多狀化，根據發生部位分為：

1. 肺門型：位於肺門部，從主支氣管或葉支氣管發生的肺癌，大約占全部肺癌的 60 ～ 70％。早期癌組織侵犯管壁，局限在支氣管腔內，進而侵犯管壁周圍肺組織，並經由淋巴管蔓延至支氣管淋巴結，肺內癌塊與肺門淋巴結轉移病灶互相融合，在肺門及附近形成灰白色的巨大癌塊，形狀不規則或呈現分葉狀，與肺組織界限不清。

2. 周圍型：由段以下支氣管發生的肺癌，位於肺葉周邊，占肺癌總數的 30 ～ 40％，腫塊大多呈現球形或結節狀，直徑大約為 2 ～ 8 公分。

3. 瀰漫型：較為少見，占肺癌的 2 ～ 5％左右。癌發生於細支氣管或肺泡呈現瀰漫性分布，往往會侵犯部分大葉或全肺葉，或呈現大小不等的多發性結節散布於多個肺葉內，要注意與肺部轉移性癌及肺炎的區別。

小博士 解說

　　肺癌是一種來源於支氣管黏膜或肺泡上皮的惡性腫瘤，絕大多數來源於支氣管，故又稱為「支氣管源性癌」。

發病的相關因素

> 吸菸：是最重要且較為確定的因素。

> 大氣污染：大城市比鄉村發病率高。肺癌死亡率與空氣中苯並芘濃度成正比。

病理變化：肉眼觀察的類型

中央型（肺門型）占 60 ～ 70%	來源於主支氣管，腫塊位於肺門部，周邊浸潤，邊界不清，瘤塊之內常見殘留的支氣管。
周邊型（占３０～４０％）	來源於肺段或次肺段支氣管，腫塊位於肺葉周邊部，易於波及胸膜，呈現球形，分界較清，並無包膜。
瀰漫型（比較少見，占 2 ～ 5%）	來源於肺泡或細支氣管，並無明顯的腫塊，癌呈現瀰漫分布，或為密集的小結節、頗類似於肺炎。

肺癌的病因

> 吸菸，苯並芘，尼古丁，焦油；吸菸者肺癌的人數為不吸菸者的 25 倍。

> 大氣污染：工業、汽車、家庭排煙、苯並芘、氡及氡子體等。

> 職業因素。

> 電離輻射。

肺癌的病變與肉眼觀察

病變	組織發生：支氣管黏膜上皮（絕大多數）、支氣管腺體、肺泡上皮。
從肉眼觀察	（1）中央型：主支氣管或葉支氣管；（2）周圍型：段或段以下腫瘤２～8 公分；（3）瀰漫型：細支氣管肺泡上皮。

＋知識補充站

　　組織發生學：絕大部分起源於支氣管黏膜上皮，其次為支氣管黏膜腺體或肺泡上皮。在致癌因素的作用下，上皮基底細胞反覆增生，鱗狀化生、異型增生，使黏膜處於不穩定的狀態，成為癌變的基礎。

7-7 肺癌（二）

（二）組織學的類型：根據世界衛生組織（WHO）1981 年的分類，並整合國內、外病理學專家的有關報導，將肺癌的組織學類型分為下列 4 種基本類型：1. 鱗狀細胞癌：為常見的類型，占肺癌的 30 ～ 50%。由肉眼觀察，大多為中央型，在支氣管黏膜上皮發生鱗狀上皮化生的基礎上發生癌變。在組織學上可以分為高分化、中分化和低分化鱗癌。高分化鱗癌癌巢中角化珠及細胞間橋相當明顯；中分化鱗癌癌巢邊界尚清楚，有細胞內角化，但是無角化珠形成，會見到細胞間橋；低分化鱗癌無細胞內角化或角化珠，細胞間橋不明顯，癌細胞異型性明顯。2. 腺癌：發生率稍低於鱗狀細胞癌，占肺癌的 30 ～ 35%，大多為周圍型。組織學分為高分化、中分化、低分化腺癌。高分化腺癌癌巢呈現腺腔狀結構，會伴隨著黏液分泌，也會增生呈現乳頭狀結構；中分化腺癌癌細胞常多層排列成腺腔狀或實體的癌巢，也會伴隨著黏液分泌；低分化腺癌癌細胞排列成實性的細胞索，偶而見到黏液分泌和腺腔狀結構，癌細胞異型性相當明顯。肺腺癌的一些特殊類型還有支氣管肺泡癌、瘢痕癌和黏液癌等。3. 小細胞癌：又稱為小細胞未分化癌，因為癌細胞小，形狀類似燕麥，故又稱為燕麥細胞癌（oat cell carcinoma）。占肺癌的 20 ～ 25%，為肺癌中分化最低、惡性程度最高的類型。生長較快，轉移較早，預後較差。在內視鏡觀察下，癌細胞小，呈現短梭形或淋巴細胞狀，胞質較少，形狀類似於裸核，癌細胞密集成群，由結締組織加以分隔，內視鏡證實屬於神經內分泌癌。4. 大細胞癌：又稱為大細胞未分化癌，占肺癌的 10 ～ 15%。癌細胞體積大，為主要的特徵，胞質豐富，核大核仁相當明顯，有的會出現多核瘤巨細胞。此癌的惡性程度較高，生長較快，易於經由血管廣泛地轉移。

三、擴散

（一）直接蔓延：中央型肺癌常直接侵犯縱隔、心包及周圍血管，或沿著支氣管蔓延；周圍型肺癌會直接侵犯胸膜、胸壁。

（二）轉移：肺癌發生轉移較快，較為多見。經過淋巴管經常轉移到縱隔、肺門、鎖骨上、腋窩、上腹部等處淋巴結。血管轉移常見於腦，腎上腺、肝、骨和腎等處。

四、病理臨床的關係

肺癌患者早期症狀往往不明顯，發病隱匿，少數患者臨床與 X 線檢查呈現陰性反應，而痰塗片為陽性反應，手術切除證實為支氣管黏膜原位癌或早期浸潤癌。患者典型臨床症狀會有咳嗽、胸痛、咯血、持續發燒等。腫痛壓迫大支氣管會出現呼吸困難，會併發肺感染；轉移到肺外器官會出現相應器官結構功能異常的臨床表現。肺癌大多數為隱匿性，早期易被忽略，預後大多不良，因此早發現、早診斷和早治療尤其重要。對於 40 歲以上特別有長期吸菸史，並有咳嗽、咯血、氣急、胸痛等症狀者，定期做胸部透視、痰細胞學檢查或纖維支氣管內視鏡等檢查，對肺癌的早期診斷具有很大的價值。

內視鏡下的觀察

鱗癌低分化較為多見：大多為中央型，生長慢、轉移晚，大多為老年男性，有吸菸史。

腺癌：大多為周圍型，常會波及胸膜，常會有肺門淋巴結轉移，大多為女性，非吸菸者。

小細胞（未分化）癌：燕麥細胞癌，癌細胞小（短梭形），胞漿少（裸核），核濃染（核分裂像較多），癌細胞密集，平行柵狀編織狀，屬於 APUD 瘤，神經內分泌顆粒。大多為中央型，惡性度極高，轉移較多，較早、大多為年輕男性，大量吸菸。

大細胞癌：多形性，胞漿豐富的大細胞，巨細胞癌，亮細胞癌，多形細胞癌。

組織學的類型

鱗癌（最為多見）	大多為中央型，男性較為多見，與吸菸關係最為密切，生長較慢，轉移較晚，形態與一般鱗癌相同。
腺癌	占第二位。大多為周邊型，女性較為多見，常會波及胸膜，常有肺門淋巴結轉移。形態與一般腺癌相同。肺腺癌的一些特殊類型表現為肺泡細胞癌、膠狀癌和瘢痕癌。
小細胞（未分化）癌	大多位於肺門，生長快，轉移早，惡性度高，癌細胞小，呈現短梭形或淋巴細胞狀，胞漿少，形狀類似裸核，細胞常密集成群，平行柵狀，形如燕麥穗粒，又稱為「燕麥細胞癌」。來源於支氣管黏膜上皮的嗜銀細胞，屬於 APUD 瘤。
大細胞癌	由多形性、胞漿豐富的大細胞所構成。屬於此型的還有鉅細胞癌、亮細胞癌和多型細胞癌。此型惡性程度較高，生長較快，容易侵入血管形成廣泛的轉移。

肺癌的肺內擴散

直接蔓延	肺內外。
轉移	淋巴管由支氣管肺門、氣管叉、氣管旁逆行至頸；血管：腦、腎上腺、骨等。

＋知識補充站：病理臨床的關係

1. 早期的表現：咳嗽、血痰、胸痛、血性胸水。
2. X 光檢查、痰塗片、胸水塗片、支氣管內視鏡檢查。

7-8 其他常見的肺炎

一、支原體肺炎
（一）基本概念：是肺炎支原體引起的一種急性肺間質性發炎症。肺炎支原體的生物學行為介於細菌和病毒之間，正常存在患者的口鼻分泌物中，透過飛沫傳播，大多發生於青少年，以秋冬季常見。

（二）病理變化：1. 特點為引起整個呼吸道以及肺組織的非化膿性發炎症。2. 從肉眼觀察：暗紅，會有紅色泡沫液體溢出。3. 在內視鏡下觀察：肺泡間隔明顯增寬，充血水腫，淋巴細胞及單核細胞為主發炎細胞浸潤，肺泡腔會有少量的發炎性滲出物；氣管、支氣管和周圍之肺組織的間質亦會有充血水腫，慢性發炎細胞浸潤。

（三）臨床與病理的關係：1. 低度發燒、咽痛、全身乏力、頭痛等。2. 劇烈乾咳、氣促、胸痛。3.X 光：肺紋理增粗、網狀、斑片狀陰影。4. 預後情況良好，死亡的病例很少。

二、病毒性肺炎
（一）基本概念：上呼吸道病毒感染向下蔓延所導致。主要由流感病毒、合胞病毒、腺病毒、麻疹病毒、巨細胞病毒等。為散發病例。大多見於小兒，偶而會見於成人。

（二）病理的變化：1. 早期或輕型表現為間質性肺炎，肺泡間隔明顯增寬。2. 嚴重者炎症會波及肺泡，使肺泡內出現炎性滲出物以及組織壞死。3. 透明膜形成見於腺病毒、麻疹病毒、流感病毒性肺炎。4. 多核巨細胞見於麻疹病毒肺炎 5. 病毒包涵體：腺病毒、單純皰疹病毒、巨細胞病毒會導致核內嗜鹼性；合胞病毒會導致漿內嗜酸性；麻疹病毒會導致核、漿內均可。

三、嚴重急性呼吸症候群（SARS）
（一）病因：主要是病毒、衣原體、支原體所引起。

（二）病理變化（以肺和免疫系統的病變為主）：1. 肉眼觀察：肺表面呈現暗紅色，斑塊狀實質病變，切面出血灶。2. 特點：病情重，危害大，傳染性較強 3. 內視鏡下觀察：（1）肺間質充血、出血、水腫；（2）彌漫性肺泡腔充滿脫落的肺泡上皮、單核、淋巴、漿細胞；（3）病毒包涵體；（4）肺透明膜形成；（5）肺泡腔內滲出物腎小球狀機化；（6）肺小血管壁纖維素狀壞死；（7）微血栓形成。

（三）臨床表現：發病較急，發燒，頭痛，咳嗽，少痰，不適，嚴重者會出現呼吸窘迫。外圍血白血球不升高或降低，淋巴細胞數目減少。

（四）抗擊嚴重急性呼吸症候群（SARS）的經驗：四早：早發現、早報告、早隔離、早治療。

支原體肺炎

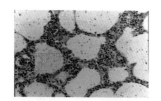

肺泡間隔增寬，大量發炎細胞浸潤。

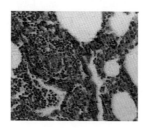

病理的變化：（1）早期或輕型表現為間質性肺炎，肺泡間隔明顯增寬。
（2）嚴重者炎症會波及肺泡，使肺泡內出現炎性滲出物以及組織壞死。

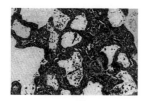

肺透明膜

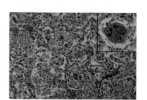

病毒包涵體

✚知識補充站：SARS病例分析與討論

病例分析：1.病史摘要：患兒，男，3歲。因為咳嗽、咳痰、氣喘9天、加重3天住院。體格檢查：體溫39℃，脈搏165次/分鐘，呼吸30次/分鐘。患者呼吸急促、面色蒼白，口周圍青紫，神情萎靡，鼻翼扇動。兩肺背側下部會聽到濕性囉音。心率165次/分鐘，心音較鈍，心律較齊。實驗室檢查：血液常規檢查：白血球24×109/L。X光胸片檢查：左右肺下葉會見到灶狀陰影。臨床診斷：小葉性肺炎、心臟衰竭。住院之後曾經使用抗生素及對症治療，但是病情逐漸加重，治療無效而死亡。2.屍檢摘要：左右肺下葉背側實質病變，切面可見到粟粒大散在灰黃色病灶。有處病灶融合成蠶豆大，邊界不整齊，略突出於表面，內視鏡下病變呈現灶狀分布，病灶中會見到細支氣管管壁充血並有嗜中性粒細胞浸潤，管腔中充滿大量嗜中性粒細胞及脫落的上皮細胞。病灶周圍的肺泡腔內會見到漿液和發炎細胞。

1.你是否同意臨床診斷？根據是什麼？死因是什麼？2.根據左邊文頁病例分析之病變特點與大葉性肺炎如何鑑別？3.病理解剖診斷：小葉性肺炎。4.死亡原因：呼吸衰竭。

7-9 呼吸系統常見腫瘤：鼻咽癌

鼻咽癌（nasopharyngea carcinoma）是由鼻咽黏膜上皮和腺體發生的惡性腫瘤。本病症主要發生在國內，世界其他地區也有發生。臨床上男性多於女性，發病年齡大多在 40 歲以上。

一、病因

鼻咽癌的病因尚未完全弄清楚，一般認為與下列因素有關。

（一）EB 病毒：目前較多的研究資料證實，本病症的發生與 EB 病毒（Epstein-Barr virus, EBV）感染有密切的關係，癌細胞記憶體在 EBV-DNA 和核抗原（EBNA）。大約 90% 患者血清中有與 EB 病毒核抗原、膜抗原和殼抗原等多種抗原相應的抗體，而抗 EB 病毒殼抗原的免疫球蛋白 A（lgA）抗體陽性反應率高達 97%，有相當程度的診斷價值。但是 EBV 如何使上皮細胞發生癌變？其機制還未弄清楚。

（二）遺傳因素：根據流行病學調查，有些鼻咽癌患者有家族聚集性和種族易感性，顯示與遺傳因素有關。

（三）化學致癌物：經過研究顯示有些化學物質，例如：多環芳烴類、亞硝胺類、微量元素鎳等與鼻咽癌有相當程度的關係。

二、病理的變化

鼻咽癌最常發生於鼻咽頂部，其次是外側壁和咽隱窩，兩個部位同時發生的也很常見。肉眼觀察，呈現結節狀、菜花狀或潰瘍型腫塊，有的癌組織向表面隆起不明顯而向黏膜下浸潤。早期局部黏膜僅有些黏膜粗糙或稍隆起。組織學類型可以分為下列四種基本類型：

（一）鱗狀細胞癌：分為高分化鱗癌、中分化鱗癌和低分化鱗癌，以低分化鱗癌較為多見，高分化鱗癌的癌巢分層明顯，還可以見到大量的角化珠。中分化鱗癌可以見到少量的角化珠，癌細胞常會呈現巢狀結構。低分化鱗癌癌巢呈現片狀及條索狀排列，癌細胞大小形狀不一，胞質豐富，核大深染，無角化現象。癌細胞中證實有 EB 病毒的 DNA。

（二）腺癌：分高分化腺癌和低分化腺癌。前者會呈現乳頭狀、管狀及腺泡狀。後者大多為瀰漫浸潤，或見到圍成腺腔的傾向。

（三）未分化癌：有兩個子型：1. 泡狀核細胞癌：又稱為大圓細胞癌，癌巢不規則，細胞體積大，細胞質豐富。核大，染色質少呈現空泡狀，有時見到一個至多個肥大的核仁。2. 鼻咽型未分化癌：癌細胞小，細胞質少，呈現圓形或短梭形，癌細胞呈現瀰漫分布，不見到明顯的癌巢結構。

三、擴散

（一）直接蔓延：癌組織向上侵犯顱底部，經由破裂孔侵入顱內損害第 II ～ VI 對腦神經，向外延伸侵犯耳咽管進入中耳，向前侵犯入鼻腔或眼眶，向後侵犯頸椎。

（二）淋巴管轉移：由於鼻咽黏膜固有層的淋巴管豐富，因而鼻咽癌常在早期出現頸部淋巴結轉移，先轉移到咽後淋巴結，然後到頸深上淋巴結，大多為同側。臨床上一般在乳突尖下方或胸鎖乳突肌上段前緣出現無痛性腫大的淋巴結。

（三）血管轉移：以轉移至肝、骨、肺處最為常見，亦可以轉移到全身其他的各個部位。

可能的病因

化學因素	亞硝胺、DNP、二亞硝基哌嗪。
病毒因素（EBV）	（1）血清學檢查 VCA/ IgA、IgA/ VCA（+）上升，陽性反應族群中鼻咽癌檢出率為 38 倍；（2）癌細胞中有 EBV 的 DNA。
遺傳因素	（1）移居美國的廣東人之發病率高於當地人；（2）家族史。

病變

部位	頂部 > 側壁，咽隱窩 > 前壁
肉眼觀察	外生性，浸潤性
組織學	（1）鱗癌：角化性，非角化性，分化性（以低分化較為多見）；未分化癌：小圓形 / 小梭形，泡狀核細胞癌：核大，圓形，空泡狀，胞漿豐富，邊界不清，1～2 個核仁，嗜酸，肥大；（2）腺癌。

病變

直接蔓延	上面（顱底骨）、側壁（咽鼓管 - 中耳）、前面（鼻腔、眼眶）。
轉移	淋巴管轉移：咽後淋巴結會導致頸上深淋巴結 血管轉移：肝肺骨

臨床病理的關係

破壞顱底骨
↓
鼻咽組織
↓
咽鼓管口、頭痛鼻衄、涕血、耳鳴重聽

✚知識補充站

1. 臨床病理的關係：在臨床上，患者早期會出現持續偏頭痛、鼻塞、鼻衄、耳鳴等症狀，甚至會出現聽力下降，繼而伴隨著頸部淋巴結無痛性腫大。也有些患者早期並沒有什麼症狀，以胸鎖乳頭肌上端前緣出現無痛性腫塊而就診。鼻咽癌惡性程度比較高，對放射性治療相當敏感，而以低分化鱗癌和未分化癌對放射治療的效果較好。

2. 男 35 歲，頸腫物 4 年，鼻涕帶血、頭痛，在放射性治療之後活了 5 個月，其症狀為鼻咽癌伴隨著頸淋巴結轉移。

NOTE

第 8 章
消化系統疾病

1. 了解胃腸道疾病：胃炎、胃潰瘍、闌尾炎。

2. 了解胃癌與肝臟疾病。

8-1 胃腸道疾病：胃炎、胃潰瘍、闌尾炎

一、慢性胃炎（Chronic gastritis）

慢性胃炎分為：慢性淺表性胃炎、慢性萎縮性胃炎、慢性肥厚性胃炎、疣狀胃炎及其他慢性胃炎。

（一）慢性淺表性胃炎（chronic superficial gastritis）：胃竇部，黏膜淺層（上面 1/3）。1. 胃鏡觀察：黏膜充血水腫，表面灰白或灰黃色分泌物，有時會伴隨著點狀出血或糜爛。2.M：黏膜淺層水腫、點狀出血和上皮壞死脫落，發炎細胞浸潤。

（二）慢性萎縮性胃炎（chronic atrophic gastritis）：1. 病因及分類：長期慢性刺激、十二指腸液逆流、自身免疫、幽門螺旋桿菌。（1）A 型：與自身免疫反應有關；大多發生於胃體，伴隨著惡性貧血；（2）B 型：自我消化（HP）與多種因素有關；大多發生於胃竇，並不會伴隨著惡性貧血；與胃癌的關係密切；在國內較為多見。2. 病理變化：黏膜薄而平滑，皺襞變平或消失，細顆粒狀。（1）胃鏡觀察：黏膜灰色或灰綠色，黏膜下血管清晰可見，其分界相當明顯。（2）M：胃黏膜固有腺體萎縮，發炎細胞浸潤，腺體化生（a）假幽門腺化生；（b）腸上皮化生，按照固有腺體的喪失程度，輕度小於 1/3，中度介於 1/3 ～ 2/3，重度大於 2/3。3. 臨床病理的關係：（1）病變輕者並無明顯的症狀。（2）消化道症狀、消瘦、貧血。（3）B 型與胃癌關係較為密切。

（三）疣狀胃炎（gastritis verrucosa）：1. 胃黏膜表面有很多結節狀、痘疹狀突起；2. 突起：圓形、卵圓形或不規則形狀，直徑為 0.5-1.0 公分，中心常會有凹陷；3. 病因不明。

二、潰瘍病（慢性消化性潰瘍）（Chronic peptic ulcer）

（一）概論：1. 是以胃和十二指腸黏膜形成慢性潰瘍為特徵的一種常見病症；2. 男性比女性多，青壯年較為多見；3. 慢性發作，反覆發作；4. 臨床症狀較為典型。

（二）病理變化：1. 肉眼觀察：（1）好發的部位：胃小彎靠近幽門側（胃竇部）；十二指腸起始部（球部）。（2）常為單發。（3）圓或卵圓形，直徑大多小於 1 公分（胃小於 2 公分）。（4）邊緣整齊，底部平坦，深淺不一。（5）切面呈現斜漏斗狀。（6）周圍皺襞放射狀集中。2. 在內視鏡下觀察：發炎性滲出層，壞死組織層，新鮮肉芽組織層，疤痕組織層。

（三）臨床病理的關係：週期性上腹疼痛，返酸嘔吐，噯氣。

（四）結局及併發症：穿孔，出血，幽門梗塞，癌變

（五）病因及機制：1. 胃液的消化功能；2. 胃黏膜保護機制削弱；3. 幽門螺旋桿菌感染；4. 其他：遺傳、壓力和心理、吸菸。

三、闌尾炎（Appendicitis）

（一）概論：主要的發病因素：細菌感染與闌尾腔阻塞。（二）分類：1. 急性闌尾炎：（1）急性單純性闌尾炎；（2）急性蜂窩組織炎性闌尾炎；（3）壞疽性闌尾炎。2. 慢性闌尾炎。

（三）病變：1. 急性闌尾炎：急性單純性闌尾炎：（1）從肉眼觀察：病變輕微，闌尾輕度腫脹，漿膜充血，失去光澤。（2）在內視鏡下觀察：黏膜上皮缺損，黏膜或黏膜下充血、水腫及中性粒細胞浸潤。（3）臨床：腹痛，部位不定。2. 慢性闌尾炎：（1）大多由急性發展來的。（2）特色：闌尾壁纖維化及慢性發炎細胞浸潤。會引起右下腹部隱痛。

良性與惡性潰瘍的肉眼觀察形態鑑別

外形	圓或橢圓形	不整齊形或火山噴口狀
大小	直徑一般小於 2 公分	直徑常大於 2 公分
深度	較深	較淺
邊緣	整齊，不隆起	不整齊，隆起
底部	較為平坦	凹凸不平，有壞死、出血
周圍黏膜	皺襞向潰瘍集中	皺襞中斷，呈現結節狀肥厚

慢性胃炎

發病率	50 歲以上者高達 50%+，萎縮性胃炎大約占其中的 20%。
病因	內／外源性：幽門螺旋桿菌，自身免疫。
臨床	上腹部不適、腹脹等症狀。

慢性淺表性胃炎

發病率	50 歲以上者高達 50%+，萎縮性胃炎大約占其中的 20%。
部位	內／外源性：幽門螺旋桿菌，自身免疫。
臨床	上腹部不適、腹脹等症狀。
診斷	胃鏡＋胃黏膜活體檢查。
預後	大多數痊癒，少數發展成萎縮性。

慢性萎縮性胃炎

黏膜固有腺體萎縮
腸上皮化生
黏膜固有層發炎細胞浸潤

腸上皮化生

完全性化生	杯狀細胞和吸收上皮細胞，Paneth 細胞；小腸型：奧辛藍染色陽性反應。
不完全化生	只有杯狀細胞；大腸型：高鐵二胺染色陽性反應，與腸型胃癌有關。

慢性消化性潰瘍概論

發病率	大約占總人口的 10～12%，一年內再發率高達 60～90%。
年齡	20-50 歲，男與女之比為 3：1。
部位	十二指腸潰瘍 75%，胃潰瘍 20%，複合性潰瘍 5%。
臨床	以腹痛為主：慢性，週期性，節律性。

慢性消化性潰瘍的概念

與胃液接觸部位：胃和十二指腸慢性潰瘍有關。
與胃酸和胃蛋白的自我消化（Hp），神經系統和內分泌功能紊亂等有關。

8-2 胃腸道疾病：胃癌與肝臟疾病（一）

四、胃癌（Carcinoma of stomach）

好發年齡 40 ～ 50 歲；胃竇部小彎側好發；大多發於慢性胃病史者；並無規律性胃痛及消化不良的症狀。病理的變化：

（一）早期的胃癌：癌組織浸潤限於黏膜層及黏膜下層之內。內視鏡下的形態：1. 原位癌：癌變組織並未突破基底膜。2. 黏膜內癌：癌細胞突破基底膜，但是仍然限於黏膜固有層。3. 早期浸潤癌：癌侵及黏膜下層。

（二）進展期的胃癌：癌組織浸潤到黏膜下層以下者。

（三）擴散的途徑：直接蔓延、淋巴管轉移、血管轉移、種植。

五、肝臟的疾病

肝臟的疾病分為病毒性肝炎、肝硬化、原發性肝癌。

（一）病毒性肝炎（viral hepatitis）

1. 概論：由肝炎病毒所引起的傳染病；發病率較高，流行地區較為廣泛；屬於變質性發炎：肝細胞變性、壞死為主；B 型、C 型肝炎與肝硬化、肝癌關係密切。

2. 病因：（1）Hepatitis A virus（HAV）；（2）Hepatitis B virus（HBV）；（3）Hepatitis C virus（HCV）；（4）Hepatitis D virus（HDV）；（5）Hepatitis E virus（HEV）；（6）Hepatitis G virus（HGV）。

3. 發病機制：肝炎病毒所引起肝損傷的機制與感染的病毒、宿主的免疫機能狀態均有關。B 型肝炎是免疫反應損傷的結果。A 型肝炎則是病毒直接的損害作用。

4. B 型肝炎的發病機制：HBV 對肝細胞損傷是 T 細胞介導的細胞免疫。（1）免疫功能正常，病毒量較少，毒力較弱，發生急性普通型肝炎；（2）免疫功能過強，病毒量較大，毒力較強，引發重型肝炎；（3）免疫功能不足，對病毒清除不徹底，會產生慢性肝炎；（4）免疫功能缺陷，病毒持續存在肝細胞內，成為病毒的攜帶者。

5. 基本的病變：屬於變質性發炎症：以肝細胞變性壞死為主；伴隨著淋巴細胞、單核細胞浸潤；不同程度的肝細胞再生和纖維組織增生。（1）肝細胞變性、壞死：（a）胞漿疏鬆化、氣球狀變性；（b）嗜酸性變性會作用於嗜酸性小體，導致肝細胞脫水，體積縮小，胞漿紅染；胞核濃縮以至於消失；屬於細胞凋亡。（2）溶解性壞死：肝細胞核溶解，細胞解體。由嚴重氣球狀變性發展而來。（a）點狀壞死（spotty necrosis）：一個至數個肝細胞灶狀溶解壞死；（b）碎片狀壞死（piecemeal necrosis）：肝小葉周邊界板的灶片狀溶解壞死。大多見於慢肝；（c）橋接壞死（bridging necrosis）：匯管區之間、小葉中央靜脈之間、匯管區與小葉中央靜脈之間肝細胞的帶狀融合性壞死。常見於中、重度慢肝；（d）大塊壞死（massive necrosis）：大部分肝臟的大片融合性溶解壞死。最嚴重。壞死波及整個肝小葉。常見於重型肝炎。

6. 子大塊壞死（submassivenecrosis）：波及幾個肝小葉的大部分或全部的融合性溶解壞死。

7. 發炎細胞浸潤：類型：以淋巴細胞、單核細胞為主，少量漿細胞、嗜中性粒細胞。部位：在匯管區和壞死灶內。

8. 間質增生及肝細胞再生：（1）Kupffer 細胞增生肥大。（2）間葉細胞及纖維母細胞增生。肝星狀細胞（肝儲脂細胞）轉化為肌纖維母細胞狀細胞。

C 肝的發病情況

全世界大約為 1 億。在輸血性肝炎中的 90% 大多是 C 肝；10 ～ 25% 的急性散發性肝炎為 C 肝。

↓

美國每年大約有 15 ～ 17 萬人罹患 C 肝。

病毒性肝炎的病因及發病機制

病因	核酸類型	傳染途徑
HAV	RNA	腸道（易於暴發流行）
HAV	DNA	密切接觸、輸血、注射
HAV	RNA	密切接觸、輸血、注射
HAV	RNA	密切接觸、輸血、注射
HAV	RNA	腸道（易於暴發流行）
HAV	RNA	腸道（易於暴發流行）

B 型肝炎的發病機制

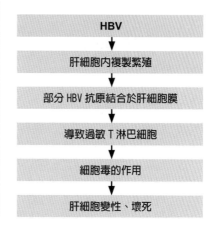

HBV
↓
肝細胞內複製繁殖
↓
部分 HBV 抗原結合於肝細胞膜
↓
導致過敏 T 淋巴細胞
↓
細胞毒的作用
↓
肝細胞變性、壞死

不同類型 B 型肝炎的發病機制

免疫力	正常	低落	過強	耐受
T 淋巴細胞	導致過敏	導致過敏	導致過敏	不導致過敏
細胞毒作用	較強	弱	很強	無
胞漿內病毒	殺滅	部分複製	殺滅	持續複製
肝細胞損傷	變性	遷延	壞死	無
病變類型	急性	慢性	重型	攜帶者

肝細胞癌

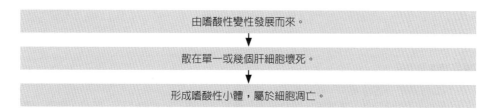

由嗜酸性變性發展而來。

↓

散在單一或幾個肝細胞壞死。

↓

形成嗜酸性小體，屬於細胞凋亡。

8-3 胃腸道疾病：肝臟的疾病（一）

9. 病毒性肝炎病理的分類：

(1) 急性普通型肝炎：黃疸型與無黃疸型相類似：（a）病變：較輕、多樣化。M：肝細胞變性廣泛、嚴重：疏鬆化、氣球狀病變。壞死較輕：點狀壞死。肝細胞再生；小葉結構完整；肝細胞大小染色不一，肝索排列較亂。間質：發炎細胞浸潤、枯氏細胞上升，吞噬、微膽管淤膽。G：肝體積腫大，質較軟，包膜緊張，表面光滑。（b）CPR：厭食，噁心，嘔吐：肝大、叩擊痛、黃疸、肝功能異常、肝功能指數 GPT 上升。（c）轉化：90% 以上在半年之內會恢復，A 肝最好。10% 左右為慢性，B 肝較多，其次 C 肝、D 肝。極少數轉為急性重型肝炎。

(2) 慢性（普通型）肝炎：療程半年以上，依據壞死程度的不同分為：（a）輕度慢性肝炎：點狀壞死，偶而見到輕度碎片狀壞死，肝小葉結構完整。（b）中度慢性肝炎：中度碎片狀壞死和橋接壞死。小葉內纖維間隔形成，小葉結構大部分保存。（c）重度慢性肝炎：重度碎片壞死及大片橋接壞死，纖維間隔分割肝小葉。

(3) 重型病毒性肝炎：（a）急性重型肝炎（暴發型肝炎）：發病較急，療程較短，死率較高。G：肝體積顯著縮小，質軟，色紅或黃，包膜皺縮。M：肝細胞大塊或次大塊壞死；網狀支架塌陷，一片荒涼。枯否氏細胞增生肥大，吞噬活躍；發炎細胞浸潤；肝竇擴張、充血、出血。（b）次急性重型肝炎特點：大片肝細胞壞死與結節狀再生並存。G：體積縮小、輕、較軟，表、切面有再生肝細胞結節散在分布 M：肝細胞較大範圍的壞死與結節狀再生共存；小葉內、外發炎細胞浸潤；小膽管、纖維組織增生病程稍長，演變為壞死後性肝硬化病變。

10. 酒精性肝病（alcoholic liver disease）：慢性酒精中毒主要引起肝臟三種病變：脂肪肝、酒精性肝炎、酒精性肝硬化病變。

（二）肝硬化（cirrhosis of liver）

1. 概論：（1）各種原因使得：肝細胞瀰漫性變性、壞死；纖維組織增生；肝細胞結節狀再生，三種病變反覆交替進行，導致肝臟結構改造，肝內血液循環紊亂，肝臟變形變硬，形成肝硬化。（2）分類方法：根據病因分為：病毒性肝炎性、酒精性、膽汁性和隱源性肝硬化。根據病變分為：小結節性、大結節性、混合性、不全分隔性肝硬化。綜合性分類：門脈性、壞死後性、膽汁性、淤血性、寄生蟲性肝硬化等。

2. 門脈性肝硬化：（1）病因：病毒性肝炎、慢性酒精中毒、營養缺乏、毒物中毒。（2）發病機制：肝細胞壞死→修復→結締組織增生→假小葉形成。

小博士 解說

1. 以變性為主→體積增大→牽拉被膜→痛。
2. 壞死→肝功能異常（轉氨酶、膽汁分泌、膽紅素代謝）→食慾下降，厭油，嘔吐，黃疸。

依據程度與範圍的肝細胞變性壞死

點狀壞死	一個至數個相鄰的肝細胞的壞死，伴隨著發炎細胞浸潤。
碎片狀壞死	（1）小葉的周邊介板處，肝細胞灶狀壞死和崩解，伴隨著發炎細胞浸潤。 （2）意義：慢性肝炎。
橋接壞死	（1）概念：在中央 V 與匯管區之間、兩個中央 V 之間或兩個匯管區之間所出現的融合性肝細胞壞死帶。 （2）意義：中度、重度慢性肝炎。
大片壞死 / 大塊壞死	（1）波及肝小葉較大的範圍或幾乎整個肝小葉的壞死，只有少數的肝細胞會存活。 （2）壞死的情況嚴重。 （3）見於急性重型肝炎。

滲出（發炎細胞浸潤）

部位	壞死區，小葉內，匯管區
成分	淋巴細胞多，單核細胞多，漿細胞少，中性粒細胞少

再生與增生

肝細胞再生	（1）肝細胞完全再生：網狀支架完整 （2）肝細胞結節狀再生：網狀支架破壞
間質反應性增生和小膽管增生	Kupffer 細胞增生肥大；間葉細胞及成纖維細胞的增生。

肝臟疾病的臨床病理類型及特點

急性 （普通型） 肝炎	黃疸型； 無黃疸型
慢性 （普通型） 肝炎	輕度； 中度
重型肝炎	急性； 次急性

急性普通型肝炎（最常見）

病變	變性胞漿疏鬆化，氣球狀病變，最普遍。
壞死	點狀壞死輕微，嗜酸性小體。
滲出	輕度發炎細胞浸潤。
增生	肝細胞再生會完全修復。
屬於黃疸型者，可以見到膽汁淤積。	
C 型肝炎，肝細胞脂肪變性最明顯。D 型肝炎，肝細胞嗜酸性變，小泡狀脂肪變性。	

＋知識補充站：結局
1. 大多數在半年內會逐漸恢復。部分 B 肝和 C 肝病例，經常需要至 1 年才會恢復。
2. 大約 5 ～ 10% 的急性 B 肝，50 ～ 70% 急性 C 肝為慢性肝炎。
3. 大約 1% 發展為急性重型肝炎。

8-4 胃腸道疾病：肝臟的疾病（二）

　　（3）病理的變化：G：體積縮小，質地硬。表面、切面顆粒狀或小結節狀，大小較為一致，直徑小於 1 公分，周圍灰白色薄而均勻的纖維組織包繞。M：假小葉形成：假小葉—增生的纖維組織將肝細胞再生結節分割包繞成大小不一、圓型或橢圓型的肝細胞團。形態特徵：假小葉內肝細胞索排列紊亂；中央靜脈缺如、偏位或多個；再生肝細胞的特點；纖維間隔寬窄較為一致，有發炎細胞浸潤及小膽管增生。（4）臨床病理的關係：門靜脈高壓：高達 2.5kPa，原因：（a）假小葉形成及肝實質纖維化的壓迫導致門靜脈回流受阻；（b）門靜脈與肝動脈之間形成異常吻合支表現：脾淤血腫大，胃腸淤血、水腫，腹水機制：門脈系統微血管流體靜壓升高→管壁通透性升高。低蛋白血症→血漿滲透壓下降。激素滅活功能下降→水鈉滯留。側枝循環形成：食道下段靜脈叢曲張、出血、痔靜脈叢曲張、腹壁及臍周靜脈曲張。

3. 肝功能不全：原因：肝細胞反覆損傷，肝內血液循環障礙；表現：睪丸萎縮、男性乳腺發育、蜘蛛狀血管痣、出血的傾向、黃疸、肝性腦病（肝昏迷）。結局：
　　（1）早期肝硬化病變：消除病因，積極地治療，病變會靜止或減輕；（2）晚期肝硬化病變：相對穩定，停止發展，肝功能衰竭，上消化道大出血，併發肝癌及感染等。

4. 壞死後性肝硬化病變：病因：病毒性肝炎（大多為次重肝）、藥物及化學物質。病理的變化：G：肝體積的縮小相當明顯，變形變硬相當嚴重；表面結節粗大，大小不一，直徑可以達到 6 公分；纖維間隔較寬，寬窄不一；M：假小葉大小不一，肝細胞變性、淤膽；發炎細胞浸潤，小膽管增生相當明顯。臨床病理的關係：（1）肝功能障礙出現較早，且症狀相當明顯；（2）癌變率較高；（3）療程較短。

5. 膽汁性肝硬化病變：病因：膽道阻塞或發炎症，造成膽汁長期淤積，分為原發性和繼發性兩種。

（三）原發性肝癌（primary carcinoma of liver）

1. 組織的來源：肝細胞或肝內膽管上皮細胞。

2. 臨床的情況：大多見中年以上男性；在早期並無症狀，晚期會有肝大、肝區痛、消瘦等；部分病人的腫瘤指標（AFP）會升高。

3. 病理的變化：大體類型：（1）早期的肝癌（小肝癌）。（2）中、晚期肝癌：巨塊型、多結節型、瀰漫型。巨塊型：腫瘤為巨大腫塊，直徑常大於 10 公分，大多位於一葉，中心常會有壞死出血。癌周常有衛星狀癌結節。較少與肝硬化合併。多結節型肝癌：最為常見。腫瘤為多個大小不等的癌結節，散在分布。常合併有較嚴重的肝硬變。易侵犯門靜脈分枝，形成癌栓。瀰漫型：比較少見：（a）癌組織瀰漫分布，結節並不明顯。（b）常合併肝硬化病變。（c）肝臟大多不增大。在內視鏡下所觀察的類型：分為三個類型：肝細胞癌、膽管上皮癌、混合性肝癌。

肝細胞癌

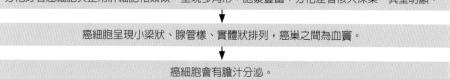

分化好者癌細胞與正常肝細胞相類似，呈現多角形，胞漿豐富；分化差者核大深染、異型明顯。

↓

癌細胞呈現小梁狀、腺管樣、實體狀排列，癌巢之間為血竇。

↓

癌細胞會有膽汁分泌。

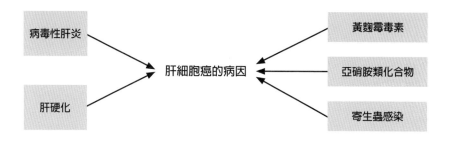

病毒性肝炎	→	肝細胞癌的病因	←	黃麴霉毒素
肝硬化	→		←	亞硝胺類化合物
			←	寄生蟲感染

肝硬化

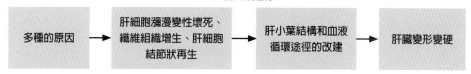

反覆交錯進行

| 多種的原因 | → | 肝細胞瀰漫變性壞死、纖維組織增生、肝細胞結節狀再生 | → | 肝小葉結構和血液循環途徑的改建 | → | 肝臟變形變硬 |

肝硬化的分類

病因	病毒性肝炎性，酒精性，膽汁性，隱源性
形態	小結節型，大結節型，大小結節混合型，不完全分割型
國內的綜合性分類	門脈性肝硬化（最為常見），壞死之後性肝硬化，膽汁性肝硬化，淤血性肝硬化，寄生蟲性肝硬化，色素性肝硬化

✚ 知識補充站：肝硬化概論
1. B 肝、C 肝是肝硬化主要病因。
2. B 肝後性肝硬化，例如併發 C 型肝炎病毒感染、酒精性肝病、肥胖等易發展成肝癌。
3. 30 年之間的屍檢證實，肝癌與肝硬化的伴發率高達 84.6%。

NOTE

第9章
淋巴和造血系統疾病

1. 了解淋巴結良性病變。

2. 了解惡性淋巴瘤。

3. 了解淋巴細胞轉化理論。

4. 了解髓狀腫瘤。

5. 了解組織細胞和樹突狀網狀細胞腫瘤。

9-1 淋巴結良性病變（一）

　　淋巴造血系統包括造血器官和血液。在胚胎時期，肝、骨髓、脾和淋巴結等都參與造血過程。出生之後主要的造血器官為骨髓。習慣上又將造血器官和組織分為髓狀組織（myeloid tissue）和淋巴狀組織（lymphoid tissue）。

　　髓狀組織包括骨髓及其各種造血細胞，例如紅血球、巨核細胞、粒細胞和單核細胞等。淋巴狀組織包括胸腺、脾、淋巴結和在人體內散在分布的淋巴組織（例如扁桃體、腸黏膜固有層的集合和孤立淋巴小結群等）。這兩種組織在組成成分和功能上都是密切相關的。成熟的淋巴細胞大多不在骨髓內，但是淋巴幹細胞則由骨髓產生；而白血球的惡性腫瘤 - 白血病來源於骨髓，但是經常波及淋巴結和脾。淋巴細胞、單核細胞又是身體免疫系統的重要部分，有重要的防禦功能。

　　身體內外環境中的刺激因素都能引起這些細胞和組織的反應；產生相應的疾病。造血系統的疾病種類繁多，包括由淋巴造血系統各種成分的數量和品質的變化所引起的各種疾病。

　　本章將簡要地介紹淋巴結的發炎性疾病，重點討論淋巴造血組織的腫瘤性疾病，同時也簡要地介紹髓狀腫瘤、組織細胞和樹突狀細胞腫瘤。

　　淋巴組織結構和功能：淋巴結結構：生發中心：結構，功能，轉化。

一、淋巴結的反應性增生

　　（一）淋巴結反應性增生的概念：淋巴結是身體重要的免疫器官，各種損傷和抗原物質的刺激，都會引起淋巴結內淋巴細胞和組織細胞反應性增生，導致淋巴結腫大，稱為淋巴結反應性增生。（二）淋巴結反應性增生的病因：病因繁多，例如病原體（包括細菌、病毒等）、毒素、代謝毒性產物、壞變組織、異物等。它們一旦進入淋巴結，成為抗原物質，便會引起淋巴細胞或組織細胞反應性增生。（三）淋巴結反應性增生的病理改變：肉眼觀察：淋巴結腫大，腫大程度不等，一般為花生米大或龍眼（桂圓）大，不超過 3 公分，一些特殊病例，會達到 10 公分以上，質地較硬，灰白色均質，與周圍無黏連，可以移動。內視鏡檢查：由於病因不同，其反應性增生的細胞成分和結構有所不同。1. 以 B 細胞為主的增生：此型抗原主要刺激 B 淋巴細胞增生。皮質區淋巴濾泡增生、肥大、濾泡數目增多，大小不等，生發中心明顯擴大，內有各種轉化的淋巴細胞，包括小核裂、大核裂、小無裂、大無裂淋巴細胞等。核分裂像較為多見，並有多量吞噬細胞碎片的巨噬細胞 2. 以 T 細胞為主的增生：此型抗原主要刺激 T 淋巴細胞增生。表現為濾泡間有大片淋巴細胞瀰漫增生，而淋巴濾泡縮小，距離遙遠，有時幾乎看不到淋巴濾泡。3. 以組織細胞為主的增生：此型抗原主要刺激組織細胞增生。表現為淋巴竇擴張，竇腔內的內皮細胞、組織細胞增生、肥大，增生的組織細胞常有吞噬現象而被稱為巨噬細胞。淋巴竇內組織細胞增生的現象，以前稱為竇卡他。

　　上述是淋巴結非特異性反應性增生的 3 個基本類型，但是在實際病變中這些類型經常合併存在，稱為混合性增生。淋巴結反應性增生的結局：當刺激的抗原一旦消除，反應性增生之淋巴結的結構即會恢復正常。

造血系統

髓狀組織	骨髓。
淋巴狀組織	胸腺，脾臟，淋巴結，分散的淋巴組織。

造血系統疾病

淋巴狀腫瘤（根據腫瘤組織結構和腫瘤細胞的特點）	霍奇金淋巴瘤（Hodgkin Lymphoma, HL）、非霍奇金淋巴瘤（Non-Hodgkin Lymphoma, NHL）。
髓狀腫瘤	急性髓母細胞性白血病、慢性髓性白血病。
組織細胞腫瘤	Letterer-Siwe 急性瀰漫性朗格漢斯細胞組織細胞增生症、Hand-Schuller-Christian 慢性進行性、Eosinophilic granuloma 嗜酸性肉芽腫。

反應性竇組織細胞增生（Reactive sinus histiocytosis）

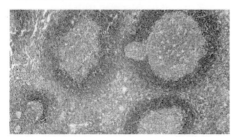

頸淋巴結。濾泡數目增多，體積增大，出現在髓質區。生發中心活躍，淋巴外套顯著。

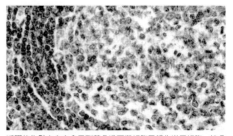

活躍的生髮中心內會見到著色淺巨噬細胞及轉化淋巴細胞。核分裂像較為多見。

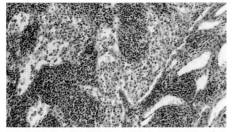

腹股溝淋巴結。淋巴竇擴張，充滿增生的組織細胞。竇性組織細胞增生性巨淋巴結（Sinus histiocytosiswith massive lymphadenopathy）。

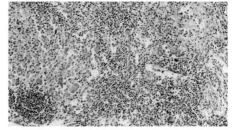

淋巴竇擴張、充滿增生的組織細胞及少量淋巴細胞。另外會見到多核鉅細胞吞嗜淋巴細胞。

➕知識補充站

1. 淋巴狀腫瘤（Lymphoid neoplasms）的定義為來源於淋巴細胞及其前體細胞的惡性腫瘤。
2. 淋巴瘤（淋巴癌）目前的概念：均屬於惡性（由其生物學行為所決定）

9-2 淋巴結良性病變（二）

二、淋巴結的特殊感染

除了非特異性淋巴結炎，淋巴結內還會發生各式各樣的特殊性感染，其特點是：由特殊的病原微生所引起；有特殊的病理形態學改變；經過特殊染色，在病變組織、分泌物或體液中可能會找到相關的病原微生物；在臨床上需要特殊的藥物治療。

（一）淋巴結結核：淋巴結結核是淋巴結最常見的特殊感染。在臨床上常會表現為一組淋巴結腫大，腫大的淋巴結可以融合成塊，也可以穿破皮膚形成經久不癒的竇道，有液化的乾酪狀壞死物流出。組織學的基本病變是肉芽腫性發炎症——結核結節（tubercles）。

（二）淋巴結真菌感染：好發於兒童和老年人，以及因為各種原因，而長期、大量地使用免疫抑制劑或廣譜抗生素的族群。淋巴結較常見的真菌感染是曲菌和新型隱球菌，真菌是條件致病菌，淋巴結的真菌感染常常是身體全身感染的。

組織學改變：曲菌感染是化膿性發炎症及膿腫形成，做過碘酸雪夫氏染色（periodic acid-schiff stain, PAS）可以清楚地顯示麴菌菌絲；而在新型隱球菌感染則為肉芽腫性發炎症，黏液卡紅染色在異物型多核鉅細胞胞漿內可以見到有厚的夾膜的菌體。

組織細胞壞死性淋巴結炎：又稱為菊池（Kikuchi）病，是病毒感染所導致，與第 6 型人類皰疹病毒（HHV-6）的感染有關。患者大多為年輕的女性。

組織學表現是在淋巴結的副皮質區及被膜下有片狀或灶性凝固性壞死，但是幾乎沒有嗜中性粒細胞浸潤；在壞死區周圍有淋巴細胞增生，細胞中等大小、核形不規則，若做免疫組化染色這些增生的細胞表達 T 細胞分化抗原。

小博士 解說

此種形態學表現很容易被誤診。該病具有自我限制性，一般抗生素治療無效，絕大多數患者在一至三個月內會自癒。

組織細胞性壞死性淋巴結炎（Histiocytosisticnecrotizing lymphadenitis）也稱為菊池病

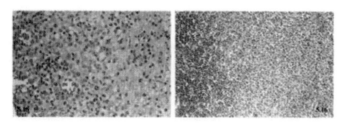

左圖：壞死灶周邊淋巴細胞、組織細胞增生，會見到核分裂的現象，小血管反應性增生，明顯充血。
右圖：頸淋巴結。壞死中心區：壞死組織中會見到殘留之細胞碎片及組織細胞增生浸潤。

組織細胞性壞死性淋巴結炎：顯示組織細胞增生

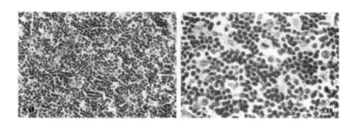

左圖：壞死灶間區：會見到較大之增生的血管內皮細胞。
右圖：壞死灶周邊區：會見到淋巴細胞、組織細胞、免疫母細胞及血管內皮細胞，並會見到內皮細胞核分裂的現象。

➕知識補充站

不要過分緊張，淋巴結腫大還是良性病變多

　　有些患者出現頸部等淋巴結腫大的情況，很緊張，看過多位醫生還是不放心，主要是他對淋巴結腫大的病因不清楚，只考慮到了惡性淋巴瘤，不知道還有很多良性淋巴瘤腫大的情況。

　　淋巴結是身體重要的免疫器官。各種損傷和刺激常會引起淋巴結內的淋巴細胞和組織細胞反應性增生，使淋巴結腫大，稱為淋巴結反應性增生。其原因很多，包括細菌、病毒、毒物、代謝的毒性產物、變性的組織成分及異物等，都會成為抗原或致敏原刺激淋巴組織引起反應。淋巴結腫大的程度不等，一般小於 1 公分，有時會達到 10 公分。

9-3 惡性淋巴瘤

　　惡性淋巴瘤是指來源於淋巴細胞及其前體細胞的惡性腫瘤。包括惡性淋巴瘤、淋巴細胞白血病、毛細胞白血病、漿細胞腫瘤（多發性骨髓瘤）等。腫瘤主要發生於淋巴結和造血組織，也會見於結外其他組織之內。淋巴瘤在國內大約占所有惡性腫瘤的 3-4%。近十年來淋巴狀腫瘤的發病在國內、外均呈現增高的趨勢，原因至少有下列三種：一是人平均壽命的延長，隨著年齡的成長，身體的免疫力和對疾病的抵抗力逐漸降低；二是愛滋病的流行；三是各種器官移植的開展，以及治療性的免疫抑製劑的長期、大量使用，致使各種腫瘤的發病增加，特別是淋巴造血系統腫瘤的發病增加。由於淋巴細胞是身體免疫系統的主要成分，故淋巴瘤也是身體免疫系統的免疫細胞發生的一類惡性腫瘤。由於腫瘤性增生的淋巴細胞在形態學、免疫表型和生物學特性上都部分類似於其相應的正常細胞，因此可以從形態學、免疫表型和基因層級上判定腫瘤細胞的屬性，輔助淋巴狀腫瘤的診斷。依據其病理組織結構的不同，可以分為兩型：霍奇金淋巴瘤（Hodgkin Lymphoma, HL）與非霍奇金淋巴瘤。相關的研究證實：絕大多數淋巴狀腫瘤（80～85%）是 B 細胞來源的，其次為 T 細胞源性的，而 NK 細胞性和組織細胞性腫瘤罕見。國內的資料顯示 T 細胞和 NK 細胞的腫瘤多於國外。世界衛生組織將淋巴組織的腫瘤分為三大部分，即 B 細胞腫瘤、T 和 NK 細胞腫瘤，以及霍奇金淋巴瘤。

　　霍奇金淋巴瘤（霍奇金病）：一、結節性淋巴細胞為主型霍奇金淋巴瘤；二、經典霍奇金淋巴瘤：結節硬化型（1 級、2 級），飽含淋巴細胞的經典霍奇金淋巴瘤，混合細胞型，淋巴細胞減少型。概念：霍奇金淋巴瘤是惡性淋巴瘤一個類型，其病理組織學具有細胞多狀性，並有特徵性的 RS 細胞為其特點。此瘤是英國人霍奇金（Hodgkin）首先於 1832 年描述報告。病理的特點：（一）大約 90% 的霍奇金淋巴瘤原發於淋巴結，以頸部淋巴結和鎖骨上淋巴結最為常見，極少波及結外組織或其他組織。（二）有特徵性的 R-S 細胞為其特點。（三）腫瘤組織內的細胞成分多樣化，但是基本上分為兩類：一類為瘤細胞，另一類為反應性細胞。（四）臨床上 10% 會波及骨髓。腫瘤細胞主要有 4 種：1. 典型的 Reed-Sternberg（RS）細胞，這種細胞體大、漿豐；核大，雙核或多核，核染色質常沿著核膜分布、故核膜厚，而核中央呈現空泡狀；核內有大而嗜酸性核仁。當雙核的 RS 細胞兩核並列，都有大而嗜酸性核仁、大致對稱形似鏡中之影，故稱為鏡影細胞。這種典型的 RS 細胞是霍奇金淋巴瘤特有的，故有診斷的價值。2. 單核的 R-S 細胞又稱為霍奇金細胞。此種細胞的形態和典型的 RS 細胞相類似，但是只有一個核。此種細胞可能是典型的 RS 細胞的變異型，它不能作為診斷的依據，但是可以作為主要的參考指標。3. 陷窩細胞細胞體大、漿豐，但是胞漿染色淡或清亮透明；核大呈現分葉狀，核仁較小。在福爾馬林固定的標本，胞漿收縮與周圍細胞之間形成透明的空隙，好像似乎細胞位於陷窩內，故稱為陷窩細胞。此種細胞被認為是腫瘤細胞在身體防禦力強的情況下不能完全發育的結果，此型細胞常在結節性硬化型中見到。4. 多形性或未分化型細胞，此種腫瘤細胞較典型的 RS 細胞的形狀、大小更不規則，核巨大，常呈現分葉狀扭曲狀畸形，核仁大小不等，類似於一般肉瘤細胞。此型腫瘤細胞常見於淋巴細胞消減型。

霍奇金淋巴瘤的特點

組織成分多樣化	含獨特瘤巨細胞：Reed-Sternberg（RS）細胞，與各種反應性非腫瘤炎症細胞混合存在。
相對特殊的臨床表現	常會有發燒、盜汗、皮膚瘙癢等症狀。
擴散方式經典，治療方法與其他淋巴狀腫瘤不同	病變往往從一個或一組淋巴結開始，由臨近淋巴結向遠處擴散。

霍奇金淋巴瘤的部位

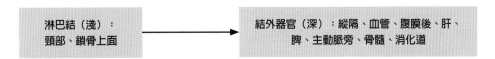

淋巴結（淺）：頸部、鎖骨上面 → 結外器官（深）：縱隔、血管、腹膜後、肝、脾、主動脈旁、骨髓、消化道

霍奇金淋巴瘤的大體病變

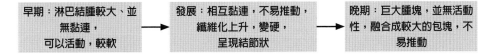

早期：淋巴結腫較大、並無黏連，可以活動，較軟 → 發展：相互黏連，不易推動，纖維化上升，變硬，呈現結節狀 → 晚期：巨大腫塊，並無活動性，融合成較大的包塊，不易推動

在內視鏡下觀察的霍奇金淋巴瘤

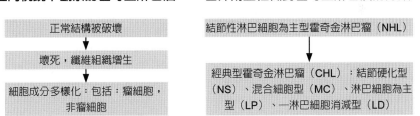

正常結構被破壞
↓
壞死，纖維組織增生
↓
細胞成分多樣化：包括：瘤細胞，非瘤細胞

世界衛生組織對霍奇金淋巴瘤的分類

結節性淋巴細胞為主型霍奇金淋巴瘤（NHL）
↓
經典型霍奇金淋巴瘤（CHL）：結節硬化型（NS）、混合細胞型（MC）、淋巴細胞為主型（LP）、一淋巴細胞消減型（LD）

＋知識補充站：非霍奇金淋巴瘤

1. 概念：非霍奇金淋巴瘤是惡性淋巴瘤的一個類型，其病理組織學特點是腫瘤細胞呈現相對一致性和缺乏特徵性 RS 細胞。
2. 病理的改變：非霍奇金淋巴瘤的表現與霍奇金淋巴瘤不同，有下列三個特點：
   （1）淋巴結正常結構破壞較為徹底。
   （2）腫瘤細胞呈現相對的單一性。
   （3）腫瘤細胞侵襲性較強。常會侵犯淋巴結被膜和周圍軟組織。淋巴結外原發性病變較霍奇金淋巴瘤為多見。

9-4 淋巴細胞轉化理論

一、淋巴細胞轉化理論

（一）淋巴細胞轉化理論是德國病理學家 Lennert 等所提出，其主要內容為：B 和 T 細胞都來自於骨髓幹細胞，通過前 B、前 T 細胞（又稱為淋巴母細胞）階段，發育成為成熟的且未受到抗原刺激的 Bl、T1 細胞。在抗原刺激之後，B、T 細胞都會發生轉化，生成效應細胞（B2、T2 細胞和漿細胞）。

（二）其中 B1 細胞在受到抗原刺激之後，在生發中心先轉化為中心母細胞，然後才轉化為中心細胞，並在生發中心之外發育成為免疫母細胞和漿細胞。

（三）在淋巴細胞轉化過程的任何階段，都可以發生惡性病變，形成腫瘤。腫瘤細胞在形態改變、免疫標記和功能上與其相應的正常細胞有相類似之處，因此可以使用形態學和免疫學的方法來加以識別。

（四）此一種理論成為淋巴瘤分類的基礎。

二、髓狀腫瘤

（一）髓狀腫瘤（myeloid neoplasms）來源於多能髓細胞狀幹細胞的複雜性增生，可以向粒細胞、單核細胞、紅血球和巨核細胞系統分化。

（二）由於幹細胞位於骨髓，故髓狀腫瘤大多表現為白血病，而淋巴結、肝、脾的波及比淋巴狀腫瘤輕。髓狀腫瘤主要有三大類：急性粒細胞白血病、慢性朗髓性增生性疾病和骨髓異常增生症候群。

（三）急性髓性白血病（acute myelogenousleukemia, AML）：又稱為急性非淋巴細胞白血病。大多見於成人，兒童較為少見。骨髓塗片中的原始細胞（母細胞）大於 30%。FAB 分類根據白血病細胞的分化程度和主要的細胞類型分為 M0 至 M7 八大類型。

三、組織細胞和樹突狀網狀細胞腫瘤

（一）組織細胞增生症（histiocytosis）是用於各種組織細胞或巨噬細胞增生性疾病的統稱。

（二）其中有腫瘤性的，例如惡性組織細胞增生症；有反應性的，例如感染所引起的噬血細胞性組織細胞增生症。

（三）此外，還有少見的從樹突狀細胞來源的腫瘤，例如 Langerhans 細胞組織細胞增生症。

（四）惡性組織細胞增生症：惡性組織細胞增生症（maliganthistiocytosis, MH）簡稱為惡組，它是一組織學上類似於組織細胞及其前體細胞的惡性腫瘤性增生病，具有系統性、多重中心性、侵襲性、臨床表現的多樣性、對治療反應較差和預後不良等特點。該腫瘤會發生於任何年齡，以青壯年發病較為多見。男女之比大約為 2 ～ 3 比 1。

（五）樹突狀細胞腫瘤（dendriticcell neoplasm）：樹突狀細胞腫瘤很少見到，有 Langerhans 細胞組織細胞增生症、Langerhans 細胞肉瘤指狀樹突狀細胞肉瘤、濾泡樹突狀細胞肉瘤等。

急性髓性白血病的八大類型

M0：急性粒細胞白血病，末分化型大約占所有 AML 的 2～3%。原始細胞並無原粒細胞的形態學和細胞化學特點，但是表達粒細胞系統的抗原。

MI：急性粒細胞白血病，最少分化型大約占所有 AML 的 20%。僅 3% 以下的原始細胞為過氧化酶陽性反應，或者有胞漿顆粒或 Auer 小體。

M2：急性粒細胞白血病，成熟型大約占 30～40%。由原粒細胞到中幼粒細胞的各階段細胞所組成，多數病例可以見到 Auer 小體。

M3：急性早幼粒細胞白血病大約占 5～10%。以早幼粒細胞為主，胞漿充滿粗大的顆粒，Auer 小體較為多見。

M4：急性粒單核細胞白血病大約占 15～20%。腫瘤細胞向粒細胞和單核細胞兩種方向分化，粒細胞與 M2 相同，同時有多數非特異性酯酶陽性反應的幼單核細胞。

M5：急性單核細胞白血病大約占 10%。以原單核細胞為主（M5a）或以幼單核細胞為主（M5b）。

M6：紅白血病大約占 5%。以病態的巨幼狀、巨核和多核原紅血球為主，非紅血球系統的細胞中，原粒細胞大於 30%。

M7：急性巨核細胞白血病大約占 1%。多形性的原巨核細胞為主，常會伴隨著骨髓纖維化。

世界衛生組織關於淋巴組織腫瘤的分類（2000）

B 細胞腫瘤：前 B 細胞腫瘤	T 和 NK 細胞腫瘤前 T 細胞腫瘤
· 前 B 細胞淋巴母細胞白血病 / 淋巴瘤（前體 B 細胞急性淋巴母細胞白血病）、成熟（外圍）B 細胞腫瘤 · B 細胞慢性淋巴細胞白血病 / 小淋巴細胞淋巴瘤 · B 細胞前淋巴細胞白血病 · 淋巴漿細胞淋巴瘤 · 脾臟邊緣區 B 細胞淋巴瘤（帶絨毛淋巴細胞＋／－） · 毛細胞白血病 · 漿細胞骨髓瘤／漿細胞瘤 · 結外邊緣區 B 細胞淋巴瘤，MALT 型 · 淋巴結邊緣區 B 細胞淋巴瘤（單核狀 B 細胞＋／－） · 濾泡淋巴瘤 · 帽細胞淋巴瘤 · 瀰漫性大 B 細胞淋巴瘤，縱隔大 B 細胞淋巴瘤，原發性滲出性淋巴瘤 · Burkitt 淋巴瘤／ Burkitt 細胞白血病	· 前 T 細胞淋巴母細胞白血病淋巴瘤（前 T 細胞急性淋巴母細胞白血病）、成熟（外周）T/NK 細胞腫瘤 · T 細胞前淋巴細胞白血病 · T 細胞顆粒淋巴細胞白血病 · 侵襲性 NIt 細胞白血病 · 成人 T 細胞淋巴瘤／白血病（HTLV1+） · 結外 NK ／ T 細胞淋巴瘤，鼻型 · 腸病型 T 細胞淋巴瘤 · 肝脾 γδ 細胞淋巴瘤 · 皮下脂膜炎狀 T 細胞淋巴瘤 · 菌狀黴菌病／ Sezary 症候群 · 間變性大細胞淋巴瘤，T ／無標記細胞，皮膚原發 · 外圍 T 細胞淋巴瘤，並非特指 · 血管免疫母細胞性 T 細胞淋巴瘤 · 間變性大細胞淋巴瘤，T ／無標記細胞，系統原發

NOTE

第10章
泌尿系統疾病

1. 了解腎小球腎炎。

2. 了解腎盂腎炎。

10-1 腎小球腎炎（一）

一、泌尿系統的組成
泌尿系統由腎臟、輸尿管、膀胱、尿道所組成。

二、腎臟的功能
（一）排泄：代謝廢物，毒素。
（二）調節：水，電解質及酸鹼平衡。
（三）分泌：促紅細胞生成素、腎素、前列腺素、羥化維生素 D3。

三、腎小球腎炎概論
腎小球腎炎（glomerulonephritis, GN），簡稱為腎炎，是一種病變波及腎小球的腎炎性疾病，它是由各種病因和發病機制所引起的一大組疾病。分為原發性和繼發性兩類。原發性腎小球腎炎（primary glomerulonephritis）是指原發於腎臟的獨立性疾病，腎為唯一或主要受到波及的器官。本節所討論的主要內容繼發性腎小球腎炎（secondary glomerulonephritis）是指腎小球腎炎為某些全身性疾病（例如：SLE、高血壓等）的一部分。

病因與發病機制：腎小球腎炎的發病機制到目前尚未明瞭，其主要的機制屬於抗原抗體所引起的變態反應。引起腎小球腎炎的抗原分為內因性和外因性。內因性包括腎小球性抗原（腎小球基底膜、上皮足突內皮細胞和系膜細胞等）和非腎小球性抗原（核抗原、腫瘤抗原、甲狀腺球蛋白等）。外因性抗原包括溶血性鏈球菌、肺炎雙球菌、葡萄球菌、傷寒桿菌、立克次體、梅毒螺旋體、三日瘧原蟲、血吸蟲、肝炎病毒、麻疹病毒等，以及各種毒素（如蛇毒、蜂毒）、重金屬（如汞、金）和藥物（如青黴胺等）等。

抗原抗體複合物是引起腎小球損傷的主要原因，其主要是透過原位免疫合成物和循環免疫合成物沉積兩種方式而出現於腎小球內。原位免疫合成物的形成：
（一）抗腎小球基底膜性腎炎由於血循環中出現了抗腎小球基底膜的抗體，它可以與腎小球基底膜發生免疫反應，啟動補體，而引起腎小球的損害和發炎症反應。螢光顯微鏡觀察，可以見到免疫球蛋白 G（IgG）和 C3 沿著腎小球微血管呈現連續的線性螢光。在電子顯微鏡下，在基底膜的內皮細胞側，見到有線形高電子密度的物質沉積。此型腎炎在臨床上比較少見。
（二）Heyman 腎炎用腎小管刷狀緣抗原（Heyman 抗原）免疫大鼠可以引起類似於人的膜性腎小球腎炎；Heyman 抗原是一種 330KD 的糖蛋白，腎小球內該抗原位於臟層上皮細胞基底側，相應的抗體可以與腎小管刷狀緣反應，引起上皮下沉積物，螢光顯微鏡觀察呈現不連續的顆粒狀螢光。
（三）植入性抗原腎小球外的抗原（大多帶正電荷）與腎小球成分結合成為植入性抗原。循環血液中的相應抗體在流經腎小球時，在原位形成免疫合成物。細菌產物、病毒、寄生蟲和某些藥物均可以成為植入性抗原。

腎小球腎炎的概論和發病機制

概論	（1）主要會波及腎小球。 （2）急性增生性發炎症。 （3）分為原發性和繼發性。 （4）臨床表現：血尿、蛋白尿、水腫和高血壓。
發病機制	抗原 + 抗體：免疫性疾病。

引起腎小球腎炎的抗原

內因性抗原	外因性抗原
腎小球本身的成分：基底膜抗原、足突抗原、內皮細胞抗原和繫膜抗原	生物性病原體：微生物感染後的產物
非腎小球性抗原：核抗原、DNA、免疫球蛋白、腫瘤抗原	非生物性抗原： （1）藥物（青黴胺、磺胺、汞製劑） （2）外因性凝集素、異種血清

循環免疫合成物沉積與細胞的免疫機制

循環免疫合成物沉積	（1）抗體和相應抗原在血循環中形成可溶性免疫合成物，沉積於腎小球內，啟動補體，而引起腎小球的損害和發炎症反應。補體系統在腎小球疾病的發病中發揮了重要的功能。 （2）螢光顯微鏡觀察可以見到沿著腎小球微血管壁或繫膜內有免疫球蛋白 G（IgG）及 C3 的沉積，呈現不連續的顆粒狀螢光。 （3）在電子顯微鏡下，可以見到電子緻密物沉積。 （4）人類腎炎 90% 以上屬於免疫合成物性腎炎。
細胞的免疫機制	（1）近年來愈來愈多的資料證實，細胞免疫在腎小球疾病發病中發揮相當程度的功能。 （2）目前認為輕微病變型腎小球腎炎的發病並無體液免疫參與，而是由於 T 淋巴細胞介導的免疫功能紊亂所引起的。

10-2 腎小球腎炎（二）

四、腎炎的分類

關於腎小球腎炎的分類，目前還缺乏完備的、國內外皆公認的方法。腎小球的病變會呈現瀰漫性、局灶性或節段性。

（一）瀰漫性（diffuse）病變侵犯腎組織中的全部或 80% 以上的腎。

（二）局灶性（foca1）病變僅侵犯小部分腎小球。

（三）節段性（segmental）病變僅侵犯腎小球的 1 ～ 2 個小葉。

五、腎炎的臨床表現

腎炎共同的臨床表現有：蛋白尿、管型尿、血尿、水腫、高血壓、貧血、氮質血症和尿毒症。蛋白尿和管型尿是經常存在的，其餘表現則出現於不同的病情。根據症狀組合的不同可表現為：

（一）腎病症候群（nephrotic syndrome）主要表現為：

1. 大量的蛋白尿。

2. 低蛋白血症。

3. 嚴重的水腫。

4. 高脂血症，主要為高膽固醇血症。

（二）急性腎炎症候群發病較急，常會驟發血尿、蛋白尿、少尿和水腫（水鈉瀦留）和高血壓。

（三）快速進行性腎炎症候群突然或逐漸出現血尿、蛋白尿、貧血，快速進展為腎功能衰竭。

（四）慢性腎炎症候群發病緩慢、逐漸發展成慢性腎功能衰竭，伴隨著蛋白尿、血尿和高血壓。

六、腎小球腎炎基本的病理變化

（一）腎小球細胞增多（hypercellula 小 y），由於腎小球繫膜細胞、內皮細胞和上皮細胞（尤其是壁層上皮細胞）增生，加上嗜中性粒細胞、單核細胞及淋巴細胞浸潤，使腎小球細胞數量增多。

（二）基底膜增厚，基底膜改變可以是基底膜本身的增厚，也可以由內皮下、上皮下或基底膜本身的蛋白性物質（例如免疫合成物、澱粉狀物質）的沉積所引起。

增厚的基底膜理化性狀發生改變，通透性增高，而且代謝轉換率變慢，不易被分解和清除，久之會導致血管攪拌或腎小球硬化。

（三）發炎性滲出和壞死急性發炎症時，腎小球內會出現嗜中性粒細胞等發炎細胞和纖維素滲出，血管壁會發生纖維素樣壞死，並會有伴隨性血栓形成。

（四）玻璃狀病變和硬化腎小球玻璃狀病變是指在內視鏡之下，腎小球內出現均質的嗜酸性物質堆積。

1. 在電子顯微鏡下，可以見到細胞之外出現無定形的物質，其成分為沉積的血漿蛋白、增厚的基底膜和增多的繫膜基質。

2. 在嚴重時會導致微血管攪拌與塌陷，管腔閉塞，發生硬化，為各種腎小球改變的最終結局。

小博士解說

急性瀰漫性增生性腎小球腎炎、又稱為瀰漫性微血管內增生性腎小球腎炎、（鏈球菌）感染後性腎小球腎炎、急性腎小球腎炎（acute glomerulonephritis, AGN）。

腎小球腎炎的病理類型

依據病變的範圍：瀰漫性，局灶性，球性，節段性

依據光學顯微鏡等檢查的綜合所見：急性瀰漫性增生性腎小球腎炎、快速進行性（新月體性）腎小球腎炎、膜性腎小球腎炎（膜性腎病）、輕微病變性腎小球腎炎（脂性腎病）、膜性增生性腎小球腎炎、繫膜增生性腎小球腎炎、IgA 腎病、慢性腎小球腎炎

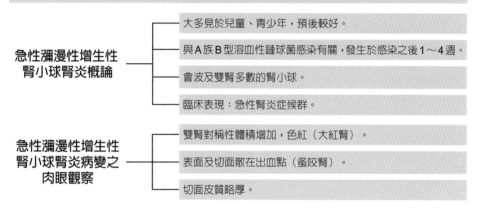

急性瀰漫性增生性腎小球腎炎概論
- 大多見於兒童、青少年，預後較好。
- 與A族B型溶血性鏈球菌感染有關，發生於感染之後1～4週。
- 會波及雙腎多數的腎小球。
- 臨床表現：急性腎炎症候群。

急性瀰漫性增生性腎小球腎炎病變之肉眼觀察
- 雙腎對稱性體積增加，色紅（大紅腎）。
- 表面及切面散在出血點（蚤咬腎）。
- 切面皮質略厚。

腎小球腎炎的病理類型

急性瀰漫增生性腎小球腎炎（acute diffuse proliferative GN）：又稱為微血管內增生性腎小球腎炎（endocapillaryproliferative GN），大多發生於 6 ～ 14 歲學齡期兒童。

是最常見的原發性腎炎。常會發生於感染以後（90% 以上在 A 族 B 型溶血性鏈球菌感染之後），故又稱為感染後腎小球腎炎（poststreptococcal, GN）。

在發病機制上屬於免疫合成物性腎炎。病理特點為：微血管內皮細胞和繫膜細胞的增生。

在電子顯微鏡下，典型的病例在基底膜上皮側常會見到"駝峰狀"電子緻密物沉積。

免疫螢光檢查，在微血管壁表面有顆粒狀螢光物堆積，沉積物主要是免疫球蛋白 G（IgG）和 C 3。

✚知識補充站

1. 臨床病理的關係：兒童患者本型預後良好。成人預後較差，轉為慢性的比例較高。絕大多數可以完全治癒，少數也可以緩慢發展成慢性腎炎。
2. 病理的變化：肉眼觀察：腎腫大，顯著充血，故有「大紅腎」之稱。表面和切面上有蚤咬狀出血點，又稱為「蚤咬腎」。

10-3 腎小球腎炎（三）

七、新月體性腎小球腎炎

新月體性腎小球腎炎（crescentic GN）又稱為「快速進行性腎小球腎炎（rapidly progressive glomerulonephritis, PRGN）」，或微血管外增生性腎小球腎炎（extracapillaryproliferative GN）。

（一）病變的特點：球囊壁上皮增生形成新月體（crescent）。

（二）病理的變化：

1. 肉眼觀察：腎輕度腫大伴隨著點狀出血。

2. 內視鏡檢查：形成新月體。細胞性新月體→纖維性新月體→玻璃狀病變新月體。

在電子顯微鏡下，會見到基底膜呈現灶性斷裂。螢光顯微鏡檢查（抗基底膜性腎炎）或顆粒狀沉積（免疫合成物性腎炎）。

（三）臨床病理的關係與結局：

本病較為少見，大約占腎炎總數的 5%。表現為快速進行性腎炎症候群，在短時間內發展為預後不良的腎功能衰竭，在數週至數月之內會死亡。

八、膜性腎小球腎炎

（一）膜性腎小球腎炎（membranous GN）的病理特點：

腎小球基底膜上皮側有瀰漫、均勻的顆粒狀免疫合成物，伴隨著基底膜釘突形成，引起微血管壁呈現均勻一致的增厚，通常稱為膜性腎病（membranous nephropathy）。

在形態發生學上屬於免疫合成物性腎炎。在臨床上大多數病例致病性抗原不明。

（二）病理的變化：

1. 肉眼觀察：兩腎腫大，色蒼白，故有「大白腎」之稱。

2. 在內視鏡檢查：早期並無明顯的異常症狀，晚期呈現微血管壁增厚和散在的繫膜細胞增生。

基底膜病變可以分為四期：

I 期：上皮下沉積物形成。

II 期：基底膜呈現「釘突狀」增生並嵌在沉積物之間，使基底膜呈齒輪狀變形。

在 I、II 期電子顯微鏡下可以見到顆粒狀電子緻密物沉積和無數的基底膜「釘突」形成。在螢光顯微鏡下觀察，微血管上皮側可以見到顆粒狀螢光，內含有免疫球蛋白 G（IgG）和 C3。

III 期：基底膜包繞沉積物。

IV 期：沉積物溶解，使得基底膜呈現「蟲蝕狀」的改變。

（三）臨床病理的關係與結局：

出現腎病症候群，為非選擇性蛋白尿。預後狀況不良，70～90%的病例會發展成為慢性腎炎。

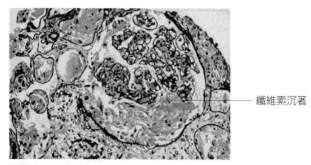

纖維素沉著

纖維素滲出是刺激新月體形成的要素

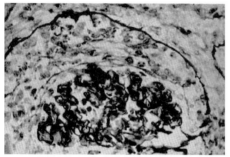

I 型新月體性腎小球腎炎，免疫球蛋白G（IgG）
細線狀沿著 GBM 沉積

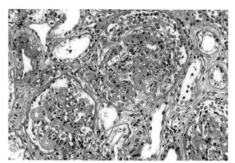

新月體的形成

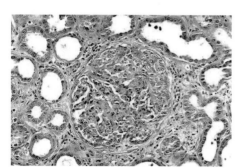

新月體

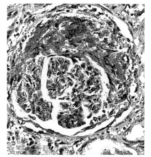

細胞性新月體→纖維性新月體
→腎小球纖維化玻璃狀病變

10-4 腎小球腎炎（四）

九、輕微病變型腎小球腎炎

輕微病變型腎小球腎炎（minimal change GN）又稱為足突病（foot process disease）。又名為「脂性腎病」（Lipid nephropathy）。發病兒童為成人的 5 倍。發病高峰年齡在 2～6 歲之間。男多於女。

（一）本型腎炎的病理特徵性病變：在電子顯微鏡下會見到上皮細胞足突呈現均勻的瀰漫性消失。

（二）病理的變化

1. 肉眼觀察：腎腫大，色蒼白或淡黃。
2. 內視鏡檢查：在內視鏡下與正常腎並無明顯的區別。電子顯微鏡：會見到足突融合、消失。

（三）臨床病理的關係與結局：呈現腎病症候群，高度選擇性蛋白尿（尿液中僅為白蛋白）。對糖皮質激素治療敏感，預後良好。

十、局灶性節段性腎小球硬化

局灶性節段性腎小球硬化（focal segmental glomerulosclerosis）的命名顯示了病變特點是腎小球硬化，呈現局灶性和節段性分布，即部分腎小球受到波及，且限於腎小球的部分小葉或微血管攪拌。

局灶性節段性腎小球硬化的發生可以分為下列幾種情況：

（一）伴發於 HIV 病毒感染者或發生於吸毒者。

（二）可以作為免疫球蛋白 A（IgA）腎病等其他腎炎的繼發改變。

（三）發生於其他腎臟疾病引起腎組織破壞之後。

（四）可以作為原發性疾病。

大約 80% 的病人臨床表現為腎病症候群，其餘病人則會出現蛋白尿等改變。病變呈現局灶性分布，早期僅波及皮髓質交界處的腎小球。以後逐漸會波及皮質全層。病變腎小球內部分小葉和微血管絆內繫膜基質增多，基底膜塌陷，透明物質或脂質沉積。病變持續發展會引起腎小球硬化，並出現腎小管萎縮和間質纖維化。

免疫螢光顯示受到波及的部位有免疫球蛋白 M（Immunoglobulin M, IgM）和補體沉積。在電子顯微鏡下觀察，除了繫膜基質增加、多型性神經膠母細胞瘤（GBM）增厚、塌陷等改變之外，主要的特點是足細胞的足突消失，並有明顯的上皮細胞從 GBM 剝脫的現象。

原發性局灶性節段性腎小球硬化的發生機制至目前尚未十分明瞭。

一般認為足細胞的改變是本病的主要關鍵，由此造成局部通透性增高、血漿蛋白和脂蛋白沉積，引起硬化和透明變性。

病人接受腎移植之後 24 小時內即會出現蛋白尿的再發，顯示體內可能有導致內皮細胞損傷的循環性介質存在，近年已有從病人體內萃取引起通透性增高之介質的報導。

膜增生性腎小球腎炎（membranoproliferative GN）：
男女發病率相等，好發於 10～20 歲青少年

I 型以增生的繫膜細胞和基質插入到內皮與基底膜之間（繫膜插入，mesangial interposition）為特徵。

↓

腎小球的基底膜呈現雙軌狀（double contours）。

II 型是由於腎小球基底膜緻密層內電子緻密物沉積導致腎小球基底膜增厚，故此型膜增生性腎小球腎炎又稱為緻密沉積物病（dense-deposit disease）。

本型腎炎

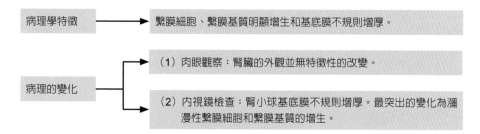

病理學特徵 ——→ 繫膜細胞、繫膜基質明顯增生和基底膜不規則增厚。

病理的變化 ——→ （1）肉眼觀察：腎臟的外觀並無特徵性的改變。

——→ （2）內視鏡檢查：腎小球基底膜不規則增厚。最突出的變化為瀰漫性繫膜細胞和繫膜基質的增生。

局灶性節段性腎小球硬化腎炎與輕微病變性腎炎的鑑別
由於病程與預後的顯著差異，其不同點主要在於

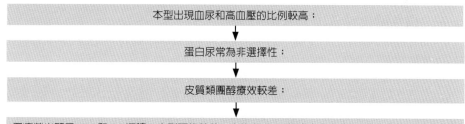

本型出現血尿和高血壓的比例較高；

↓

蛋白尿常為非選擇性；

↓

皮質類團醇療效較差；

↓

免疫螢光顯示 IgM 和 C3 沉積。本型預後較差，大約有 50% 的病人在發病之後 10 年之內發展為慢性腎炎。成人的預後比兒童更差。

✚ 知識補充站：臨床病理的關係與結局

　　絕大多數（三分之二）患者的表現為腎病症候群。部分的表現為腎炎症候群或類腎病（腎病 - 腎炎症候群）。預後不良，呈現慢性進行性。

10-5 腎小球腎炎（五）

十一、繫膜增生性腎小球腎炎

（一）病理的特點：瀰漫性腎小球繫膜細胞增生及繫膜基質增多。繫膜增生性胃小球腎炎（mesangial proliferative glomerulonephritis）在國內非常常見，在澳洲也較多，但是在歐美比較少見。瀰漫性繫膜增生性改變可以為系統性紅斑狼瘡、過敏性紫瘢和糖尿病等的繼發性腎小球病變。原發性繫膜增生性腎小球腎炎的病因和發病機制到目前尚不明確，可能存在多種致病的途徑，例如循環免疫合成物沉積或原位免疫合成物形成等。免疫反應透過有關介質刺激繫膜細胞，會引起增生等改變。

（二）內視鏡下的特徵：瀰漫性繫膜細胞增生伴基質增多。早期以繫膜細胞增生為主，後期繫膜基質增多。

（三）電子顯微鏡：除了上述改變之外，尚可以見到繫膜區等處有電子緻密物沉積。免疫螢光檢查的結果，在國內最常見的是免疫球蛋白 G（IgG）及 C3 沉積，在西方國家則大多為免疫球蛋白 M（IgM）和 C3 沉積。繫膜增生性腎炎大多見於青少年，男性多於女性。

（四）臨床表現：具有多樣性，可以表現為無症狀蛋白尿或血尿、慢性腎炎症候群或腎病症候群。病變輕者預後較好，但是會再併發。病變重者會伴隨著節段性硬化，嚴重者會出現腎功能障礙，預後較差。

十二、IgA 腎病

IgA 腎病（IgA nephropathy）又稱為「Berger 病」。它是繫膜增生性腎小球腎炎的一個特殊類型。IgA 腎病病理上表現為 IgA 在腎小球繫膜區瀰漫性沉積，伴隨著不同程度的繫膜細胞和基質的增生。本病症常會有呼吸道的先期感染。臨床的表現多樣化，主要為肉眼或內視鏡下，血尿伴隨著蛋白尿。

十三、慢性硬化性腎小球腎炎

慢性硬化性腎小球腎炎（chronic sclerosing GN）是各種不同類型腎炎發展到晚期的病變類型，簡稱為慢性腎炎。

（一）病理改變的特徵：兩側腎單位瀰漫性破壞，纖維化造成的疤痕收縮，與殘存腎單位代償性肥大交錯並存，導致腎臟體積縮小，質地變硬，表面呈現顆粒狀，形成顆粒性固縮腎（granular contracted kidney），又稱為腎炎性固縮腎（glomerulonephritic contracted kidney）。大多見於成人。

（二）肉眼觀察：雙側腎對稱性縮小、表面瀰漫性細顆粒狀。

（三）內視鏡檢查：70% 以上腎小球纖維化玻璃狀病變，腎小管萎縮。殘存的腎單位發生代償性肥大，表現為腎小球微血管叢擴張，管腔會明顯地開放，其相應的腎小管擴張，部分會呈現小囊狀；間質纖維化，慢性炎症細胞浸潤；中小動脈內膜纖維性增厚，管腔狹窄，細動脈發生玻璃狀病變。

慢性硬化性腎小球腎炎的病理變化

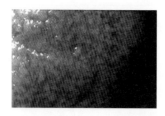

肉眼觀察：雙側腎對稱性縮小、表面瀰漫性細顆粒狀。

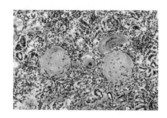

內視鏡檢查：**70%** 以上腎小球纖維化玻璃狀病變，腎小管萎縮。
殘存的腎單位發生代償性肥大，表現為腎小球微血管叢擴張，管
腔明顯開放，其相應的腎小管擴張，部分會呈現小囊狀；間質纖
維化，慢性炎症細胞浸潤；中小動脈內膜纖維性增厚，管腔狹窄，
細動脈發生玻璃狀病變。

✚知識補充站：

1. 臨床病理的關係：會呈現慢性腎炎症候群。
2. 慢性腎小球腎炎（Chronic glomerulonephritis, CGN）：又稱為瀰漫性硬化性腎小球腎炎、
   慢性硬化性腎小球腎炎、終末期腎；各類型腎炎的晚期結果。

10-6 腎盂腎炎

　　腎盂腎炎（pye1onephritis）是由細菌引起的以腎盂和腎間質為主的化膿性發炎症，女性大約為男性的 9 倍。在臨床上急性者常會有發燒、腰痛、血尿、膿尿和膀胱刺激症狀（頻尿、尿急、尿痛）。慢性者，除了尿液的變化之外，會伴隨著腎功能不全、高血壓，晚期甚至會發展成尿毒症。

一、病因及發病機制

　　（一）病原體腎盂腎炎是化膿性細菌直接運作的結果。（二）引起本病的感染途徑有下列兩種：1. 上行性感染，此乃本病最常見的感染途徑。多數病人先發生下泌尿道的感染，例如尿道炎、膀胱炎和前列腺炎等。該感染途徑的致病細菌主要是大腸桿菌。2. 血源性感染。該途徑所引起的發病比較少見，大多在化膿性細菌引起敗血症之後發生。此途徑感染大多由金黃色葡萄球菌所引起，兩側腎臟時常同時受到波及。（三）尿道的正常防禦機制有下列幾個層面：1. 由於尿液的不斷排泄；2. 膀胱黏膜能夠分泌有機酸和局部抗體（SIgA）；3. 吞噬細胞的吞噬作用；4. 正常輸尿管膀胱入口處發揮活瓣的功能。（四）腎盂腎炎的常見誘發因素：1. 泌尿道的不完全性或完全性阻塞；2. 尿道黏膜損傷：在女性由於尿道較男性短，且外陰和陰道分泌物常含較多的細菌，因而上行性感染比男性多見；3. 膀胱輸尿管返流（Vesicoureteral reflux）；4. 全身抵抗力減弱。

二、急性腎盂腎炎

　　急性腎盂腎炎是腎盂和腎間質的急性化膿性發炎症。大多見於妊娠婦女、老年男性和兒童。（一）病理變化：1. 肉眼觀察：腎臟體積增大、充血。腎密布小圓形黃白色病灶，病灶周圍有紅色充血帶，這在血源性感染尤為明顯；2. 內視鏡檢查：腎間質的化膿性發炎症伴隨著膿腫形成是急性腎盂腎炎最突出的組織學改變。（二）臨床病理的關係與結局：急性腎盂腎炎病人常會有感染的全身症狀，腰部酸痛和腎區叩擊痛；會有膀胱刺激的症狀。會有膿尿、蛋白尿、管型尿和菌尿。

三、慢性腎盂腎炎

　　（一）由細菌引起的慢性腎間質發炎症伴隨著發作性進展的腎實質破壞。慢性腎盂腎炎是由於急性腎盂腎炎治療不當，反覆發作而形成的。（二）其發病的機制多半不能確定：一些病例係由於尿道阻塞性病變伴隨著感染，特別是伴隨著混合性細菌感染所導致。（三）另外一些病例則可能為體內產生了抗細菌成分或腎小管壁物質的自身抗體而引起。（四）此外，細菌的 L 型（原生質體 protoplasts）會在腎髓質部分高滲環境中長期生存，而且許多作用於細菌細胞壁的抗生素對細菌 L 型毫無效力，使得病原體長期存在，這也是導致發炎症轉變為慢性的重要原因。

小博士 解說

　　1.臨床病理的關係：在臨床上主要表現出腎小管功能障礙的症狀。晚期會出現高血壓和腎功能衰竭。預後不良，特別是雙側患者。2.切面上，皮髓質會見到條紋狀膿腫帶，腎盂、腎盞內有膿液積聚。3.內視鏡檢查：腎間質的化膿性發炎症伴隨著膿腫形成是急性腎盂腎炎最突出的組織學改變。4.腎縮小，變硬，表面高低不平，有大小不一的疤痕性凹陷。5.在慢性腎盂腎炎時，若有梗塞，會形成積液或積膿。

腎盂腎炎的概論及分類

概論	腎盂／腎間質／腎小管的化膿性發炎症。
分類	急性腎盂腎炎、慢性腎盂腎炎

腎盂腎炎的病因和發病機制

身體防禦力下降	誘因：女性生理因素（女：男＝9～10：1）；尿道阻塞會導致尿液潴留；損傷／手術；膀胱輸尿管返流。
細菌感染	上行性感染（逆行性感染）、下行性感染（血因性感染）。

上行性感染與下行性感染的區別

上行性感染（逆行性感染）	下行性感染（血因性感染）
較為多見	較為少見
以大腸桿菌為主	以葡萄球菌為主
細菌沿著泌尿道逆行輸尿管／其周圍淋巴結→腎盂→腎盞→腎間質	敗血症的一部分：細菌沿著血流栓塞腎小球／腎小管周圍微血管網→腎間質→腎盂

急性腎盂腎炎與慢性腎盂腎炎病變的對比

	急性	慢性
腎盂腎盞	表面化膿	黏膜粗糙、擴張變形
腎實質	表面和切面；多發性小腫瘤	不規則凹陷性；瘢痕會導致固縮腎

慢性腎盂腎炎病理的變化

肉眼觀察：腎縮小，變硬，表面高低不平，有大小不一的疤痕性凹陷。（a）腎盂黏膜粗糙，增厚。（b）腎盂腎盞因為疤痕收縮而變形。（c）包膜不易剝離。（d）僅有極少數的病例會導致均勻細顆粒狀固縮腎。

內視鏡檢查：（a）見到間質疤痕化伴隨著稀疏以至於緻密的淋巴細胞、漿細胞浸潤。（b）疤痕區腎小球大多呈現玻璃狀變化或微血管叢塌陷，腎小管萎縮，基底膜增厚。（c）邊緣區腎單位出現代償性肥大。（d）此外，會見到成群的腎小管被覆上皮扁平，管腔擴大，內含紅色、均質狀蛋白管型，類似於甲狀腺濾泡。（e）腎內血管會呈現內膜纖維性增厚。（f）病變的早期腎小球纖維化並不明顯，僅見到腎球囊壁的纖維性增厚。

急性腎盂腎炎與慢性腎盂腎炎病變的併發症

急性腎盂腎炎	急性壞死性乳頭炎；糖尿病或尿道阻塞；腎盂積膿；嚴重的尿道阻塞；腎周膿腫；腎膿腫穿破腎包膜。
慢性腎盂腎炎	腎功能不全；高血壓（腎纖維化，腎素分泌增加）。

NOTE

第11章
生殖系統與乳腺疾病

1. 了解慢性子宮頸炎。

2. 了解子宮頸癌。

3. 了解妊娠滋養層細胞腫瘤。

4. 了解絨毛膜癌。

5. 了解乳腺癌。

6. 了解前列腺疾病。

11-1 子宮頸疾病（一）

一、慢性子宮頸炎

慢性子宮頸炎為育齡婦女最常見的疾病，與感染（細菌、病毒、衣原體等）、損傷、激素紊亂及局部血液循環障礙有關。

二、慢性子宮頸炎病理的類型

（一）子宮頸糜爛。

（二）子宮頸腺體囊腫（納博特囊腫）（Nabothiancyst）：子宮頸慢性發炎、鱗狀上皮過度增生覆蓋和阻塞子宮頸管腺體的開口，增生的纖維組織壓迫子宮頸腺體，使得黏液滯留，形成囊腫。

（三）子宮頸上皮非典型增生和原位癌：子宮頸上皮非典型增生為子宮頸上皮部分被不同程度異型性的細胞所取代，細胞排列紊亂、體積增大、核大、會見到核分裂，屬於癌前病變。

（四）子宮頸上皮內瘤變（cervical intraepithelial neoplasia, CIN）：近來認為，子宮頸上皮非典型增生到浸潤癌可能是一個持續的過程，而子宮頸上皮非典型增生和原位癌屬於非浸潤性病變，統稱為子宮頸上皮內瘤變。CIN I、CIN II 分別相當輕、中度為非典型增生，CIN III 相當重度為非典型增生和原位癌。

三、子宮頸癌

（一）中老年婦女較多。

（二）病因和發病機制：早婚、多產、子宮頸裂傷和包皮垢刺激有關。近來發現與 HPV 感染有關。

（三）病理變化：1. 從肉眼觀察：（1）外生結節型；（2）管壁浸潤型。2. 在內視鏡下觀察：（1）子宮頸鱗癌：早期浸潤癌：浸潤深度小於 5mm。浸潤癌：浸潤深度大於 5mm。（2）子宮頸腺癌：占 10%。

（四）子宮頸癌的擴散與臨床病理的關係：1. 擴散與轉移；2. 預後：原位癌和早期浸潤癌預後良好。

四、妊娠滋養層細胞腫瘤

當絨毛滋養層發生腫瘤性疾病時，即稱為妊娠滋養層細胞腫瘤。依據其形態特徵和生物學行為，可以分為葡萄胎、侵襲性葡萄胎和絨毛膜癌。

（一）葡萄胎：又稱為水泡狀胎塊（hydatidiformmole）。是一種較常見的妊娠期胎盤的良性病變。發病年齡大多在 20 ～ 30 歲之間的女性。病因和發病機制到目前尚不十分清楚。病因和發病機制為 90% 完全性葡萄胎染色體核型為 46XX，但是均來自父方。由於缺乏卵細胞的染色體，故胚胎不能發育。完全性葡萄胎並無胎兒的成分。歐美國家為 1：1000 次妊娠。在一次葡萄胎之後再患葡萄胎的風險為 1 ～ 6%，再次妊娠不良生育結局高達 10 ～ 20%。在病理形態上分為完全性葡萄胎和部分性葡萄胎，兩者臨床預後差別大、臨床治療和處理的方式不同。病理的變化：1. 肉眼觀察。2. 內視鏡觀察的特點為：（1）滋養層細胞不同程度的增生，並具有相當程度的異型性。增生的細胞可以為合體滋養層細胞或細胞滋養層細胞，但是大多為混合併存；（2）絨毛間質高度腫脹；（3）絨毛間質內血管消失。

慢性子宮頸炎的病因與病變

育齡期婦女最常見的疾病，表現為白帶增多。

↓

病因：病毒、細菌感染所引起，分娩、機械損傷所誘發。

病變：子宮頸慢性非特異性炎。可能會形成子宮頸糜爛、Nabothian 囊腫、子宮頸息肉等。

子宮頸上皮內瘤變

基本概念	子宮頸上皮非典型增生至原位癌的演變過程。
根據非典型增生的程度和範圍分級	CIN Ⅰ級：輕度非典型增生；Ⅱ級：中度非典型增生；Ⅲ級：重度非典型增生和原位癌。
病變發展及轉化	CIN Ⅰ級：98% 自然消退，2% → CIN Ⅱ級→ CIN Ⅲ級→子宮頸浸潤癌；CIN Ⅲ級 20% →子宮頸浸潤癌。 註：非典型增生，若併發感染的 HPV，則癌變率更高。

子宮頸癌概論

來源：子宮頸黏膜上皮。

↓

好發於 40 ～ 60 歲。

↓

婦女常見的腫瘤，為第二位（曾為首位）。

子宮頸癌的病理變化

病灶	糜爛型、外生菜花型、內生浸潤型、潰瘍型。
內視鏡下觀察	（1）鱗狀細胞癌：常見，來源於子宮頸陰道部位或移行帶的鱗狀上皮；分類，早期浸潤癌：癌細胞波及深度＜基底膜下 5 毫米，並無轉移，肉眼難以判斷，浸潤癌：癌細胞波及深度＞基底膜下 5 毫米，分為：高分化（20%）、中分化（60%）、低分化（20%）。 （2）腺癌：較為少見，占子宮頸癌的 20%；來源：柱狀上皮下的儲備ç、子宮頸管黏膜柱狀上皮。
擴散與轉移	（1）直接蔓延：向下、向上、兩側、向前、向後。 （2）轉移：淋巴管：最為常見，最重要；血管：肺，骨，肝。
臨床表現	（1）早期：並無症狀（在普查中發現）、脫落細胞學（巴氏塗片法、薄層液基細胞學檢測（Thinprep liquid based cytology test, TCT）。 （2）晚期：接觸性陰道出血、不規則陰道流血、異常陰道分泌物、下腹部，腰骶部疼痛。

11-2 子宮頸疾病（二）

3. 臨床病理的關係：內視鏡下觀察：絨毛間質高度水腫、滋養層細胞增生、絨毛間質血管減少或消失。一般認為葡萄胎為滋養細胞的良性腫瘤。4. 分類：完全性與不完全性：大體的檢查只見到部分的葡萄胎形成；未受到波及的絨毛正常。在內視鏡觀察下，葡萄胎病變只存在於部分病變，一些絨毛間質呈現病灶性水腫。5. 臨床病理的關係：多半在妊娠 4～5 個月出現症狀。子宮則大於正常的月份。並無胎心。人類絨毛膜性腺激素（HCG）值會升高。

（二）侵襲性葡萄胎：侵襲性葡萄胎（invasive mole）又稱為惡性葡萄胎或侵襲性水泡狀胎塊。大多繼發於葡萄胎之後，以水泡狀絨毛侵入子宮肌壁為特徵。侵襲性葡萄胎的肉眼形態與葡萄胎相類似。在內視鏡觀察下可以見到腫脹變性的絨毛侵入子宮肌層，會有肌層浸潤或遠處轉移；滋養細胞增生、異型；但是可以見到絨毛結構。預後：化療敏感，預後良好。

（三）絨毛膜癌（choriocarcinoma）：絨毛膜癌是來源於絨毛膜滋養層細胞的高度惡性腫瘤。發病年齡以 20～30 歲較為多見。絕大多數與妊娠有關。病理變化：1. 肉眼觀察：50% 繼發於葡萄胎，25% 繼發於自然流產，20% 發生於正常分娩，5% 發生於早產或異位妊娠。30 歲女性較為多見。發病機制不清。為高度惡性。大體：類似於血凝塊；暗紅色或紫藍色血腫狀結節。3. 在內視鏡下觀察：由分化較差的兩層滋養細胞所組成；並無絨毛結構。絨毛膜癌由兩種異型的細胞滋養層和合體滋養層上皮混合構成，癌細胞侵入子宮肌層，排列成片狀和條索狀，其間並無絨毛間質和血管，也無絨毛的結構。4. 擴散：癌大多數為血管轉移，最常轉移到肺和陰道壁，並在陰道形成出血性結節，其次為腦、肝、腎、腸、肺、脾等器官。5. 臨床病理的關係：預後：惡性程度較高。以往大多於手術一年之內死亡。臨床表現：1. 陰道不規則流血，陰道壁紫藍色結節，妊娠實驗持續呈現陽性反應（+）。2. 貧血，消瘦。3. 繼發腹腔大出血導致休克。4. 轉移：胸痛，咯血，中樞神經系統症狀。

五、卵巢腫瘤

（一）分類（按照組織的來源）：1. 上皮性腫瘤：漿液性，黏液性，子宮內膜狀腫瘤。2. 生殖細胞腫瘤：畸胎瘤，無性細胞瘤，內胚竇瘤，絨癌。3. 性索間質腫瘤：顆粒細胞瘤 - 卵泡膜細胞瘤，支持細胞 - 間質細胞瘤。（二）卵巢上皮性腫瘤：1. 占所有卵巢腫瘤的 90%。2. 分類：（1）漿液性囊腺瘤（最常見）：漿液性腫瘤 60%，交界性漿液性囊腺瘤 15%，漿液性囊腺癌 25%。（2）黏液性囊腺瘤（占卵巢腫瘤的 25%），黏液性腫瘤 80%，交界性黏液性囊腺瘤，黏液性囊腺癌。

六、卵巢生殖細胞腫瘤：畸胎瘤

（一）來源：原始生殖細胞 N（具有向體壁細胞分化的能力）。（二）部位：卵巢，睪丸，身體中線部位。（三）分類：根據有無未成熟組織：1. 成熟（良性）畸胎瘤：大約占卵巢腫瘤四分之一。2. 未成熟（惡性）畸胎瘤：占 20 歲以下女性惡性腫瘤的 20%。

小博士解說

葡萄胎的病變特點：

1. 絨毛高度水腫、2. 滋養層細胞不同程度的增生、3. 絨毛間質血管消失。

滋養層細胞疾病概論（trophoblastic cell isease, GTD）

分類	葡萄胎（水泡狀胎塊）、侵襲性葡萄胎（惡性葡萄胎）、絨毛膜上皮癌（絨癌）、胎盤部位滋養細胞腫瘤。
特點	來源：滋養葉細胞，與妊娠有關，預後由好變差的順序為葡萄胎、惡性葡萄胎、絨癌。

卵巢上皮性腫瘤的病變對比

	漿液性囊腺瘤	黏液性囊腺瘤
大體	體積、體小、雙側、切面、單房性、囊內容、清亮液、囊壁、有乳頭	小→很大、多房性、黏液、大多光滑
內視鏡下	囊壁上皮單層立方/矮柱	單層高柱，漿內有黏液
影響	生長活躍、易於惡性病變	破裂

葡萄胎與侵襲性葡萄胎的比較

	葡萄胎（水泡狀胎塊）	侵襲性葡萄胎（惡性葡萄胎）
病變	在內視鏡下：絨毛血管消失	陽性反應（+）
	絨毛水腫	陽性反應（+）
	滋養葉細胞不同程度的增生	陽性反應（+）
	大體：絨毛腫大似葡萄串	陽性反應（+）浸潤、轉移
臨床	子宮增大與月份不符合	陽性反應（+）
	反覆陰道流血	陽性反應（+）
	無胎心音/胎動	陽性反應（+）
	尿妊娠實驗強度陽性反應	刮子宮之後持續呈現陽性反應
結局	刮子宮之後 80～90% 痊癒，10%→惡葡，2.5%→絨癌	化療療效較好，轉移灶可能會自然消退

葡萄胎、侵襲性葡萄胎和絨毛膜癌的鑑別重點

	葡萄胎	侵襲性葡萄胎	絨毛膜癌
生物學行為	良性	低度惡性	高度惡性
形態：絨毛結構	有	有	無
形態：瘤細胞異型性	無	輕度	相當明顯
形態：肌層浸潤	無	有	有
形態：轉移	無	可有可無	有
形態：預後	好	較好	較差

11-3 乳腺癌與前列腺疾病

一、乳腺癌（Breast Carcinoma）

　　起源於乳腺終端導管小葉單元上皮。好發於 40 ～ 60 歲女性。為婦女常見腫瘤的第一位。男性較為少見，僅占 1%。

（一）病因和發病機制：雌激素分泌紊亂、遺傳、纖維囊性乳腺病、病毒。病因：1. 雌激素長期作用 ER、PR；生育與授乳：不育或不哺乳者乳腺癌會增加。2. 家族遺傳傾向：直系女性近親（母女、姐妹），患癌可能大 2 ～ 3 倍。部分有遺傳傾向，BRCA1 基因（17q21 上）突變缺失。3. 環境因素及長時間大劑量接觸放射線。4. 纖維囊性乳腺病（上皮異型增生）。

（二）病理變化：小葉原位癌、導管內癌、硬癌、單純癌、髓狀癌、乳頭乳暈濕疹狀癌。

（三）擴散：直接蔓延、淋巴管轉移、血管轉移。1. 直接蔓延：由導管周圍蔓延至脂肪組織、胸大肌、胸壁，由導管蔓延至小葉腺泡。2. 轉移：（1）淋巴管：常見；早期：同側腋窩；晚期：鎖骨下上，胸骨旁，縱隔；（2）血管：肺、肝、骨、腦較為少見。

（四）病變：1. 好發部位（乳腺外上象限，50% 以上），大多為單側。2. 內視鏡下之分類：（1）依據組織來源和形態：導管癌、小葉癌、典型髓狀癌；（2）依據是否浸潤：非浸潤性癌與浸潤性癌最常見。

（五）影響預後的因素：1. 腫瘤大小，組織學類型，分級分期。2. 正常乳腺上皮含雌激素受體（ER）和孕激素受體（PR）作為判斷療效和預後的指標。ER、PR 和 c-erbB-2 為乳腺癌常規的檢測指標。ER（+）、PR（+），預後較好，激素替代治療有效，轉移率較低。3. DNA 倍體、癌基因、微血管密度、基質蛋白酶等。

二、前列腺疾病

（一）前列腺增生症（Hyperplasia of prostate）（BPH）：1. 可能與激素平衡失調有關，60 歲以上較為多見。2. 肉眼觀察：會呈現結節狀腫大，灰白，有小囊隙。3. 內視鏡下觀察：表現為纖維間質、平滑肌和腺體呈不同程度的增生。4. 鑑別診斷：前列腺高分化癌：（1）部位：BPH 好發於中葉和兩側葉，而前列腺癌大多見於後葉；（2）形態：癌異型性相當明顯，會浸潤神經或間質；癌一般缺乏平滑肌增生；癌組織上皮層級較多，排列紊亂。

（二）前列腺腫瘤：1. 前列腺癌：50 歲以上較為多見。（1）部位：大多在後葉，而中葉較為罕見。（2）大體：大小不等，切面灰白或淺黃色。（3）分級和形態：（a）高分化腺癌：內視鏡下觀察：腺狀或乳頭狀結構。（b）中分化腺癌：介於高分化腺癌和低分化腺癌之間。（c）低分化腺癌：可以找到腺管結構，有時會呈現篩狀。（4）免疫組化：PSA、PACP、Keratin 陽性反應。2. 轉移：淋巴或血道轉移；骨轉移為其特點。3. 其他的類型：黏液癌、移行細胞癌、鱗狀細胞癌和子宮內膜狀癌等均較為少見。

（三）臨床表現：1. 排尿困難：滴尿，尿瀦留。2. 繼發改變：膀胱高度肥厚，輸尿管，腎盂積水會導致腎壓迫性萎縮。泌尿系統感染，腎功能衰竭。

前列腺增生

又稱為結節狀前列腺增生或前列腺肥大。

↓

特點：良性增生性病變；以老年男性較為常見，好發年齡：50 歲以上，與性激素有關。

前列腺增生的病理變化：大體

體積	比正常大 2～4 倍左右
質地	硬實，結節狀
切面	增生結節，孔狀小腔，白色分泌物
顏色	灰白色，淡黃色

前列腺增生的病理變化：在內視鏡下觀察

增生成分	腺體，內有澱粉狀的小體、平滑肌、纖維結締組織
間質	淋巴細胞浸潤

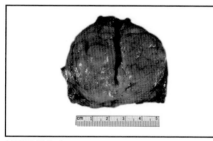

前列腺增生症

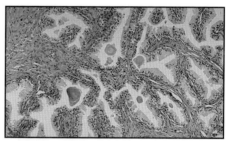

前列腺增生：腺體、平滑肌、澱粉狀小體

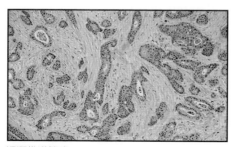

浸潤性導管癌

NOTE

第12章
內分泌系統疾病

1. 了解甲狀腺疾病：甲狀腺腫、非毒性甲狀腺腫、毒性甲狀腺腫、甲狀腺癌。

2. 了解甲狀腺腫瘤。

3. 了解甲狀腺炎。

4. 了解糖尿病。

12-1 甲狀腺疾病（一）

內分泌系統的架構分為內分泌腺與瀰漫性神經內分泌系統（diffuse neuroendocrine system, DNES）。甲狀腺的正常結構為：甲狀腺濾泡，濾泡壁為單立上皮，高低可變；濾泡腔為膠質。濾泡旁細胞：透明細胞（C 細胞），又稱為鈣素細胞分布：濾泡壁（單一個），頂端被濾泡細胞覆蓋。濾泡之間會成群結隊或呈現單一個。

一、甲狀腺腫（Goiter）

（一）瀰漫性非毒性甲狀腺腫（nontoxic goiter）：又稱為單純性甲狀腺腫（simple goiter）：1. 病因及發病機制：（1）缺碘：促甲狀腺激素（thyrotropin，thyroid stimulating hormone, TSH）會增高。（2）阻抑甲狀腺素合成的物質。（3）先天性甲狀腺素合成障礙：酶（4）高碘。2. 病理的變化：（1）增生期：濾泡上皮增生呈現立方狀或柱狀。（2）膠質儲積期：濾泡上皮部分扁平、腔擴大、充滿膠質。（3）結節期：病變新舊不一，形成大小不等的結節。3. 臨床病理的關係：局部的壓迫症狀。

（二）瀰漫性毒性甲狀腺腫（diffuse toxic goiter）（Graves disease，Basedow's disease）：1. 突眼性甲狀腺腫。2. Grave 病或 Basedow 病：（1）病因及發病機制：（a）自身免疫性疾病：血漿中多種抗體的存在。（b）抗 TSH 受體抗體：甲狀腺刺激免疫球蛋白（TSI）、甲狀腺生長刺激免疫球蛋白（TGI）。（c）遺傳。（2）病理的變化（甲狀腺）：（a）濾泡上皮增生。（b）腔內充滿膠質、並見到吸收空泡。（c）間質充血、淋巴細胞浸潤。全身多重器官受到波及。（3）臨床病理的關係：甲狀腺機能亢進的症狀。

二、甲狀腺功能低落

（一）克丁病或呆小症（cretinism）。

（二）黏液水腫（myxoedema）

三、甲狀腺腫瘤：

（一）甲狀腺腺瘤：分為胚胎型腺瘤、胚兒型腺瘤、單純性腺瘤、膠狀腺瘤、嗜酸性細胞腺瘤、非典型性腺瘤。1. 甲狀腺腺瘤的特點：（1）組織結構較為一致。（2）有完整的包膜，壓迫周圍甲狀腺組織。（3）常會有出血，壞死，囊性病變，纖維化。2. 甲狀腺腺瘤的類型：胚胎型、胎兒型、單純型、膠狀型、嗜酸細胞型：也稱為：Hürthle（賀特萊）細胞腺瘤及非典型腺瘤。

（二）甲狀腺癌：1. 乳頭狀腺癌：青年女性，60%，生長較慢，惡性度較低，預後情況較好。2. 濾泡性腺癌：中年女性，易於侵犯周圍的組織，預後較差，早期血道轉移。3. 髓狀癌：屬於 APUD 瘤。4. 未分化癌。甲狀腺癌的特點：較為常見，大約占所有惡性腫瘤的 1.3%。與其他器官癌相比，其進展相對地緩慢。常會有出血，壞死，囊性病變。淋巴道和血道轉移。有時異型性並不明顯。（1）乳頭狀腺癌：甲狀腺癌中最常見的類型，大約占 60%。病變特點為無包膜，浸潤性生長。乳頭狀排列，分支較多。細胞核毛玻璃狀，無核仁。砂粒體。（2）濾泡性腺癌：（a）大體：結節狀，有 / 無包膜，切面灰白。（b）在內視鏡下觀察：浸潤，異型性不明顯，分化較高。分化較差會早期血道轉移；與腺瘤的區別：臨床生物學行為，是否有包膜和血管侵犯。（3）髓狀癌：來源於濾泡旁細胞（C 細胞）；癌細胞：多樣，圓形，多角，梭；間質：常有澱粉狀物或鈣沉積；在內視鏡下觀察：胞漿有大小不一神經內分泌顆粒；激素：95% 分泌降鈣素。（4）未分化癌：又稱為間變性癌或肉瘤狀癌（a）大體：病灶不規則，無包膜，切面灰白。（b）在內視鏡下：細胞形態多樣化，小細胞，巨細胞，梭性細胞。

瀰漫性非毒性甲狀腺腫

又稱為單純性甲狀腺腫，地方性甲狀腺腫。

⬇️

由缺碘所引起。

主要表現為頸部甲狀腺腫大，一般並不伴隨著甲亢。

瀰漫毒性甲狀腺腫的病因和發病機制：自身免疫學說

抗原	促甲狀腺激素受體抗體
抗體	能與 TSH 受體結合的自身抗體
TSI	促進甲狀腺素分泌
TGI	促進甲狀腺濾泡上皮生長

瀰漫性非毒性甲狀腺腫的臨床表現

頸部甲狀腺腫大，一般並無臨床的症狀。

少數會引起壓迫、窒息、吞嚥和呼吸困難。

會伴隨著甲亢或甲低等症狀。

甲狀腺疾病

甲狀腺腫	瀰漫性非毒性甲狀腺腫、瀰漫性毒性甲狀腺腫。
甲狀腺腫瘤	甲狀腺腺瘤、甲狀腺癌。

甲狀腺素合成、釋放與調控

過程	無機碘轉化為有機碘、合成碘化甲狀腺球蛋白、縮合成 T3 和 T4、吸收，釋放或循環利用。
調控	腦下垂體促甲狀腺素（TSH）、下丘腦促甲狀腺激素釋放激素（TRH）。

瀰漫毒性甲狀腺腫

概念：指血中甲狀腺素過多，作用於全身各組織所引起的臨床症候群，在臨床上統稱為甲狀腺功能亢進症，簡稱為「甲亢」。

⬇️

男女之比為 1 比 4～6，以 20～40 歲最為多見。

⬇️

臨床上的主要表現：甲狀腺腫大、基礎代謝率和神經興奮性升高、大約有三分之一患者有眼球突出症。亢。

⬇️

又稱為突眼性甲狀腺腫：Graves 病、Basedow 病。

瀰漫性非毒性甲狀腺腫的病變

增生期	激素代謝：TH 減少，TSH 增加；在內視鏡下觀察：瀰漫性濾泡上皮增生、上皮呈現柱狀或立方狀，膠質少；大體：瀰漫性增生性甲狀腺腫，均勻對稱，大於 150 公克。
膠質儲積期	激素代謝：TH 增加，促甲狀腺激素（TSH）（復舊），TH 減少，TSH 增加（增生），上皮衰竭；內視鏡下觀察：濾泡擴大上皮扁平堆滿膠質。大體：膠狀甲狀腺腫，瀰漫對稱增大，200～300 公克，切面淡棕褐色，半透明膠凍狀。

甲狀腺病變

大體	雙側對稱性瀰漫增大，正常為 2～3 倍，暗紅色，質地較軟，光滑，切面灰紅牛肉狀。
內視鏡下觀察：濾泡增生	濾泡增生：上皮立方或高柱，部分乳頭狀 膠質：減少，可以見到吸收空泡 間質：淋巴細胞浸潤，淋巴濾泡形成，充血

結節期的病變

激素代謝	濾泡復舊和增生並不一致
內視鏡下觀察	大濾泡上皮扁平多膠質，小濾泡上皮高柱狀少膠質或有乳頭
大體	結節性甲狀腺腫結節大小不一，不對稱，切面出血壞死

12-2 甲狀腺疾病（二）

四、甲狀腺炎
（一）次急性甲狀腺炎（Subacutethyroiditis）
　1. 臨床：女性較為多見，發病較急，頸部會有壓痛，療程較短。
　2. 病理所見：G：甲狀腺炎不均勻腫大；M：部分濾泡破壞，類結核樣肉芽腫形成。
（二）慢性甲狀腺炎（Chronic thyroiditis）
　1. 慢性淋巴細胞性甲狀腺炎，橋本氏甲狀腺炎（Hashimoto's thyroiditis）。
　2. 臨床：中年女性較為多見，甲狀腺無毒性腫大；晚期甲狀腺的功能低落。
　3. 病理所見：G：甲狀腺對稱性腫大，質韌 M：甲狀腺濾泡廣泛萎縮、嗜酸性變；大
　　量淋巴細胞和嗜酸性細胞浸潤，淋巴濾泡形成。可以見到多核鉅細胞。
（三）纖維性甲狀腺炎，慢性木狀甲狀腺炎（Riedel 甲狀腺腫）。
　1. 臨床：以中年女性較為多見，晚期甲狀腺的功能低落。
　2. 病理所見：G：甲狀腺結節狀腫大，質硬如同木頭狀；M：甲狀腺濾泡萎縮，大量
　　的纖維組織增生和玻璃狀病變，與周圍組織黏連。淋巴細胞浸潤，但是並無淋巴
　　濾泡的形成。

五、經過碘劑治療的病變注意事項
（一）碘劑治療：甲狀腺體積縮小，質變實，增生減輕，膠質增多變濃，充血減輕，
　　淋巴組織減少皆便於動手術。
（二）往往在甲亢手術前必須經過碘治療，在治療之後甲狀腺病變會有所減輕，甲狀
　　腺體積會縮小、質會變實，在內視鏡下觀察見到上皮細胞變矮、增生減輕，膠
　　質增多變濃，吸收空泡減少，間質血管減少、充血減輕，淋巴細胞也會減少。

六、其他器官的病變
（一）心臟：心率、血壓升高。
（二）淋巴組織：增生。
（三）肝臟：脂肪變性、壞死及纖維化。
（四）眼球：突眼（眼球外肌水腫），球後脂肪增多，淋巴細胞浸潤和黏液水腫。
（五）骨骼肌：股四頭肌變性。

瀰漫性非毒性甲狀腺腫的病因及發病機制

缺碘：內因性、外因性

導致甲狀腺腫的因子：攝取鈣增加、藥物、食物的影響

高碘：過氧化酶

遺傳與免役：酶的缺陷

甲狀腺素合成減少 → TSH 增多 → 濾泡上皮增生

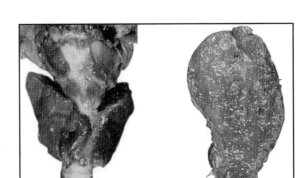

甲狀腺腫（Goiter）

膠狀甲狀腺腫（Colloid goiter）

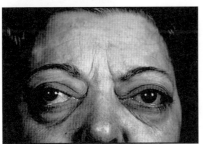

Graves 眼球突出，臨床表現

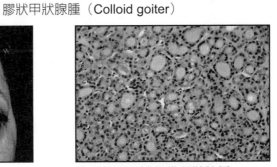

非毒性瀰漫增生性甲狀腺腫

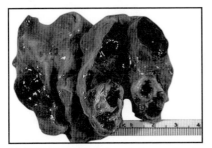

結節性甲狀腺腫（nodular goiter）

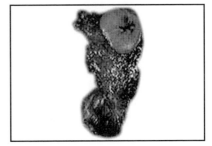

甲狀腺腺瘤

12-3 糖尿病

一、概論

糖尿病（diabetes mellitus）具高發病率，為「富貴病」，有「甜蜜的殺手」之稱，而 11 月 14 日為「世界糖尿病日」。

（一）定義：一種體內胰島素相對或絕對不足或胰島素的生物效應降低而為全身慢性疾病。

（二）主要特點：高血糖，糖尿。

（三）臨床表現：「三多一少」，多喝、多食、多尿、體重減少。

二、分類、病因與發病機制

1999 年世界衛生組織提出糖尿病的病因分類為：原發性糖尿病；繼發性糖尿病；意指已知的原因造成胰島內分泌功能不足所導致的糖尿病。

（一）胰島素依賴型：10%，年青，較急、較重、發展較快，為遺傳基礎上的 β 細胞自身免疫性疾病。

（二）非胰島素依賴型：90%，肥胖，胰島素相對地不足或不敏感。

三、病理的變化

主要是血管病變和神經病變，會遍及全身各重要器官，可以單獨出現或以不同組合同時或先後出現，有時在診斷糖尿病之前已經存在。

（一）胰島病變：β 細胞會減少，胰島會減少；不同類型、不同時期的病變不同。

1. 在糖尿病早期為非特異性胰島炎，繼而胰島 β 細胞顆粒脫失、空泡變性、壞死、消失，胰島變小、數目減少、纖維組織增生、玻璃狀病變。

2. Ⅱ型糖尿病早期病變並不明顯，在後期 β 細胞會減少，常見胰島澱粉狀變性。

（二）血管病變：細動脈玻璃狀病變，動脈粥狀硬化較早。

1. 從微血管到大中動脈均會有不同程度的病變：微血管和細小動脈：血管內皮細胞增生、基底膜增厚，管壁增厚、玻璃狀變性、變硬，有的血管纖維素性壞死。大中動脈：粥狀硬化或中層鈣化。

2. 大血管病變主要侵犯冠狀動脈、腦動脈、腎動脈、肢體與外圍動脈，引起冠心病、腦血管病。

（三）腎臟病變：結節性（節段性）腎小球硬化，瀰漫性腎小球硬化。

1. 腎臟體積增大。

2. 腎小球硬化：結節性腎小球硬化，俗稱為「糖尿病腎病」，瀰漫性腎小球硬化。

3. 腎小管：間質性損害。

4. 血管損害。

5. 腎盂腎炎和腎乳頭壞死。

（四）視網膜病變：小靜脈擴張、微小動脈瘤、白內障或失明等。眼睛是腎的窗戶，其微血管病變與腎具有同因性。

（五）神經系統病變：脫髓鞘，軸索損傷；肢體疼痛、麻木、感覺喪失、肌肉麻痺等，腦細胞也會發生廣泛變性。

（六）其他的組織或器官病變：皮膚黃色瘤、肝脂肪變性和糖原沉積等。

糖尿病的診斷標準（1999 年，WHO）

正常值	3.9 ～ 5.6mmol/L
空腹血漿葡萄糖（Fasting Plasma Glucose, FPG）	≥ 7.0mmol/L
口服葡萄糖耐量實驗（Oral glucose tolerance test, OGTT）之中 2 小時血漿葡萄糖	≥ 11.1mmol/L
隨機性血糖（Random blood sugar, RBS）	≥ 11.1mmol/L
結果陽性反應，7 天之後再回診	

糖尿病的分類、病因與發病機制

	胰島素依賴型（Ⅰ型或幼年型）	非胰島素依賴型（Ⅱ型或成年型）
發病率	10%	90%
年齡	在青少年時期發病	在成年時期發病
機制	基本上弄清楚，主要為後天自身免疫損害所導致。	機制尚未弄清楚，有明顯的家族遺傳傾向。
特點	較急，較重，較快，胰島 β 細胞嚴重受損，胰島素分泌嚴重不足，血液之中胰島素會降低，而引起糖尿病，易於出現酮症。	較緩，較輕，較慢，胰島數目正常或輕度減少，血液之中胰島素會正常、增多或降低，肥胖者較為多見，不易出現酮症。
治療	依賴胰島素	並不依賴胰島素的治療

視網膜病變

期別	期別	視網膜病變
非增殖期	1	微血管瘤與小出血點。
非增殖期	2	黃白色「硬式滲出」或出血斑。
非增殖期	3	白色「軟式滲出」或者有較多的出血斑。
增殖期	4	眼底有新生血管並有玻璃體出血。
增殖期	5	眼底有新生血管和纖維增殖。
增殖期	6	眼底有新生血管和纖維增殖，併發視網膜剝離。

＋知識補充站

1. 胰島病變：β 細胞變性會減少，胰島素會減少。
2. 血管病變：細動脈玻璃狀病變，動脈粥狀硬化較早。腎臟病變：結節性（節段性）腎小球硬化，瀰漫性腎小球硬化。
3. 視網膜病變：小靜脈會擴張，會有微小的動脈瘤。

NOTE

第13章
神經系統病理學

1. 了解缺血性腦病。

2. 了解腦梗塞。

3. 了解腦出血。

4. 了解流行性 B 型腦炎。

5. 了解流行性腦脊髓膜炎。

13-1 神經系統病理學

一、缺血性腦病

（一）病因：高血壓引起頸外動脈擴張、膨脹及脈搏增強所導致，血壓急劇升高常會發生腦血管痙攣。

（二）病理的變化：普遍且劇烈的腦血管痙攣引起腦水腫、顱內壓增高，出現劇烈的頭痛，伴隨著噁心、嘔吐、抽搐或昏迷，稱為高血壓腦病。

（三）常見的類型：上述的臨床表現加劇，出現意識障礙、抽搐等病情急重症的表現，稱為高血壓危象。

二、腦梗塞

腦細動脈和小動脈痙攣或伴隨著血栓形成，造成腦組織壞死液化，其內視鏡下表現為疏鬆網狀結構，稱為腦軟化。腦血管痙攣，血管壁薄弱並失去周圍支撐組織（軟化病灶周圍），會在血流的沖擊下，局部膨出，形成微小的動脈瘤。

三、腦出血

腦出血分為腦內出血及蛛網膜下腔出血。動脈瘤若破裂則會引起腦出血，普遍且急劇的腦小動脈痙攣與硬化使得微血管壁缺血，通透性增高，從而導致急性腦水腫。

四、流行性 B 型腦炎

流行性 B 型腦炎（type B epidemic encephalitis）簡稱為 B 腦，為由 B 型腦炎病毒感染所引起的一種急性傳染病，流行於夏秋季節。臨床上以發病急驟、發高燒、頭痛、嗜睡、嘔吐、抽搐、譫妄、昏迷等為特徵。兒童發病率比成人高，尤其好發於 10 歲以下兒童。

（一）病因及傳染途徑：本病症的病原體為 B 型腦炎病毒，蚊蟲為主要的傳染媒介。

（二）病理變化：本病的病變特點為：腦脊髓實質的變質性發炎症。主要好發在腦脊髓實質，分布較為廣泛，但是以大腦皮質、基底核、間腦、中腦最為嚴重；小腦皮質、延腦及橋腦次之；脊髓病變最輕，常僅限於頸段脊髓。

1. 肉眼觀察：腦切面會見到充血、水腫，嚴重者腦實質會出現散在點狀出血及軟化病灶（softening of the brain）。

2. 內視鏡檢查：通常會見到下列幾種基本的病變：
   （1）神經細胞變性、壞死。
   （2）軟化病灶形成。
   （3）腦血管改變稱為圍管性浸潤或袖套狀浸潤。
   （4）膠質細胞增生，形成膠質細胞結節，大多見於小血管旁或變性壞死的神經細胞附近。

3. 臨床病理的關係：發高燒、驚厥與呼吸衰竭為本病症最嚴重的臨床表現。由於腦水腫和顱內壓升高會導致患者頭痛、嘔吐。常見的有小腦扁桃體瘤和海馬回疝。

流行性 B 型腦炎概況

在國際上	稱為日本 B 型腦炎（1934 年在日本發現）
流行的季節	夏天與秋天（7、8、9 月，占 80 ～ 90%）
患者的年齡	小於 10 歲（50 ～ 70%）

流行性 B 型腦炎概論

病原體	B 型腦炎病毒（嗜神經性的 RNA 病毒）
傳播媒介	蚊（三節吻庫蚊）
傳染來源	B 型腦炎病人、家畜、家禽和鳥類；其中豬（特別是幼豬）是主要的傳染來源

流行性 B 型腦炎的病變：變質性炎

部位	廣泛腦實質，最為常見：大腦皮質，基底核，下視丘
病變的特點	1. 肉眼觀察：切面見粟粒或針尖大軟化病灶。 2. 在內視鏡下觀察：血管改變和發炎症反應（淋巴細胞袖套狀浸潤），神經細胞病變，壞死（衛星現象和嗜神經細胞現象），軟化病灶形成（特徵性病變），膠質細胞增生，膠質小結。

流行性 B 型腦炎的病因和發病機制

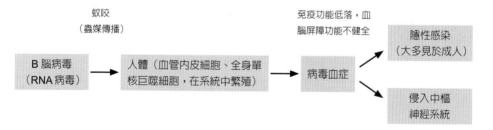

蚊咬
（蟲媒傳播）

免疫功能低落，血
腦屏障功能不健全

B 腦病毒
（RNA 病毒） → 人體（血管內皮細胞、全身單核巨噬細胞，在系統中繁殖） → 病毒血症 →

隱性感染
（大多見於成人）

侵入中樞
神經系統

流行性 B 型腦炎的臨床病理關係

神經細胞受損：嗜睡，昏迷（最早出現的症狀），腦內運動受損（肌張力增強，腱反射亢進，抽搐，痙攣），橋腦和延髓運動受損（吞嚥困難，呼吸，循環功能障礙）。 → 顱內壓會增高，腦疝，腦脊液會改變。 → 後遺症：癡呆，語言障礙，癱瘓。

13-2 中樞神經系統疾病常見的併發症

一、流行性腦脊髓膜炎（epidemic cerebrospinal meningitis）

主要的病變是腦脊髓膜急性化膿性炎。臨床表現為發高燒、頭痛、嘔吐、皮膚淤點及頸項強直等。10 歲以下的兒童較為多發；

（一）病因及傳染的途徑：為腦膜炎雙球菌經由呼吸道而傳染；

（二）病理的變化：依據病情的發展茲分述如下：1. 上呼吸道發炎症期。2. 敗血症期：少數嚴重的病例，暴發型腦膜炎雙球菌敗血症或謂之華一佛氏症候群（Waterhouse-Friderichsen syndrome）；

（三）腦脊髓膜發炎期：腦脊髓膜血管高度擴張充血，蛛網膜下腔有灰黃色膿性滲出物，以腦溝血管周圍較為顯著，在嚴重時，腦的溝迴會被膿液所覆蓋而不易於辨認。

中樞神經系統疾病常見的併發症有顱內壓升高及腦疝形成、腦水腫、腦積水。

二、顱內壓升高

（一）顱內壓升高

1. 0.6kPa ～ 1.8kPa。

2. 側臥位的腦脊液壓力（顱內壓）大於 2kPa，即為顱內壓增高。

（二）顱內壓升高的原因

1. 顱內占位病變：出血、腫瘤、發炎症等。

2. 腦脊液循環障礙。

（三）分期：代償期、失代償期、血管運動麻痺期。

（四）臨床表現（顱內壓升高三聯症）：頭痛，噴射性嘔吐，視神經乳頭水腫。

（五）結果：腦水腫、腦缺血、腦移位和腦疝等。

三、腦疝

定義：顱內壓升高引起腦移位和腦室變形，使部分腦組織從壓力高處嵌入顱腦內的分隔和顱骨孔道，引起的一系列臨床表現。

四、腦水腫（Cerebral edema）

（一）概念：腦組織中液體過多儲積。

（二）類型：血管源性腦水腫（細胞外間隙水腫（較為常見））；解脲支原體細胞毒性腦水腫（細胞內水腫）。

（三）腦水腫（在內視鏡下觀察）：組織疏鬆，細胞和血管周圍空隙病變。

五、腦積水

概念：腦脊液量異常增多，伴隨著腦室擴張；

（一）原因：腦脊液循環阻塞或腦脊液吸收減少

（二）臨床表現：腦室擴張，腦實質變薄。

小博士 解說

1. 腦積水：腦室擴張，腦實質變薄。

2. 嬰幼兒腦積水：頭圍增大，囟門擴大，骨縫分開。

流行性腦脊髓膜炎

定義	軟腦膜和蛛網膜的化膿性發炎症。
概論	零散發生，冬春季會流行；大多見於兒童，青少年。
病因	以腦膜炎奈瑟菌（腦膜炎雙球菌）為主。

流行性腦脊髓膜炎的病變特點

部位 ⟶ 蛛網膜下腔。

病變 ⟶ 蛛網膜下腔積膿；脈管炎，血栓形成。

流行性腦脊髓膜炎的臨床病理關係
- 膜刺激症：頸項強直，屈髖伸膝症等。
- 顱內壓升高。
- 脊液變化：壓力增加，渾濁膿性；蛋白增加，糖減少；
- 細胞增加（中性粒細胞，膿細胞）；細菌（確診的依據）。

流行性腦脊髓膜炎的結局及併發症

治癒	大多數
慢性	腦積水（腦膜黏連）；顱神經受損（耳聾，視力障礙，面神經麻痺）；脈管炎會導致腦梗塞
死亡	小於 5%，敗血症，瀰漫性血管內凝血（DIC），腦疝

流行性腦脊髓膜炎的病因和傳染途徑

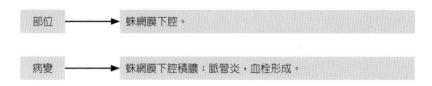

抵抗力低落　　　　經由血腦屏障

腦膜炎奈瑟菌（患者及帶菌者） ⟶ 呼吸道飛沫傳播 ⟶ 上呼吸道局部發炎症或成為帶菌者 ⟶ 輸入血液繁殖 ⟶ 腦膜炎

流行性腦脊髓膜炎的特殊類型

暴發型腦膜炎球菌敗血症：華一佛氏症候群	周圍循環衰竭，休克和皮膚大片紫癜，兩側腎上腺嚴重出血，腎上腺皮質功能衰竭，腦部病變輕微；機制：大量內毒素釋放導致瀰漫性血管內凝血（DIC），在短期內會因為嚴重敗血症而死亡。
暴發性腦膜腦炎	內毒素超強度陽性反應（+ + +）導致腦微循環障礙和血管通透性增加，導致腦組織淤血、水腫、顱內高壓。

NOTE

第14章
傳染病和寄生蟲病

1. 傷寒。

2. 細菌性痢疾。

3. 中毒性細菌性痢疾。

4. 性傳播性病。

5. 獲得性免疫缺陷症候群（AIDS）。

6. 血吸蟲病。

7. 阿米巴病。

14-1 傳染病和寄生蟲病（一）

一、基本概念

（一）傳染病是由病原微生物透過一定的傳播途徑進入易於感染族群的個人所引起的一組疾病。

（二）必須同時具備傳染的來源、傳播的途徑和易於感染的族群三個基本要素。

二、傷寒

（一）傷寒（typhoid fever）是由傷寒桿菌所引起的急性傳染病。

（二）病變特徵是全身單核巨噬細胞系統細胞的增生，以迴腸末端淋巴組織的病變最為突出。

（三）臨床表現：持續發燒、神經系統中毒症狀和消化道症狀、相對緩脈、脾腫較大、皮膚玫瑰疹及嗜中性粒細胞和嗜酸性粒細胞減少等。

（四）病因與發病機制：1. 傷寒桿菌，糞口傳播；2. 細菌的繁殖和內毒素釋放；3. 敗血症和毒血症；4. 腸黏膜壞死、脫落及潰瘍形成。

（五）病理變化及臨床病理的關係：1. 以巨噬細胞增生為特徵的急性增生性發炎；2. 傷寒肉芽腫具有病理診斷價值；3. 增生活躍時巨噬細胞漿內吞噬有傷寒桿菌、紅血球和細胞碎片，此種巨噬細胞稱傷寒細胞；4. 傷寒細胞常聚集成團，形成小結節稱為傷寒肉芽腫。

（六）基本的病理變化：1. 腸道病變：髓狀腫脹期、壞死期、潰瘍期、癒合期；2. 其他的病變：器官腫大，玫瑰疹，凝固性壞死（蠟狀變性）。

（七）傷寒的併發症：腸出血、腸穿孔、支氣管肺炎。

（八）傷寒桿菌（沙門菌屬）的病因 ：1. 菌體「O」抗原、鞭毛「H」抗原、表面「六」抗原產生相應抗體：肥達氏反應；2. 致病因素：菌體裂解內毒素。

（九）病變及臨床病理的關係：本質：急性增生性發炎症，全身單核吞噬細胞系統的巨噬細胞增生，透過吞噬病菌，紅血球壞死細胞碎片到達傷寒細胞，而聚集成團的傷寒小結（傷寒肉芽腫）。

（十）傷寒小結的病變：1. 腸道：部位：最常見於迴腸末段集合和孤立淋巴小結；分期：髓狀腫脹期 W1（第一週）、壞死期 W2（第二週）、潰瘍期 W3（第三週）、癒合期 W4（第四週）；2. 其他的病變腸道病變與臨床症狀的嚴重程度不成比例。

（十一）腸道分期及病變：1. 髓狀腫脹期：灰紅，腦迴狀，質軟，以集合淋巴小結最為明顯。2. 壞死期：病變黏膜及淋巴組織壞死。3. 潰瘍期：邊緣隆起，底不平，潰瘍長軸與腸道長軸平行。4. 癒合期：潰瘍底長出肉芽組織，正填平，邊緣上皮再生。

（十二）其他的病變（病菌＋內毒素）： 1. 腸繫膜淋巴結、肝、脾腫大，骨髓增生，傷寒小結的形成；2. 皮膚淡紅色小丘疹（玫瑰疹）；3. 心，腎變性壞死（相對地緩慢）；4. 橫膈肌、腹直肌、股內收肌凝固性壞死（蠟狀變性）；5. 膽囊：細菌（＋），發炎症較輕導致慢性 / 終身帶菌。

（十三）併發症：腸出血（潰瘍期）、腸穿孔（最為嚴重）、支氣管肺炎（以小兒較為多見）；其死亡的原因為敗血症、腸穿孔、腸出血。

傳染病概論	傳染病的基本病變是發炎症。	(1) 傳染病發生、發展取決於感染的病原體數量、毒力和身體的反應性。
		(2) 自然因素、社會因素對其流行具有重要的影響。

傳染病的分類

甲類	鼠疫，霍亂。
乙類	病毒性肝炎、細菌性和阿米巴性痢疾、肺結核，傷寒及副傷寒、流行性腦脊髓膜炎、流行性 B 型腦炎、淋病、梅毒、愛滋病等。
丙類	流行性感冒、風疹、痲瘋病、絲蟲病等。

傷寒病概論	由傷寒桿菌引起的急性傳染病
	病變的特點：全身單核巨噬細胞系統增生，迴腸末段淋巴組織病變最為明顯。
	主要的臨床表現：持續發高燒，相對緩脈，肝脾腫大，皮膚玫瑰疹，白血球較少。

傷寒病的病因及發病機制

病原體	傷寒桿菌（沙門氏菌屬）
傳染的來源	傷寒病人或帶菌者；傳染的途徑：消化道。糞 - 口途徑：病菌污染食物、水源，污染是暴發流行的主要原因，蒼蠅可以為傳播的媒介。

傷寒小結（傷寒肉芽腫）

部位	迴腸下段集合和孤立淋巴小結
構成	傷寒細胞
意義	特徵性病變，具有病理的診斷價值。

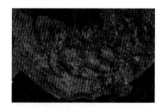

這是偽膜性小腸結腸炎的一個例子。在黏膜表面看到的結腸是充血和部分地覆蓋有黃綠色的滲出液。

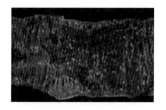

這是偽膜性發炎症的另一個例子，此時在迴腸。黃綠色滲出物覆蓋了大部分的黏膜表面。

14-2 傳染病和寄生蟲病（二）

三、細菌性痢疾（bacillary dysentery）

（一）簡稱為菌痢，是由痢疾桿菌所引起一種假膜性腸炎。
（二）病變的部位：大多局限於結腸。
（三）病變的特點：大量纖維素滲出形成假膜，假膜脫落伴隨著不規則的淺表潰瘍形成。
（四）臨床表現：腹痛、腹瀉、裡急後重、黏液膿、血便。
（五）病因與發病機制：痢疾桿菌，糞口傳播、內毒素、外毒素。
　　　其發病機制為經由口入胃的痢疾桿菌大部分被胃酸殺死，僅有少部分進入腸道。細菌在結腸（也可能是小腸末端）內繁殖，從上皮細胞直接侵入腸黏膜，並在黏膜固有層內增殖。隨之細菌釋放具有破壞細胞作用的內毒素，使腸黏膜產生潰瘍。菌體內毒素吸收入血，引起全身的毒血症。志賀氏桿菌釋放的外毒素，是導致水狀腹瀉的主要因素。
（六）病理變化與臨床病理的關係：主要發生於大腸，尤以 B 型結腸和直腸為重。

四、急性細菌性痢疾

（一）特徵性的假膜：黏膜淺表壞死，在滲出物中有大量的纖維素，後者與壞死組織、發炎症細胞和紅血球及細菌一起形成假膜。
（二）假膜脫落，形成「地圖狀」潰瘍。
（三）裡急後重：經過：卡它性發炎（初期）、假膜性發炎（特徵）、潰瘍形成。
（四）臨床表現：1. 全身症狀：發燒，頭痛，全身乏力；2. 消化道症狀：陣發性腹痛、裡急後重、黏液膿血便；3. 併發症（較為少見）：腸穿孔，腸出血。

五、慢性細菌性痢疾

　　菌痢療程超過二個月以上者稱為慢性菌痢。大多由急性菌痢轉變而來，以福氏菌感染者居多。有的病程可以長達數月或數年。在此期間腸道病變此起彼伏，原有潰瘍尚未癒合，新的潰瘍又形成，因此新舊病灶同時存在。由於組織的損傷修復反覆進行，慢性潰瘍邊緣不規則，黏膜常過度增生而形成息肉。腸壁各層有慢性發炎症細胞浸潤和纖維組織增生，乃至疤痕形成，從而使得腸壁不規則增厚、變硬、嚴重的病例會導致腸腔狹窄。
（一）菌痢的病程超過二個月以上。
（二）新舊病灶同時存在。
（三）疤痕形成、腸腔狹窄。
（四）腹痛、腹脹、腹瀉等腸道症狀。

六、中毒性細菌性痢疾

（一）發病急驟、嚴重的全身中毒症狀。
（二）腸道病變和症狀輕微。
（三）出現中毒性休克或呼吸衰竭。
（四）發生與內毒素血症有關。

七、性傳播性疾病

　　性傳播性病（sexually transmitted diseases, STD）是指透過性接觸而傳播的一種疾病，為社會上重要的流行病。性傳播性疾病包含淋病、尖銳濕疣、梅毒、AIDS。（一）傳統性病：淋病、梅毒、軟性下疳性病性淋巴肉芽腫、腹股溝肉芽腫。（二）現代性病：外陰部皰疹、尖銳濕疣、正滴蟲性尿道炎、愛滋病等。

細菌性痢疾

概念	痢疾桿菌所導致的腸道傳染病
病變的部位	結腸（以 B 型結腸和直腸為重）
病變的特徵	大量纖維素的滲出形成假膜

細菌性痢疾的病因與發病機制

病原體	痢疾桿菌（G- 短桿菌）
依據抗原結構和生化反應分為四群	（1）志賀氏內毒素 A（病情最重）、外毒素。 （2）福氏內毒素 B（國內的主要症狀，易於轉為慢性）。 （3）鮑氏內毒素 C（國內較少）。 （4）宋內氏內毒素 D（病情最輕）。
傳染的來源	菌痢患者及帶菌者。
傳播的途徑	消化道（糞 - 口途徑），蒼蠅可以為傳播的媒介。
痢疾桿菌入腸道是否致病的取決因素	（1）細菌致病力侵蝕力，內毒素。 （2）身體的抵抗力：局部：胃酸的作用，腸道菌群的拮抗作用，分泌型 IgA。

細菌性痢疾的病理變化及臨床病理關係

部位	B 型結腸，直腸。
類型	（1）急性細菌性痢疾（療程不超過 2 個月） （2）中毒型細菌性痢疾 （3）慢性細菌性痢疾（療程超過 2 個月）

中毒性細菌性痢疾的特點

大多見於 2 ～ 7 歲兒童。
發病較急，病情較重。毒血症：中毒性休克，呼吸衰竭。
消化道症狀較輕。

＋知識補充站

1. 志賀氏菌腸炎。結腸段呈現蒼白，顆粒狀，黏膜發炎與凝固補丁滲出液。
2. 內視鏡下假膜可見到炎症所組成的細胞，壞死的上皮細胞和黏液，其中微生物發生過度的生長。底層黏膜顯示擁塞的血管，但是仍然保持完整。
3. 在更高的放大倍率，覆蓋的假膜在左邊有許多的發炎症細胞，主要是嗜中性粒細胞。

14-3 傳染病和寄生蟲病（三）

八、淋病（gonorrhea）
（一）由淋球菌所引起的急性化膿性發炎症，是最常見的性傳播疾病。
（二）成人幾乎全部透過性交而傳染，兒童可以透過接觸患者用過的衣、物等來傳染。
（三）淋球菌主要侵犯泌尿生殖系統，對柱狀上皮和移行上皮有特別的親和力。
（四）淋病急性化膿性發炎之病變為男性病變從前尿道開始，逆行蔓延到後尿道，會波及前列腺，精囊和附睪。女性會波及外陰部、陰道腺體、子宮內膜、輸卵管及尿道。新生兒由母親產道分泌物感染而引起眼化膿性結膜炎。
（五）後果：前列腺積膿、尿道疤痕狹窄，排尿困難、輸卵管積膿，黏連、盆腔積膿。

九、尖銳濕疣（condyloma acuminatum）
（一）是由 HPV（主要是 HPV 6 型和 11 型）所引起的性傳播疾病。
（二）好發於潮濕溫暖的黏膜和皮膚交界的部位。
（三）主要透過性接觸傳播，但是也可以透過非性接觸的間接感染而致病。
（四）病理的變化：1. 呈現疣狀顆粒，呈現菜花狀生長；2. 表皮淺層凹空細胞的出現有助於診斷；3. 使用免疫組織化學方法可以檢測 HPV 抗原，使用原位雜交、聚合酶連鎖反應（Polymerase Chain Reaction, PCR）和原位 PCR 技術可以檢測 HPV DNA（15-10），協助診斷。
（五）病變（在內視鏡下觀察）：表皮呈現乳頭狀生長、棘層有凹空細胞、真皮層有大量的發炎細胞浸潤。

十、梅毒（syphilis）
（一）梅毒是由梅毒螺旋體所引起的傳染病。（二）病因及傳播途徑：梅毒螺旋體，梅毒病人為唯一的傳染來源。傳播的途徑透過性交傳播為 95%，其與輸血、接吻皆為後天性梅毒；垂直傳播（母 - 胎）為先天性梅毒。（三）梅毒的基本病變：1. 閉塞性動脈內膜炎和小血管周圍炎。2. 樹膠狀腫：又稱為梅毒瘤（syphiloma）；內視鏡下觀察結構頗類似於結核結節，中央為凝固性壞死，形態類似乾酪狀壞死；會發生於任何器官，最常見於皮膚、黏膜、肝、骨和睪丸。（四）病變的特點：早期有自癒的傾向、病程較長，具有潛匿性，病變相當複雜、會侵犯任何的器官。

十一、後天性梅毒
（一）分為一、二、三期。（二）第一期梅毒梅毒螺旋體侵入人體之後 3 週左右，形成下疳。（三）第二期梅毒下疳發生之後 8 ～ 10 週；第一期與第二期為早期梅毒傳染性較大。（四）第三期梅毒常發生於感染之後 4 ～ 5 年；為晚期梅毒與內臟梅毒。1. 第一期硬性下疳：病變：（1）部位：男：陰莖冠狀溝、龜頭等，女：外陰部、陰唇等；（2）大體：單一，直徑大約 1 厘米，表面有潰瘍（邊隆起，硬，底淨，無痛）；（3）轉化：1 個月自癒，7 ～ 8 週進入第二期。2. 第二期梅毒疹：（1）原因：潛伏體內梅毒螺旋體大量繁殖入血，全身廣泛性皮膚黏膜病變；（2）表現：口腔黏膜（紅斑，丘疹）、軀幹、四肢、掌、足心（斑，丘疹）、口唇、外陰部、肛周：扁平濕疣（暗紅色突起平坦斑塊）；（3）轉化：30%自癒，30%隱性梅毒，40%三期梅毒。3. 第三期 梅毒瘤（樹膠狀腫）：常發生於感染後 4 ～ 5 年，病變會波及內臟，特別是心血管（80 ～ 85%），其次為中樞神經系統（5 ～ 10%）。心血管會波及主動脈導致梅毒性主動脈炎、主動脈瓣關閉不全、主動脈瘤等。主動脈瘤破裂常是患者猝死的主要原因。

淋病概論

病因	淋球菌。
傳播途徑	以性傳播為主；胎兒經過產道娩出；透過毛巾，浴池間接感染。
淋球菌	主要侵犯泌尿生殖系統（柱狀和移行上皮）。

尖銳濕疣

好發部位	外陰部，生殖器，肛門（潮濕溫暖的黏膜和皮膚交界處）。
傳播途徑	性接觸，非性接觸的間接感染。
臨床	局部搔癢，燒灼感。
有癌變的可能性	

梅毒的發病機制

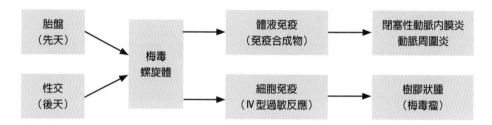

梅毒的基本病變

閉塞性動脈內膜炎及動脈周圍炎（見於各期）	（1）小動脈內皮細胞，纖維母細胞增生，動脈壁增厚，管腔狹窄。 （2）小動脈周圍巨噬細胞，淋巴細胞漿細胞浸潤（圍管性，袖套狀）。
樹膠樣腫（梅毒胎）：具於第三期	部位：全身皮膚，黏膜，肝，骨，睪丸。 （1）大體觀察：灰白，大小不一的結節，質韌有彈性類似樹膠。 （2）在內視鏡下觀察：類似結核結節；中央：凝固性壞死，血管輪廓尚存；周圍：類上皮細胞，郎漢氏巨細胞較少，淋巴細胞，漿細胞較多，絕少鈣化。 （3）轉化：樹膠樣腫吸收，纖維化導致瘢痕收縮，會導致氣官變形。

✚知識補充站

1. 性附睪炎會引起淋球菌感染。該附睪被膿腫所替換。正常睪丸會在右邊看到。
2. 尖銳濕疣的組織學特徵為左上方為凹空細胞，左下方為 HPV，外殼蛋白免疫組織化學染色陽性反應。
3. 梅毒螺旋體（暗視野顯微鏡），顯示數螺旋體是從硬下疳的基礎刮出。

14-4 傳染病和寄生蟲病（四）

十二、獲得性免疫缺陷症候群（Acquired immune deficiency syndrome, AIDS）

（一）是由人類免疫缺陷病毒（human immune dificiency virus, HIV）感染所引起。

（二）以全身性嚴重免疫缺陷。

（三）傳播迅速、發病緩慢、病死率極高。

（四）病因和發病機制：

1.AIDS 是由 HIV 感染所引起。

2.CD4 加上 T 細胞功能受損及大量的破壞，致使細胞免疫缺陷，從而引起機會感染和惡性腫瘤的發生。

3.HIV 還可以侵襲單核巨噬細胞系統的細胞和其他的細胞。

（五）AIDS 的傳播途徑：性傳播、透過輸血或血製品傳播、透過注射針頭或醫學用儀器等傳播、圍產期傳播、其他。

（六）AIDS 的臨床分期：HIV 感染期、ARC（AIDS-related complex）、AIDS。

（七）AIDS 的病理變化：免疫學損害的形態學表現、感染，常常是混合性機會感染、腫瘤，最常見為 Kaposi 肉瘤和非霍奇金惡性淋巴瘤。

（八）AIDS 免疫學損害的形態學表現：淋巴結病理組織學和免疫組織化學改變、淋巴結病變、Warthin-Finkeldey 型多核巨細胞、胸腺、消化道和脾臟淋巴組織萎縮、不同程度的脾臟腫大。

（九）感染：AIDS 病人對各種病原體都非常敏感，在一個病人體內會有多種感染混合存在，會有少見的混合性機會感染。

（十）腫瘤

1.非霍奇金惡性淋巴瘤（NHL）：中樞神經系統原發性；組織學類型以未分化型（小無裂細胞性）最為多見；絕大多數（大約為 95%）是 B 細胞的來源；淋巴結外 NHL 發生率較高，病人年輕，預後較差；一部分病人（大約為三分之一）的 NHL 可能與 EB 病毒有關。

2.Kaposi 肉瘤：三分之一的 AIDS 病人有 Kaposi 肉瘤；有微血管狀結構（血管裂隙）和梭形細胞的構成。

（十一）在罹患 AIDS 時，中樞神經系統會改變：AIDS 腦病：機會感染，機會性腫瘤，目前認為 HIV 透過巨噬細胞進入中樞神經系統而引起病變。

（十二）發病機制：主要攻擊和破壞人體的 CD4 加上 T 細胞，破壞人體的免疫系統，造成細胞的免疫功能缺陷。易於發生條件導致細菌感染及多發性肉瘤（Kaposi 肉瘤）和其他的腫瘤。

（十三）一般認為下列的途徑並不會傳播 HIV：

1. 普通工作場所或學校的接觸；2. 握手、擁抱；3. 咳嗽和打噴涕；4. 昆蟲叮咬；5. 水或食物；6. 茶杯、玻璃盤、眼鏡等；7. 廁所；8. 游泳池或公共浴室。

（十四）微生物學檢查：

1. 檢測病毒相應抗體。

2. 檢測病毒及其成分：病毒的抗原成分，病毒的核酸。

獲得性免疫缺陷症候群概論

1981 年 6 月在美國首次報導	現在已經遍及全球。全球有 500 萬患者，4000 萬愛滋病毒感染者。
2005 ～ 2010 年的世界愛滋病日主題	遏制愛滋病，信守承諾（Stop AIDS, Keep the Promise）。
本病症傳播迅速，發病緩慢，死亡率極高	潛伏期為 2 ～ 10 年，總死亡率幾乎為 100%，90% 在診斷之後 2 年內會死亡。

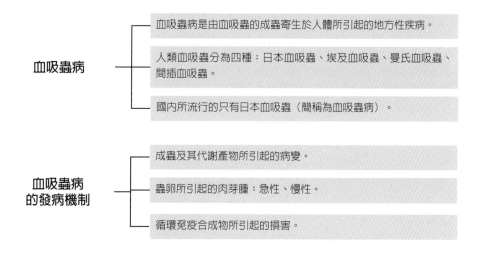

獲得性免疫缺陷症候群的概念 ── 由人類免疫缺陷病毒（HIV）感染所引起，特徵為免疫功能缺陷伴隨著機會感染和 / 或繼發性腫瘤。

臨床表現：發燒，全身乏力，體重下降，全身淋巴結及神經系統症狀。

獲得性免疫缺陷症候群的傳播途徑

傳染來源	愛滋病病毒無症狀攜帶者，愛滋病患者，HIV 宿主的血液、精液、唾液、尿、淚液、乳汁、腦脊液、淋巴結、腦組織、骨髓和子宮陰道的分泌物。
傳播途徑	性接觸（75%，異性戀 / 同性戀）；血液傳播 - 吸毒（靜脈注射 17%u 的血液和血液製品 1%）；母嬰（4%）（胎盤，產道，哺乳）

血吸蟲病 ── 血吸蟲病是由血吸蟲的成蟲寄生於人體所引起的地方性疾病。

人類血吸蟲分為四種：日本血吸蟲、埃及血吸蟲、曼氏血吸蟲、間插血吸蟲。

國內所流行的只有日本血吸蟲（簡稱為血吸蟲病）。

血吸蟲病的發病機制 ── 成蟲及其代謝產物所引起的病變。

蟲卵所引起的肉芽腫：急性、慢性。

循環免疫合成物所引起的損害。

14-5 傳染病和寄生蟲病（五）

十三、血吸蟲病（schistosomiasis）

（一）血吸蟲寄生人體引起的地方性疾病。

（二）血吸蟲感染。

（三）有固定的中間宿主：釘螺。

（四）經由血循環到達體內。

（五）病變及發病機制：尾蚴所導致的損害、幼蟲所導致的損害、成蟲所導致的損害、蟲卵所導致的損害。

（六）蟲卵結節：

1. 急性蟲卵結節：表面有嗜酸性物質，周圍是無結構壞死區和大量嗜酸性粒細胞聚集。

2. 慢性蟲卵結節：假結核結節。

3. 循環抗原所引起的免疫損害。

十四、主要內臟器官的病變及其後果

（一）腸道：會波及直腸、B 型結腸和降結腸，蟲卵沉積，腹痛、腹瀉、膿血便，息肉增生。

（二）肝臟：血吸蟲性肝硬病變。

（三）脾臟：脾臟腫大，脾功能亢進。

（四）肺：咳嗽等。

（五）腦、腎。

十五、阿米巴病（amoebiasis）（阿米巴痢疾）

（一）由溶組織內阿米巴感染所引起，病變部位主要在結腸，也可以在肝、肺等地，會有流行性，分為腸阿米巴病及腸外阿米巴病。

（二）腸阿米巴病的病因和發病機制：糞口傳播，又稱為阿米巴痢疾，為滋養體，致病機制至目前為止尚不十分明確。

（三）病變及分期：

1. 病變部位主要位於盲腸、升結腸，其次為 B 型結腸和直腸。

2. 以組織溶解為主的壞死性發炎症。

3. 急性期病變：燒瓶狀潰瘍，具有診斷上的價值。

4. 慢性期病變：以增生為主，形成阿米巴腫。

血吸蟲病的病變特點

主要病變部位	結腸：直腸、B 型結腸、肝臟、脾；門靜脈系統之外的器官，例如肺、腦等。
結腸病變	（1）急性期：腸黏膜充血、水腫，黏膜下有蟲卵結節，潰破後形成淺表潰瘍，排出膿血便。 （2）慢性期：纖維組織增生，形成息肉增生、腸壁增厚、腸腔狹窄、腸繫膜增厚與縮短、大網膜纏結成團等病變

腸阿米巴病的病因與發病機制

溶組織內阿米巴原蟲：機械性損傷和吞噬作用、接觸溶解作用、細胞毒素作用、免疫抑制和逃避
腸道細菌的協同作用

腸阿米巴病的病變和臨床

部位	盲腸（87%），升結腸
性質	變質性發炎（溶解壞死為主）
分期	（1）急性期 （2）慢性期

急性期腸阿米巴病

急性期：大體病變	潰瘍： （1）灰黃，點狀，針尖大，圓，凹陷型。 （2）圓鈕扣狀，周圍有出血帶。 （3）頭小底大燒瓶狀。 （4）潰瘍可以達到黏膜下層，肌層，有時底部會有隧道相通。 （5）潰瘍間黏膜正常。
急性期：內視鏡下病變	壞死：無結構，淡紅色病灶；阿米巴滋養體：壞死與正常組織交界處。

腸阿米巴病的臨床表現

腸道症狀	腹痛，腹瀉，果醬狀便
全身中毒	較輕
併發症	較少

慢性期腸阿米巴病的特點

（1）病變複雜，新舊病變共存：潰瘍癒合會導致肉芽組織，疤痕，息肉。

（2）進展會導致壞死，潰瘍會導致壁硬、腔窄。

（3）胃腸功能紊亂，營養不良。

NOTE

第15章
免疫性疾病

1. 了解自身免疫性疾病。

2. 了解免疫缺陷病。

3. 器官和骨髓移植。

15-1 自身免疫性疾病

　　免疫反應是身體在進化過程中所獲得的「識別自己、排除異己」的一種重要生理功能。在正常的情況下，免疫系統透過細胞和體液免疫機制，以抵抗外界入侵的病原生物、維持自身的生理平衡，以及消除突變細胞，發揮保護身體的功能。但是免疫反應異常，無論是反應過高或過低均會引起組織的損害，而導致疾病的發生。本章聚焦於敘述常見的幾種自身免疫性疾病、免疫缺陷病，以及器官和骨髓移植排斥反應的發生機制及病理變化。

　　自身免疫性疾病（autoimmune disease）是指由身體自身產生的抗體或致敏淋巴細胞破壞、損傷自身的組織和細胞成分，導致組織損害和器官功能障礙的原發性免疫性疾病。在此值得提出的是，自身抗體的存在與自身免疫性疾病並非兩個等價的概念，自身抗體可以存在於無自身免疫性疾病的正常人，特別是老年人，例如抗甲狀腺球蛋白、胃壁細胞、細胞核 DNA 的抗體等。此外，受損或抗原性發生變化的組織會激發自身抗體的產生，例如心肌梗塞之後，身體會產生相應的抗心肌自身抗體，但此抗體並無致病的作用，是一種繼發性自身免疫反應。因此，要確定自身免疫性疾病的存在一般需要根據：有自身免疫反應的存在、排除繼發性免疫反應的可能，以及排除其他病因的存在。

　　免疫耐受性的終止和破壞是自身免疫病發生的根本機制。確切的原因尚未完全確認，可能與免疫耐受（immune tolerance）的失漏及隱蔽抗原的暴露有關。通常身體對自身抗原是耐受的，即自身耐受（self tolerance）狀態。免疫耐受的機制十分複雜，根據 T、B 細胞的成熟程度不同，接觸的自身抗原的量不同，可以透過下列不同的機制而獲得耐受狀態：

一、複製消除（clonal deletion），未成熟或成熟的 T、B 細胞在中樞或外圍免疫器官中接觸自身抗原，誘導自身反應性細胞複製死亡並被除去

二、複製無變應性（clonal anergy），在某些情況下，T、B 細胞雖然仍有與抗原反應的 T 細胞受體或膜免疫球蛋白表達，但是對該抗原呈遞功能上呈現無回應或低回應狀態。

三、T 細胞外圍抑制（peripheral suppression by T cell），抑制性 T 細胞抑制其他自身反應性 T 細胞的功能。下列情況會導致耐受喪失：迴避 TH 細胞的耐受：許多自身抗原屬於一種半抗原和載體的合成體，其中 B 細胞識別的是半抗原的決定簇，T 細胞識別的是載體的決定簇，在引起免疫回應時，兩種訊號缺一不可，身體對這類抗原的耐受往往出現在相應 TH 細胞處於複製消除或複製無應變狀態。

　　下述情況會導致免疫回應的發生：

一、分子修飾如果自身抗原被 T 細胞識別的載體部分經過修飾，改變其構造，則可以被相應 TH 細胞複製作為外來抗原識別，而具有對該抗原發生反應潛能的 B 細胞一旦獲得 TH 細胞的信號，就會分化、增殖，產生大量的自身抗體。此種情況會發生在藥物或微生物作用下，例如使用某些藥物所導致的自身免疫性溶血性貧血（autoimmune hemolytic anemia）。

二、協同刺激分子（costimulatory molecule）表達抗原特異性 T 細胞的啟動需同時識別表達於抗原呈遞細胞的二類分子，即主要組織相容性複合體（major histocompatibility complex, MHC）和協同刺激分子（例如 B7-1 和 B7-2）。當 T 細胞暴露於只表達自身抗原的體細胞時，呈現為無反應狀態。感染等可以啟動巨噬細胞來表達協同的刺激分子，同時呈遞自身的抗原，從而導致自身反應性 T 細胞的活化。

免疫耐受的失漏及隱蔽抗原的暴露

交叉免疫反應：與身體某些組織抗原成分相同的外來抗原稱為共同抗原。

（1）由共同抗原刺激身體產生的共同抗體，可以與相關的組織發生交叉免疫反應，而引起免疫損傷。

（2）例如 A 組 B 型溶血性鏈球菌細胞壁的 M 蛋白與人體心肌纖維的肌膜有共同抗原，鏈球菌感染後，抗鏈球菌抗體可以與心肌纖維發生交叉反應，引起損害，而導致風濕性心肌炎

TS 細胞和 TH 細胞功能失衡：

（1）TS 細胞和 TH 細胞對自身反應性 B 細胞的調控功能十分重要，當 TS 細胞功能過低或 TH 細胞功能過度時，則會有多量自身抗體的形成。

（2）系統性紅斑狼瘡（systemic lupus erythematosus, SLE）小鼠模型的研究驗證了此一結論。

隱蔽抗原（sequestered antigen）釋放：

（1）有些器官組織的抗原成分從胚胎期開始就與免疫系統隔離，成為隱蔽抗原，身體對這些組織、細胞的抗原成分無免疫耐受性。

（2）一旦由於外傷、感染或其他原因使隱蔽抗原釋放，則會發生自身免疫反應。

（3）例如一側眼球外傷之後，會導致雙側眼球發生交感性眼炎（sympathetic ophthalmitis）。

自身免疫性疾病的發病機制

遺傳因素：自身免疫性疾病的易感性與遺傳因素密切相關，下列的事實可以說明此一情況：

（1）一些自身免疫病，例如系統性紅斑狼瘡、自身免疫性溶血性貧血、自身免疫甲狀腺炎等均具有家族史；

（2）例如 A 組 B 型溶血性鏈球菌細胞壁的 M 蛋白與人體心肌纖維的肌膜有共同抗原，鏈球菌感染後，抗鏈球菌抗體可以與心肌纖維發生交叉反應，引起損害，而導致風濕性心肌炎

（3）在基因轉殖老鼠會誘發自身的免疫疾病。例如人類強直性脊柱炎（ankylosing spondylitis）與 HLA-B27 關係密切，將 HLA-B27 基因轉至老鼠，會導致基因轉殖老鼠發生強直性脊柱炎。HLA 基因在自身免疫中的確切功能尚未完全清楚。其機制可能是 HLA-II 類基因影響自身抗原向 T 細胞的呈遞過程。

值得提出的是，HLA 以外的基因也與自身免疫病的易感性有關，其機制尚不十分清楚。

微生物因素：各種微生物，包括細菌、支原體和病毒會導致自身免疫病的發生。其方式包括：

（1）在微生物的作用下，自身抗原決定簇會發生改變，或微生物抗原與組織的抗原結合形成合成抗原，從而迴避了 TH 細胞的耐受。

（2）某些病毒（例如 EB 病毒）和細菌產物可啟動非特異性多複製 B 細胞，從而產生自身抗體。

（3）導致 TS 細胞功能喪失；

（4）存在自身的抗原。

此外，自身免疫性疾病大多見於女性，顯示女性激素可能會對某些自身免疫性疾病有促發的功能。

15-2 自身免疫性疾病的類型

　　自身免疫性疾病可以分為器官或細胞特異性和系統性自身免疫性疾病（如右表）兩種類型。前者的病理損害和功能障礙僅限於抗體或致敏淋巴細胞所針對的某一器官或某一類細胞。後者的自身抗原為多重器官、組織的共有成分，例如細胞核、粒線體等，故會引起多重器官組織的損害。因其病變主要出現在多種器官的結締組織或血管內，又稱之為膠原病或結締組織病。

　　系統性紅斑狼瘡是一種比較常見的全身性自身免疫病，由抗核抗體（antinuclear antibody）為主的多種自身抗體所引起。大多見於年輕女性，男女之比接近 1 比 10。臨床表現複雜而多樣化，主要有發燒及皮膚、腎、關節、心、肝、漿膜等損害，療程遷延反覆，預後不良。

一、病因與發病機制

　　免疫耐受的終止和破壞導致大量自身抗體產生是本病發生的根本原因。抗核抗體是其中最主要的自身抗體，可分為四類：抗 DNA 抗體、抗組蛋白抗體、抗 RNA- 非組蛋白性蛋白抗體和抗核仁抗原抗體。臨床上常用間接免疫螢光法檢測患者血清中抗核抗體的類型，其中抗雙股 DNA 和抗核糖核蛋白（Smith 抗原）抗體具有相對特異性，陽性反應率分別為 40 ～ 70% 和 15 ～ 30%。此外，許多患者血清中還存在抗血細胞，包括紅血球、血小板和淋巴細胞的自身抗體。本病症的發病機制不明，目前的研究主要集中在以下三個層面：（一）遺傳因素：遺傳因素與本病的關係表現為：1. 在純合子雙胞胎中有很高（30%）的一致性；2.SLE 患者家族成員中發病的可能性明顯地增加；3. 北美白人中 SLE 與 HLA DR2、DR3 有關。這可能是由於位於 HLA D 區的免疫反應基因（Ir）對抗原（包括自身抗原）所激發的免疫反應的程度有調節功能的緣故；4. 有些患者（6%）表現為補體成分的遺傳缺陷。補體成分的缺乏可能會導致循環中的免疫合成物清除障礙，從而使其在組織內沉積並引起組織損傷。（二）免疫因素：患者體內有多種自身抗體形成，顯示 B 細胞活動亢進是本病症的發病基礎，其原因尚未完全清楚。在理論上，B 細胞複製本身的缺陷、TH 細胞的過度刺激或 TS 細胞功能過低皆會導致 B 細胞活動亢進。目前的研究證實，CD4 加上 TH 細胞可能在這一過程中發揮重要的功能。在此可以確定的是，導致免疫功能紊亂的原因是多方面的，其中包括遺傳因素和環境因素的運作。（三）其他：非遺傳因素在啟動自身免疫反應中亦發揮了相當程度的功能。這些因素包括：1. 藥物，採用鹽酸肼苯噠嗪（hydralazine）和普魯卡因醯胺治療超過六個月的患者大部分會出現抗核抗體，大約 15 ～ 20% 的患者會出現 SLE 狀反應；2. 性激素對 SLE 的發生有重要的影響，其中雄激素似乎有保護的功能，而雌激素則有助長的功能，故患者以女性為較多；3. 紫外線照射，紫外線可以透過損傷 DNA 啟動 DNA- 抗 -DNA 免疫合成物而形成。

二、組織損傷機制

　　SLE 的組織損傷與自身抗體的存在有關，多數內臟病變為免疫複合物所介導（Ⅲ型變態反應），其中主要為 DNA- 抗 DNA 合成物所導致的血管和腎小球病變；其次為特異性抗紅血球、粒細胞、血小板自身抗體，經過Ⅱ型變態反應導致相應血液細胞的損傷和溶解，引起全血細胞減少（pancytopenia）。抗核抗體並無細胞毒性，但是能夠攻擊變性或胞膜受損的細胞，一旦它與細胞核接觸，即會使細胞核腫脹，呈現均質一片，並被擠出胞體，形成狼瘡小體（蘇木素小體），為診斷 SLE 的特徵性依據。狼瘡小體對嗜中性粒細胞和巨噬細胞有趨化的功能，在補體存在時可以促進細胞的吞噬功能。吞噬了狼瘡小體的細胞稱為狼瘡細胞。

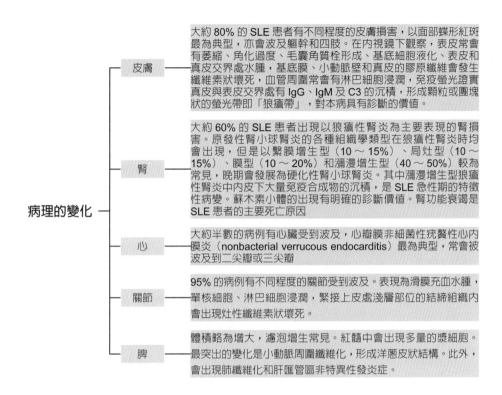

病理的變化

皮膚 — 大約 80% 的 SLE 患者有不同程度的皮膚損害，以面部蝶形紅斑最為典型，亦會波及軀幹和四肢。在內視鏡下觀察，表皮常會有萎縮、角化過度、毛囊角質栓形成、基底細胞液化、表皮和真皮交界處水腫，基底膜、小動脈壁和真皮的膠原纖維會發生纖維素狀壞死，血管周圍常會有淋巴細胞浸潤，免疫螢光證實真皮與表皮交界處有 IgG、IgM 及 C3 的沉積，形成顆粒或團塊狀的螢光帶即「狼瘡帶」，對本病具有診斷的價值。

腎 — 大約 60% 的 SLE 患者出現以狼瘡性腎炎為主要表現的腎損害。原發性腎小球腎炎的各種組織學類型在狼瘡性腎炎時均會出現，但是以繫膜增生型（10 ～ 15%）、局灶型（10 ～ 15%）、膜型（10 ～ 20%）和瀰漫增生型（40 ～ 50%）較為常見，晚期會發展為硬化性腎小球腎炎。其中瀰漫增生型狼瘡性腎炎中內皮下大量免疫合成物的沉積，是 SLE 急性期的特徵性病變。蘇木素小體的出現有明確的診斷價值。腎功能衰竭是 SLE 患者的主要死亡原因

心 — 大約半數的病例有心臟受到波及，心瓣膜非細菌性疣贅性心內膜炎（nonbacterial verrucous endocarditis）最為典型，常會被波及到二尖瓣或三尖瓣

關節 — 95% 的病例有不同程度的關節受到波及。表現為滑膜充血水腫，單核細胞、淋巴細胞浸潤，緊接上皮處淺層部位的結締組織內會出現灶性纖維素狀壞死。

脾 — 體積略為增大，濾泡增生常見。紅髓中會出現多量的漿細胞。最突出的變化是小動脈周圍纖維化，形成洋蔥皮狀結構。此外，會出現肺纖維化和肝匯管區非特異性發炎症。

自身免疫性疾病的類型

器官或細胞特異性自身免疫性疾病	系統性自身免疫性疾病
· 慢性淋巴細胞性甲狀腺炎（Hashimoto' sthyroiditis） · 自身免疫性溶血性貧血（autoimmune hemolytic anemia） · 惡性貧血伴自身免疫性萎縮性胃炎（autoimmune atrophic gastritis of pernicious anemia） · 自身免疫性腦脊髓炎（autoimmune encephalomyelitis） · 自身免疫性睪丸炎（autoimmune orchitis） · 肺出血腎炎症候群（Goodpasture' s syndrome） · 自身免疫性血小板減少症（autoimmune thrombocytopenia） · 胰島素依賴型糖尿病（insulin-dependent diabetes mellitus）	· 系統性紅斑狼瘡（systemic lupus erythematosus） · 類風濕性關節炎（rheumatoid arthritis） · 口眼乾燥症候群（SjÖgren' s syndrome） · 多發性肌炎（polymyositis） · 硬皮病（scleroderma） · 結節性多動脈炎（polyarteritis nodosa） · 重症肌無力（myasthenia gravis） · 格雷夫斯病（毒性彌漫性甲狀腺腫）（Graves' disease） · 原發性膽汁性肝硬化病變（primary biliary cirrhosis） · 慢性活動性肝炎（chronic active hepatitis） · 潰瘍性結腸炎（ulcerative colitis） · 膜性腎小球腎炎（membranous glomerulonephritis）

15-3 類風濕性關節炎

　類風濕性關節炎（rheumatoid arthritis）是以多發性和對稱性增生性滑膜炎為主要表現的慢性全身性自身免疫性疾病。由於發炎症的加劇和緩解反覆交替進行，而引起關節軟骨和關節囊的破壞，最後終於導致關節強直畸形。本病症發病的年齡大多在 25-55 歲之間，也可以見於兒童。女性發病率比男性高 3-5 倍。絕大多數患者血漿中有類風濕因子（rheumatoid factor）及其免疫合成物存在。

一、病理的變化：（一）關節的病變：最常發生病變的關節是手、足小關節，其次肘、腕、膝、踝、髖及脊椎等也會被波及，大多為多發性及對稱性。在組織學上，受到波及的關節表現為慢性滑膜炎：1. 滑膜細胞增生肥大，呈現多層，有時會形成絨毛狀突起；2. 滑膜下結締組織多量淋巴細胞、巨噬細胞和漿細胞浸潤，常會形成淋巴濾泡；3. 血管新生明顯，其內皮細胞會表達高水準黏附分子；4. 處於高度血管化、發炎細胞浸潤、增生狀態的滑膜覆蓋於關節軟骨表面形成血管翳（pannus）。隨著血管翳逐漸向心性伸展和覆蓋整個關節軟骨表面，關節軟骨嚴重破壞，最終血管翳充滿關節腔，發生纖維化和鈣化，引起永久性關節強直。（二）關節以外的病變：由於類風濕性關節炎是一種全身性疾病，因此多種器官組織會被波及。類風濕小結（rheumatoid nodule）主要發生於皮膚，其次為肺、脾、心包、大動脈和心瓣膜，具有相當程度的特徵性。在內視鏡下觀察，小結中央為大片纖維素狀壞死，周圍有細胞核呈現柵狀或放射狀排列的上皮狀細胞，在周邊為肉芽組織。有四分之一患者會出現類風濕皮下結節。動脈會發生急性壞死性動脈炎。波及漿膜會導致胸膜炎或心包炎。

二、病因和發病機制：本病症的病因及發病機制尚不清楚，可能與遺傳因素、免疫因素及感染因素有關。相關的研究結果證實，滑膜病變中浸潤的淋巴細胞大部分是活化的 CD4+TH 細胞。而 CD4+TH 細胞會分泌多種細胞因子和生長因子，從而啟動其他免疫細胞（B 細胞，其他 T 細胞）和巨噬細胞，後者會分泌一些炎症介和組織降解因子。此外，IL-1 和 TGF-β 會引起滑膜細胞和纖維母細胞增殖，刺激滑膜細胞和軟骨細胞分泌蛋白水解酶和基質降解酶，導致滑膜和關節軟骨的破壞。雖然細胞免疫在類風濕性關節炎中發揮主要作用，但有許多證據證實體液免疫也參與其病變的發生。近 80% 患者存在 IgG 分子 Fc 片段的自身抗體，即類風濕因子（rheumatoid factor, RF），其可存在於血清或滑膜液中。血清中 RF 最主要的成分是 IgM，亦有 IgG、IgA 和 IgE 等。RF 的出現及滴度高低與疾病的嚴重程度一致，因而可以作為臨床診斷及預後判斷的重要指標。血液循環中的 RF 在本病症發生中的意義尚不確定，但是存在於關節的 RF 被認為是導致發炎症反應的原因。滑膜液中 IgG 型 RF（IgG- 抗 IgG）會形成免疫合成物，固定並啟動補體，吸引嗜中性粒細胞和單核細胞游出，透過 III 型變態反應會引起組織損傷。導致 T 細胞啟動或 RF 形成的原因尚不清楚，推測的感染因子包括 EB 病毒、支原體、小 DNA 病毒和分枝桿菌等，但是尚無確切的研究結果加以證實。

三、硬皮病（scleroderma）：以全身多個器官間質纖維化和發炎症性改變為特徵。雖然將近 95% 的患者均有皮膚受到波及的表現，但是橫紋肌及多個器官（消化道、肺、腎和心等）受到波及是本病主要損害所在，病變嚴重者會導致器官功能衰竭，危及生命，因而近來往往用更確切的名稱一系統性硬化症（systemic sclerosis）來取代硬皮病。本病會發生於任何年齡，但是以 30-50 歲較為多見，男女之比為 1：3。依據其臨床表現可以分為二類：（一）彌漫性硬皮病，以廣泛皮膚病變伴隨早期、快速進行性內臟受到波及為特徵；（二）限制性硬皮病，皮膚病變相對地局限，時常僅波及手指和面部。內臟損傷出現較晚，因此往往呈現良性反應。

類風濕性關節炎檢查

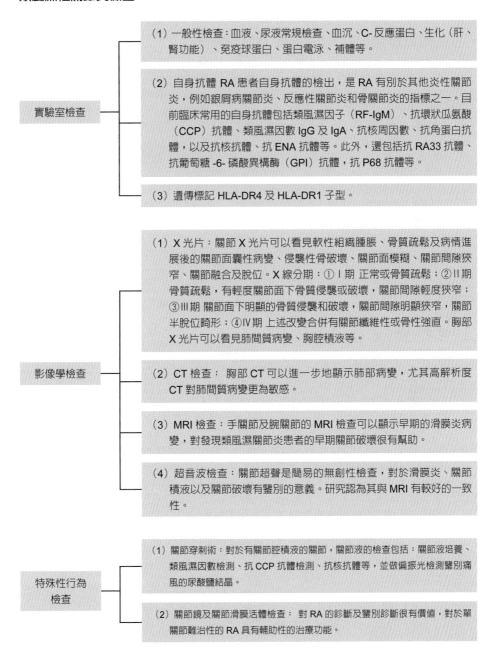

實驗室檢查

(1) 一般性檢查：血液、尿液常規檢查、血沉、C-反應蛋白、生化（肝、腎功能）、免疫球蛋白、蛋白電泳、補體等。

(2) 自身抗體 RA 患者自身抗體的檢出，是 RA 有別於其他炎性關節炎，例如銀屑病關節炎、反應性關節炎和骨關節炎的指標之一。目前臨床常用的自身抗體包括類風濕因子（RF-IgM）、抗環狀瓜氨酸（CCP）抗體、類風濕因數 IgG 及 IgA、抗核周因數、抗角蛋白抗體，以及抗核抗體、抗 ENA 抗體等。此外，還包括抗 RA33 抗體、抗葡萄糖 -6- 磷酸異構酶（GPI）抗體，抗 P68 抗體等。

(3) 遺傳標記 HLA-DR4 及 HLA-DR1 子型。

影像學檢查

(1) X 光片：關節 X 光片可以看見軟性組織腫脹、骨質疏鬆及病情進展後的關節面囊性病變、侵襲性骨破壞、關節面模糊、關節間隙狹窄、關節融合及脫位。X 線分期：① I 期 正常或骨質疏鬆；② II 期 骨質疏鬆，有輕度關節面下骨質侵襲或破壞，關節間隙輕度狹窄；③ III 期 關節面下明顯的骨質侵襲和破壞，關節間隙明顯狹窄，關節半脫位畸形；④ IV 期 上述改變合併有關節纖維性或骨性強直。胸部 X 光片可以看見肺間質病變、胸腔積液等。

(2) CT 檢查： 胸部 CT 可以進一步地顯示肺部病變，尤其高解析度 CT 對肺間質病變更為敏感。

(3) MRI 檢查：手關節及腕關節的 MRI 檢查可以顯示早期的滑膜炎病變，對發現類風濕關節炎患者的早期關節破壞很有幫助。

(4) 超音波檢查：關節超聲是簡易的無創性檢查，對於滑膜炎、關節積液以及關節破壞有鑒別的意義。研究認為其與 MRI 有較好的一致性。

特殊性行為檢查

(1) 關節穿刺術：對於有關節腔積液的關節，關節液的檢查包括：關節液培養、類風濕因數檢測、抗 CCP 抗體檢測、抗核抗體等，並做偏振光檢測鑒別痛風的尿酸鹽結晶。

(2) 關節鏡及關節滑膜活體檢查： 對 RA 的診斷及鑒別診斷很有價值，對於單關節難治性的 RA 具有輔助性的治療功能。

15-4 口眼乾燥症候群與多發性肌炎

一、口眼乾燥症候群（Sjögren's syndrome）

（一）病理的變化：病變主要波及唾液腺和淚腺，其他外分泌腺包括鼻、咽、喉、氣管、支氣管及陰道腺體也會受到波及。受到波及的腺體主要表現為大量淋巴細胞和漿細胞浸潤，有時會形成淋巴濾泡並有生發中心形成，伴隨著腺體結構的破壞。淚腺結構破壞會導致角膜上皮乾燥、發炎症及潰瘍形成（乾燥性角膜結膜炎）。唾液腺的破壞會引起口腔黏膜乾裂及潰瘍形成。呼吸道受到波及會導致相應的鼻炎、喉炎、支氣管炎和肺炎。將近 25% 的患者（尤其是抗 SS-A 抗體陽性的患者）會波及中樞神經系統、皮膚、腎和肌肉。腎臟病變主要表現為間質性腎炎伴腎小管運輸障礙，與 SLE 不同，極少會發生腎小球腎炎。

（二）發病機制：本病症的發病機制不明。相關的研究結果證實，口眼乾燥症候群是以腺管上皮為標靶器官的自身免疫性疾病。高 γ - 球蛋白血症和抗核抗體及 RF 的存在證實 B 細胞功能過度，其原因可能是 TH 細胞的作用。近年來發現兩種特徵性抗核糖核蛋白成分的自身抗體，分別命名為抗 SS-A 和抗 SS-B, 對本病的診斷具有參考的價值。原發患者 HLA-DR3 出現的頻率增加，而伴隨著類風濕性關節炎的患者與 HLA-DR4 相關，顯示原發及繼發性乾燥症候群的發病機制不同。

口眼乾燥症候群臨床上表現為眼乾、口乾等特徵，乃唾液腺、淚腺受免疫損傷所導致。本病症會單獨存在，也可以與其他自身免疫病同時存在，後者最常見的是類風濕性關節炎、SLE 等。

二、多發性肌炎（polymyositis）

（一）病因和發病機制：本病症的病因不明。纖維化是本病症的特徵性病變，其啟動可能與免疫系統啟動、血管損傷及纖維母細胞活化有關。但是三者之間的關係及互動機制尚不十分清楚。研究的結果顯示其過程可能是：識別某一與本病症相關的 CD4+T 細胞在皮膚內積聚並釋放細胞因子，從而啟動肥大細胞和巨噬細胞，後者在活化之後會釋放出能夠啟動纖維細胞的細胞因子和生長因子，例如 IL-1、PDGF 和 FGF 等，而最終導致纖維化。高丙種球蛋白血症和抗核抗體的出現證實 B 細胞活化過度，兩種自身抗體對本病具有相對特異性，一為抗 DNA 拓撲異構酶-1（DNA topoisomerase I）抗體（Sc1-70），存在於 70～75% 瀰漫性硬皮病患者，而其他膠原病患者此抗體陽性率低於 1%；另一種為抗著絲點抗體，存在於 60～80% 限制性硬皮病患者。有些學者認為，B 細胞的活化與纖維化無關。硬皮病早期即會出現微血管病變。相關的臨床觀察發現，100% 的硬皮病患者指小動脈出現纖維化，可能是由於內皮損傷的反覆發生伴隨血小板凝集，導致血小板源性生長因子的釋放（例如 PDGF、TGF-β），會引起管壁纖維化。其結果會造成管腔狹窄，從而導致組織缺氧而引起纖維化。

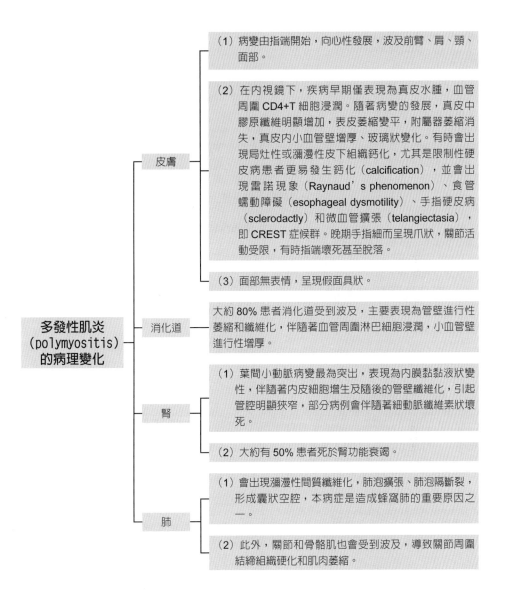

皮膚
- (1) 病變由指端開始，向心性發展，波及前臂、肩、頸、面部。
- (2) 在內視鏡下，疾病早期僅表現為真皮水腫，血管周圍 CD4+T 細胞浸潤。隨著病變的發展，真皮中膠原纖維明顯增加，表皮萎縮變平，附屬器萎縮消失，真皮內小血管壁增厚、玻璃狀變化。有時會出現局灶性或瀰漫性皮下組織鈣化，尤其是限制性硬皮病患者更易發生鈣化（calcification），並會出現雷諾現象（Raynaud's phenomenon）、食管蠕動障礙（esophageal dysmotility）、手指硬皮病（sclerodactly）和微血管擴張（telangiectasia），即 CREST 症候群。晚期手指細而呈現爪狀，關節活動受限，有時指端壞死甚至脫落。
- (3) 面部無表情，呈現假面具狀。

多發性肌炎（polymyositis）的病理變化

消化道
大約 80% 患者消化道受到波及，主要表現為管壁進行性萎縮和纖維化，伴隨著血管周圍淋巴細胞浸潤，小血管壁進行性增厚。

腎
- (1) 葉間小動脈病變最為突出，表現為內膜黏液狀變性，伴隨著內皮細胞增生及隨後的管壁纖維化，引起管腔明顯狹窄，部分病例會伴隨著細動脈纖維素狀壞死。
- (2) 大約有 50% 患者死於腎功能衰竭。

肺
- (1) 會出現瀰漫性間質纖維化，肺泡擴張、肺泡隔斷裂，形成囊狀空腔，本病症是造成蜂窩肺的重要原因之一。
- (2) 此外，關節和骨骼肌也會受到波及，導致關節周圍結締組織硬化和肌肉萎縮。

➕知識補充站

多發性肌炎（polymyositis）

1. 相當罕見，是以肌肉損傷和炎症反應為特徵的自身免疫病。會單獨發生，或伴發其他自身免疫病，例如硬皮病等。臨床表現主要為肌肉無力，常為雙側對稱，往往起始於軀幹、頸部和四肢的肌肉。

2. 在組織學上，主要表現為淋巴細胞浸潤及肌纖維的變性和再生。本病症的發生可能是由細胞毒性 T 細胞所介導。

3. 大多數患者有抗核抗體存在，其中抗 t-RNA 合成酶的 Jo-1 抗體具有特異性。

15-5 免疫缺陷病（一）

免疫缺陷病（immunodeficiency disease）是一組由於免疫系統發育不全或遭受損害所導致的免疫功能缺陷而引發的疾病。有二種類型：第一類為原發性免疫缺陷病，又稱為先天性免疫缺陷病，與遺傳有關，大多發生在嬰幼兒；第二類為繼發性免疫缺陷病，又稱為獲得性免疫缺陷病，可以發生在任何年齡，大多因為嚴重感染，尤其是直接侵犯免疫系統的感染、惡性腫瘤、使用免疫抑制劑、放射治療和化療等原因所引起。

免疫缺陷病的臨床表現因為其性質不同而異，體液免疫缺陷的患者產生抗體的能力低落，因而發生連綿不斷的細菌感染。淋巴組織內並無生發中心，也無漿細胞存在。

血清免疫球蛋白定量測定有助於這類疾病的診斷。細胞免疫缺陷在臨床上會表現為嚴重的病毒、真菌、胞內寄生菌（例如結核桿菌等）及某些原蟲的感染。患者的淋巴結、脾及扁桃體等淋巴狀組織發育不良或萎縮，胸腺依賴區和周圍血中淋巴細胞減少，功能下降，遲發性變態反應微弱或缺乏。

免疫缺陷患者除表現難以控制的機會性感染（opportunistic infection）之外，自身免疫性疾病及惡性腫瘤的發病率也明顯地增高。

一、原發性免疫缺陷病

原發性免疫缺陷病是一組少見的病症，與遺傳相關，常發生在嬰幼兒，出現反覆感染，嚴重威脅生命。

依據免疫缺陷性質的不同，可以分為體液免疫缺陷為主、細胞免疫缺陷為主，以及兩者兼有的聯合性免疫缺陷三大類。

此外，補體缺陷、吞噬細胞功能缺陷等非特異性免疫缺陷也屬於此類。

二、繼發性免疫缺陷病

繼發性免疫缺陷病較原發性者更為常見。許多疾病會伴發繼發性免疫缺陷病，包括感染（風疹、麻疹、巨細胞病毒感染、結核病等）、惡性腫瘤（霍奇金淋巴瘤、白血病、骨髓瘤等）、自身免疫病（SLE、類風濕性關節炎等）、免疫球蛋白喪失（腎病症候群）、免疫球蛋白合成不足（營養缺乏）、淋巴細胞喪失（藥物、系統感染等）和免疫抑制劑治療等。

繼發性免疫缺陷病會因為機會性感染而引起嚴重的後果，因此及時的診斷和治療十分重要。本節僅敘述發病率日增而死亡率極高的獲得性免疫缺陷症候群（acquired immuno deficiency syndrome, AIDS），即愛滋病。

獲得性免疫缺陷症候群乃由一種逆轉錄病，毒即人類免疫缺陷病毒（human immuno deficiency virus, HIV）感染引起，其特徵為免疫功能缺陷伴機會性感染和（或）繼發性腫瘤。

其臨床表現為發燒、全身乏力、體重下降、全身淋巴結腫大及神經系統症狀。自 1981 年首先由美國疾病控制中心報導以來，根據世界衛生組織所提供的資料，至 1999 年估計已經有 1,390 萬人死於本病症，現在仍然生存的 HIV 攜帶者和愛滋病患者大約為 3,360 萬人。

原發性免疫缺陷病的常見類型

· 體液免疫缺陷為主	· 合併性免疫缺陷病
· 原發性丙種球蛋白缺乏症	· 急重症併發性免疫缺陷病
· 孤立性 IgA 缺乏症	· Wiscott-Aldrich 症候群
· 普通易變免疫缺陷病	· 微血管擴張性共濟失調症
· 細胞免疫缺陷為主	· 腺苷酸脫氫酶缺乏症
· DiGeorge 症候群	· 吞噬細胞功能障礙
· Nezelof 症候群	· 補體缺陷
· 黏膜皮膚念珠菌病	

愛滋病的病因

本病症由 HIV 感染所引起，HIV 屬於逆轉錄病毒科，慢病毒子科，為單鏈 RNA 病毒。

已知 HIV 分為 HIV-1 和 HIV-2 二個子型，分別發現於 1983 年和 1985 年。

世界各地的 AIDS 主要由 HIV-1 所引起，HIV-2 在西非地區呈現地方性流行。

依據世界衛生組織和美國國立衛生研究所沿用的子型分類標準，HIV-1 又被分為 A 至 H 及 O 共 9 個子型。

愛滋病的傳染來源 ─
- 患者和無症狀病毒攜帶者是本病的傳染來源。
- HIV 主要存在於宿主血液、精液、子宮和陰道分泌物和乳汁中。
- 其他的體液，例如唾液、尿液或眼淚中偶爾可以分離出病毒，但是迄今為止尚無證據證實能夠傳播本病。

愛滋病的傳染途徑 ─
- 性接觸傳播，同性戀或雙性戀男性曾是高危險族群，占報告病例的 60% 以上。但是目前經異性性傳播已經成為世界 HIV 流行的普遍規律。依據世界衛生組織估計，目前全球 HIV 感染者中四分之三是透過異性性接觸感染。
- 使用污染的針頭作靜脈注射。
- 輸血和血製品的使用。
- 母體病毒經胎盤感染胎兒或透過哺乳、黏膜接觸等方式來感染嬰兒。
- 醫務人員的職業性傳播，較為少見。

✚知識補充站

1.HIV-1 的病毒結構已經相當清楚，為圓形或橢圓形，病毒核心由二條 RNA 鏈（病毒基因組）、逆轉錄**酶**和核心蛋白 p17 及 p24 構成，並由來自宿主細胞的脂質膜包被，膜上嵌有由病毒編碼的糖蛋白，即外膜蛋白 gp120 和跨膜蛋白 gp41，在感染宿主細胞過程中發揮重要的功能。2.HIV-1 基因組包括 9 個基因，其中 gag、pol 和 env 基因分別編碼核心蛋白、逆轉錄**酶**和嵌於膜上的糖蛋白。3.env 基因在各個病毒株之間變異甚大。4. 尚有 3 個具有調控病毒複製功能的基因，包括 tat、rev 和 nef 基因。其餘 vif、vpr 和 vpu 基因的功能尚不清楚。5. 最近發現一些透過血液途徑感染缺乏 nef 基因的 HIV 患者並未發展為 AIDS，顯示可以將病毒調控蛋白（例如 nef 基因編碼的蛋白）作為抗 AIDS 藥物的標靶點，或採用缺乏關鍵調控蛋白的 HIV 突變體作為疫苗。

15-6 免疫缺陷病（二）

三、發病機制

（一）HIV 感染 CD4+T 細胞：

CD4 分子是 HIV 的主要受體，故 CD4+T 細胞在 HIV 直接和間接作用下，細胞功能受損和大量細胞被破壞，導致細胞免疫缺陷。由於其他免疫細胞均不同程度受損，因而促進併發各種嚴重的機會性感染和腫瘤發生。當 HIV 進入人體之後，嵌於病毒包膜上的 gp120 與 CD4+T 細胞膜上 CD4 受體結合，同時，HIV 又以趨化因子受體 CXCR4 和 CCR5 作為共受體（coreceptor）進行識別，即 HIV 必須同時與 CD4 受體和共享受體結合之後才能進入細胞之內。CXCR4 為 HIV 附著淋巴細胞所必需，而 CCR5 則促進 HIV 進入巨噬細胞。

進入細胞後，病毒 RNA 鏈經逆轉錄酶的作用在細胞內合成反義鏈 DNA，然後被運送至細胞核，在核內經多聚酶作用複製為雙股 DNA，經由整合酶的運作，與宿主基因組整合起來。整合之後的環狀病毒 DNA 稱為前病毒（provirus），此時病毒處於潛伏狀態。經過數月至數年的臨床潛伏期，前病毒會被某些因子所啟動（例如腫瘤壞死因子、IL-6 等）而開始不斷複製，在細胞膜上裝配成新病毒，並以芽生方式釋放入血，釋出之後的病毒會再侵犯其他的標靶細胞。病毒複製的同時會直接導致受感染 CD4+T 細胞破壞、溶解。因為 CD4+T 細胞在免疫回應中發揮關鍵性的功能，CD4+T 細胞的消減會導致：

1. 淋巴因子產生減少；2.CD8+T 細胞的細胞毒活性下降；3. 巨噬細胞溶解腫瘤細胞、殺滅胞內寄生菌、原蟲的功能減弱；4.NK 細胞功能降低；5.B 細胞在特異性抗原的刺激下，並不會產生正常的抗體反應，而原因不明的啟動和分化會引起高丙種球蛋白血症；6. 作用於骨髓中造血幹細胞，會影響造血細胞的分化。

（二）HIV 感染組織中單核巨噬細胞：

存在於腦、淋巴結和肺等器官組織中的單核巨噬細胞會有 10 ～ 50% 被感染，其感染過程與 CD4+T 細胞存在不同之處，實際地表現在：1. 因巨噬細胞表達低水準 CD4，所以 HIV 一方面可以透過 gp120 與 CD4 結合的方式感染巨噬細胞，另一方面也會透過細胞的吞噬作用進入細胞或經由 Fc 受體介導的胞飲功能而使得由抗體包被的 HIV 進入細胞之中；2. 病毒會在巨噬細胞內大量複製，但是通常儲存於胞漿之內，而不像 CD4+T 細胞那樣在胞膜上大量出芽。單核巨噬細胞能夠抵抗 HIV 的導致細胞病變功能，因而不會迅速死亡，反而會成為 HIV 的儲存場所，並在病毒擴散中發揮重要的功能。

可以攜帶病毒通過血腦屏障，從而引起中樞神經系統的感染。近來的研究結果證實，淋巴結生發中心的濾泡樹突狀細胞也會受到 HIV 的感染，並成為 HIV 的「儲備池」。其樹突可以表達 IgG 的 Fc 受體，從而與由 IgG 型抗體包被的 HIV 結合，使病毒進入細胞內。綜合上述的後果，導致嚴重免疫缺陷，構成了 AIDS 發病的核心部位。

小博士 解說

1. 本病症的預後較差，目前抗 HIV 治療主要採用逆轉錄酶抑制劑和蛋白酶抑制劑。現在主張合併用藥，例如齊多夫定、拉米夫定和 IDV 合併使用，稱為高效抗逆轉錄病毒療法，可以使 AIDS 的機會性感染和繼發性腫瘤發病率平均下降 80-90%，血漿病毒量降低至 50 拷貝 /ml 以下。

2. 儘管疫苗研究已經開展，並正在被試用於人類，但是疫苗的前景並不樂觀，尚存在對有效安全和具免疫持久性的免疫原的進一步開發、接種對象的篩選等問題。因此，大力開展預防的工作，對於防止 AIDS 的流行仍然相當重要。

免疫缺陷病的病理變化

淋巴組織的變化：在早期，淋巴結腫大。在內視鏡下觀察，最初有淋巴濾泡的明顯增生，生發中心活躍，髓質內會出現較多漿細胞。在內視鏡下觀察或透過原位雜交法來檢測，HIV分子位於生發中心之內，主要集中於濾泡樹突狀細胞，也會出現於巨噬細胞及CD4+細胞。

繼發性感染：多發性機會感染是本病另一特點，感染範圍相當廣泛，會波及各個器官，其中以中樞神經系統、肺、消化道受到波及最為常見。

惡性腫瘤：大約有30%的患者會發生Kaposi肉瘤。其他常見的伴發腫瘤為淋巴瘤。

（1）隨後濾泡外層淋巴細胞減少，生發中心被零落分割或消失，副皮質區的CD4+細胞浸潤。晚期的淋巴結病變，往往以屍檢時才能看到，呈現一片荒蕪，僅有一些巨噬細胞淋巴代。消失，巴細胞往往以屍檢時才能看到，和漿細胞幾乎消失殆盡。

（2）有時特殊染色會顯現大量分支桿菌、真菌等病原微生物，卻很少見到肉芽腫形成等細胞免疫反應性病變。

（1）由於嚴重的免疫缺陷，感染所導致的發炎症反應往往較輕而不典型，很少會形成典型的例如肺部結核肉芽腫，而病灶中的結核桿菌卻很多，70～80%的患者會經歷一次或多次肺孢子蟲（pneumocystis）感染

（2）會感染而死亡的病例中，大約有一半死於肺孢子蟲感染，因而對診斷性病例有一定的參考價值。大約70%，其中樞神經系統受到波及，中樞神經系統感染有弓形蟲（toxoplasma）或新型隱球菌（cryptococcus neoformans）會感染所導致的腦炎或腦膜炎；巨細胞病毒（cytomegalovirus）和乳頭狀瘤空泡病毒（papovavirus）所導致的進行性多灶性白質腦病等。

（3）由HIV直接引起的疾病有腦膜炎、亞急性腦病、癡呆症等。

（4）除了淋巴細胞、巨噬細胞之外，神經系統也是HIV感染的標靶組織。

病變可以歸納為全身淋巴組織的變化、機會性感染和惡性腫瘤三個方面。脾、胸腺也表現為淋巴細胞減少。

免疫缺陷病臨床病理的關係

1. 本病症潛伏期較長，一般認為經過數個月至10年或更長才會發展為AIDS。

2. 近年世界衛生組織（WHO）和美國疾病控制中心修訂了HIV感染的臨床分類，將其分為三大類：

A類，包括急性感染、無症狀感染和持續性全身淋巴結腫大症候群。

B類，包括免疫功能低落，時所出現的AIDS相關症候群、繼發細菌及病毒感染和發生淋巴瘤等。

C類，患者已有嚴重免疫缺陷，出現各種機會性感染、繼發性腫瘤以及神經系統症狀等AIDS表現。

AIDS的療程可分為三個階段

（1）早期或稱為急性期，感染HIV3～6週之後會出現咽痛、發燒、肌肉酸痛等一些非特異性表現。病毒在體內複製，但是由於患者尚有較好的免疫反應能力，在2～3週之後此種症狀會自行緩解。

（2）中期或稱為慢性期，身體的免疫功能與病毒之間處於相互抗衡的階段，在某些病例，此時期會長達數年或不再進入末期。此時期病毒複製持續地處於低水準，臨床可以無明顯症狀或出現明顯的全身淋巴結腫大，常伴發燒、乏力、皮疹等。

（3）後期或稱為危險期，身體免疫功能全面崩潰，病人有持續發燒、全身乏力、消瘦、腹瀉，並出現神經系統症狀，明顯的機會性感染及惡性腫瘤，血液化驗可見淋巴細胞明顯減少，CD4+細胞減少尤為顯著，細胞免疫反應會喪失殆盡。

15-7 器官和骨髓移植（一）

　　身體的某種細胞、組織或器官因為某些病變或疾病的損傷而導致不可複性結構及功能損害時，採用相關的健康細胞、組織或器官植入身體的過程稱之為細胞、組織或器官移植，統稱移植（transplantation）。是臨床重要治療方式之一。根據供體的來源可將移植分為：自體移植（autoplastic transplantation）、同種異體移植（allotransplantation）及異種移植（heterotransplantation）。移植成敗的關鍵，即移植物能否長期存活並發揮功能取決於供體的移植物能否適應新的受體環境，而為受體所容納和接受，本質上也就是移植免疫的問題。本節著重於介紹移植排斥反應及其機制、實體器官移植及骨髓移植時排斥反應的類型和病理變化。

一、移植排斥反應及機制

　　在同種異體細胞、組織和器官移植時，接受者的免疫系統常對移植物產生移植排斥反應（transplant rejection），這是一個十分複雜的免疫學現象，其中涉及細胞和抗體介導的多種免疫損傷機制，皆針對移植物中的人類主要組織相容性抗原 HLA（human leucocyte antigen），供者與受者 HLA 的差異程度決定了排斥反應的輕或重。

　　同種異體移植物排斥反應的方式與受體（recipient）或宿主的免疫反應狀況、移植物的性質有密切關係。在免疫功能正常的個人，在接受異體移植物之後，若不經過任何免疫抑制處理，將立即發生宿主免疫系統對移植物的排斥反應，即宿主抗移植物反應（host versus graft reaction, HVGR），導致移植物被排斥，其過程既有細胞介導的免疫反應，又有抗體介導的免疫反應參與。

（一）T 細胞介導的排斥反應：在人體和實驗性移植中證實，T 細胞介導的遲發性過敏反應與細胞毒作用對移植物的排斥發揮重要的功能。移植物中供體的淋巴細胞（過路細胞）、樹突狀細胞等具有豐富的 HLA-Ⅰ、Ⅱ，是主要的致敏原。它們一旦被宿主的淋巴細胞識別，即可以使得 CD8+ 細胞分化，成為成熟的 CD8+ 細胞毒性 T 細胞，溶解破壞移植物。同時，使得 CD4+ 細胞活化，啟動經典的遲發型超敏反應。此外，與遲發型超敏反應相伴隨的微血管損害、組織缺血及巨噬細胞介導的破壞作用，也是移植物損毀的重要機制。

（二）抗體介導的排斥反應：T 細胞在移植排斥反應中無疑發揮了主要的功能，但是抗體也能介導排斥反應，其型式有二：1. 過敏排斥反應，發生在移植前循環中已有 HLA 抗體存在的受者。該抗體可來自過去曾多次妊娠、接受輸血、或感染過某些表面抗原與供者 HLA 有交叉反應的細菌或病毒。在此種情況下，移植之後會立即發生排斥反應，此乃由於循環抗體固定於移植物的血管內皮，固定並啟動補體，引起血管內皮受損，導致血管壁的發炎症、血栓形成和組織壞死；2. 在原來並未致敏的個人之中，隨著 T 細胞介導的排斥反應的形成，會同時有抗 HLA 抗體的形成，造成移植物損害。

　　此外，在身體的免疫功能缺陷，而移植物又具有大量的免疫活性細胞（如骨髓、胸腺移植）的情況下，宿主無力排斥植入的組織器官，而移植物中的供體免疫活性細胞可被宿主的組織相容性抗原所活化，產生針對宿主組織細胞的免疫回應，導致宿主全身性的組織損傷，即移植物抗宿主病（graft versus host disease, GVHD）。

雙向移植排斥理論

具有血管的器官移植一旦血流接通之後，即會發生細胞遷移，移植物中的過路細胞（主要為各種具有免疫功能的細胞）可以移出移植物進入受體體內，並分布於全身的各個組織；而受者的白血球可以進入移植物之內。	（1）在強有力的免疫抑制的情況下，宿主往往不能完全清除過路細胞。 （2）在實體器官移植和骨髓移植中，都可以同時發生宿主抗移植物反應（HVGR）和移植物抗宿主反應（GVHR）。 （3）只是在不同的移植類型中二者的強度不同，但是皆形成二者共存的現象。
在持續的免疫抑制劑的作用下。	此種相互免疫回應會因為誘導各種免疫調節機制而逐漸減弱，最終達到一種無反應狀態，形成供體、受體白血球共存的微嵌合現象（microchimerism）。
不成熟樹突狀細胞在微嵌合體形成的移植耐受中發揮關鍵性的功能。	（1）樹突狀細胞存在於非淋巴組織如肝、腎、皮膚和血液等。 （2）不成熟的樹突狀細胞表達低層級 MHC 分子，不表達 B7 分子，具有極強的攝取、處理和相當程度的呈遞抗原的能力。但是由於缺乏 B7 協同刺激分子，所以不能活化 T 細胞，反而會引起 T 細胞凋亡，而導致移植耐受。
微嵌合狀態長期存在會導致受者對供者器官的移植耐受。	若具有過路細胞越多的器官，則越易於形成移植耐受。

＋知識補充站

雙向移植排斥理論

單向移植排斥理論反映了自然狀態下移植排斥規律，但是在臨床器官移植的條件下，即受者由於終身使用免疫抑制藥物，移植排斥的方式和特點可能與自然狀態不同。在 1990 年代中期，一系列的臨床發現，導致了移植排斥理論架構的重大改變。

雙向移植排斥理論的主要觀點是：微嵌合現象的發現及雙向移植排斥理論的提出是移植免疫學發展史上的一個重要的理論性突破，並開始逐漸被接受。儘管其尚需要在進一步研究中不斷修正和逐步改善。目前爭論較多的是微嵌合狀態與移植耐受的關係，而移植排斥的規律性變化及其機制到目前尚未十分清楚。

15-8 器官和骨髓移植（二）

二、實體器官移植排斥反應的病理改變

實體器官移植排斥反應按形態變化及發病機制的不同有超急性排斥反應、急性排斥反應和慢性排斥反應三類。茲以腎移植中各類排斥反應的病理變化為例來加以說明。類似的變化亦可以見於其他組織、器官的移植。

（一）超急性排斥反應

一般於移植之後數分鐘至數小時出現。

本型反應的發生與受者血循環中已有供體特異性 HLA 抗體存在，或受者、供者 ABO 血型不符合有關。

在本質上屬於Ⅲ型變態反應，以廣泛分布的急性小動脈炎、血栓形成和因而引起的組織缺血性壞死為特徵。

現在因為手術之前已經廣泛採用了組織交叉配型，故本型已屬少見。

移植腎肉眼觀察表現為色澤迅速由粉紅色轉變為暗紅色，伴隨出血或梗塞，出現花斑狀的外觀。

在內視鏡下觀察，表現為廣泛的急性小動脈炎伴隨著血栓形成及缺血性壞死。

（二）急性排斥反應

較為常見，在未經治療者此種反應會發生在移植之數天內；而經過免疫抑制治療者，會在數月或數年後突然發生。

此種排斥反應以細胞免疫為主，主要表現為間質之內單一核細胞浸潤；也可以以體液免疫為主，以血管發炎為特徵；有時兩種病變皆可以同時看到。

1. 胞型排斥反應：常會發生在移植之後數個月，在臨床上的表現為驟然發生的移植腎功能衰竭。在內視鏡的觀察下，可以見到腎間質明顯水腫伴隨以 CD4+ 和 CD8+T 細胞為主的單一核細胞浸潤。腎小球及腎小管周圍微血管中有大量單一核細胞，會侵襲腎小管壁，而引起局部腎小管的壞死。

2. 血管型排斥反應：主要為抗體介導的排斥反應。抗體及補體的沉積會引起血管損傷，隨後會出現血栓形成及相關部位的梗塞。此型更常出現的是次急性血管炎，而表現為纖維母細胞、肌細胞和泡沫狀巨噬細胞增生所引起的內膜增厚，常會導致管腔狹窄或閉塞。

（三）慢性排斥反應

慢性排斥反應乃由急性排斥反應延續發展而成，經常表現為慢性進行性的移植器官損害，其突出病變是血管內膜纖維化，引起管腔嚴重地狹窄，從而導致腎缺血，其形態表現為腎小球微血管袢萎縮、纖維化、玻璃狀變化，腎小管萎縮，間質除了纖維化之外，尚有單核細胞、淋巴細胞及漿細胞浸潤。

骨髓移植排斥反應的病理改變

◆ 骨髓移植可以糾正受者造血系統及免疫系統及不可逆的嚴重疾病，目前已經使用於造血系統腫瘤、再生障礙性貧血、免疫缺陷病和某些非造血系統腫瘤等疾病。

◆ 骨髓移植所面臨的二個主要問題是移植物抗宿主病（GVHD）和移植排斥反應。

◆ GVHD 會發生於具有免疫活性細胞或其前體細胞的骨髓移植入由於原發性疾病或因採用藥物、放射線照射而導致免疫功能缺陷的受者體內。

◆ 當其接受骨髓移植後，來自於供者骨髓的免疫活性細胞會識別受者組織並產生免疫回應，使得 CD4+ 和 CD8+T 細胞活化，導致受者的組織受到損害。

◆ 可以將 GVHD 分為急性、慢性兩種。急性 GVHD 一般在移植之後 3 個月內發生，會引起肝、皮膚和腸道上皮細胞壞死。

◆ 肝小膽管破壞可導致黃疸；腸道黏膜潰瘍會導致血性腹瀉；皮膚損害主要表現為局部或全身性斑丘疹。

◆ 慢性 GVHD 可以是急性 GVHD 的延續或在移植之後 3 個月自然發生，其皮膚病變類似於硬皮病。

◆ GVHD 為致死性併發症，雖然可以在移植之前透過 HLA 配型降低其排斥反應的強度，但是並不能徹底地加以根除。

◆ 可能的解決途徑為去除供者骨髓中的 T 細胞，依據臨床觀察發現，此途徑雖然可以降低 GVHD 的發生率，卻使得移植失敗和白血病再發的機率增加。

◆ 多功能的 T 細胞不僅可以介導 GVHD，也為移植物的存活及去除白血病細胞所必需。

◆ 同種異體骨髓移植的排斥反應由宿主的 T 細胞和 NK 細胞介導。

◆ T 細胞介導的排斥反應機制與實體器官的排斥反應機制相同，而供體骨髓細胞因為不能與表達於 NK 細胞表面的宿主自身 HLA-1 分子特異性的抑制性受體結合，而被 NK 細胞所直接破壞。

國家圖書館出版品預行編目資料

圖解病理學／劉明德、黃國石著. ― 初版.
― 臺北市：五南, 2016.07
　　　面；　公分.
ISBN 978-957-11-8652-8（平裝）

1.病理學

415.1　　　　　　　　　105009793

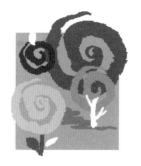

5J57

圖解病理學

作　　者 ― 劉明德(359.3)、黃國石

發 行 人 ― 楊榮川

總 編 輯 ― 王翠華

主　　編 ― 王俐文

責任編輯 ― 金明芬

封面設計 ― 陳翰陞

出 版 者 ― 五南圖書出版股份有限公司

地　　址：106台北市大安區和平東路二段339號4樓

電　　話：(02)2705-5066　傳　　真：(02)2706-6100

網　　址：http://www.wunan.com.tw

電子郵件：wunan@wunan.com.tw

劃撥帳號：01068953

戶　　名：五南圖書出版股份有限公司

法律顧問　林勝安律師事務所　林勝安律師

出版日期　2016年7月初版一刷

定　　價　新臺幣320元